150 –

HEYNE
BÜCHER

Vom gleichen Autor erschienen außerdem als Heyne-Taschenbücher

Die Rollbahn · Band 01/497
Das Herz der 6. Armee · Band 01/564
Sie fielen vom Himmel · Band 01/582
Der Himmel über Kasakstan · Band 01/600
Natascha · Band 01/615
Strafbataillon 999 · Band 01/633
Dr. med. Erika Werner · Band 01/667
Liebe auf heißem Sand · Band 01/717
Liebesnächte in der Taiga · Band 01/729
Der rostende Ruhm · Band 01/740
Entmündigt · Band 01/776
Zum Nachtisch wilde Früchte · Band 01/788
Der letzte Karpatenwolf · Band 01/807
Die Tochter des Teufels · Band 01/827
Der Arzt von Stalingrad · Band 01/847
Das geschenkte Gesicht · Band 01/851
Privatklinik · Band 01/914
Ich beantrage Todesstrafe · Band 01/927
Auf nassen Straßen · Band 01/938
Agenten lieben gefährlich · Band 01/962
Zerstörter Traum vom Ruhm · Band 01/987
Agenten kennen kein Pardon · Band 01/999
Der Mann, der sein Leben vergaß · Band 01/5020
Fronttheater · Band 01/5030
Der Wüstendoktor · Band 01/5048
Ein toter Taucher nimmt kein Gold · Band 01/5053
Die Drohung · Band 01/5069
Eine Urwaldgöttin darf nicht weinen · Band 01/5080
Viele Mütter heißen Anita · Band 01/5086
Wen die schwarze Göttin ruft · Band 01/5105
Ein Komet fällt vom Himmel · Band 01/5119
Straße in die Hölle · Band 01/5145
Ein Mann wie ein Erdbeben · Band 01/5154
Ein Sommer mit Danica · Band 01/5168
Des Sieges bittere Tränen · Band 01/5210
Die Nacht des schwarzen Zaubers · Band 01/5229
Alarm! – Das Weiberschiff · Band 01/5231
Bittersüßes 7. Jahr · Band 01/5240
Engel der Vergessenen · Band 01/5251
Die Verdammten der Taiga · Band 01/5304
Das Teufelsweib · Band 01/5350
Im Tal der bittersüßen Träume · Band 01/5388
Liebe ist stärker als der Tod · Band 01/5436
Haie an Bord · Band 01/5490
Niemand lebt von seinen Träumen · Band 01/5561
Das Doppelspiel · Band 01/5621
Die dunkle Seite des Ruhms · Band 01/5702
Das unanständige Foto · Band 01/5751
Der Gentleman · Band 01/5796
Konsalik – Der Autor und sein Werk · Band 01/5848
Der pfeifende Mörder/Der gläserne Sarg · Band 01/5858
Die Erbin · Band 01/5919
Die Fahrt nach Feuerland · Band 01/5992
Der verhängnisvolle Urlaub/Frauen verstehen mehr von der Liebe · Band 01/6054
Glück muß man haben · Band 01/6110
Der Dschunkendoktor · Band 01/6213
Das Gift der alten Heimat · Band 01/6294

HEINZ G. KONSALIK

DIAGNOSE

Roman

WILHELM HEYNE VERLAG
MÜNCHEN

HEYNE-BUCH Nr. 01/5155
im Wilhelm Heyne Verlag München

Die Originalausgabe dieses Romans
erschien unter dem Titel
»DIE BEGNADIGUNG«

15. Auflage

Taschenbuchausgabe mit freundlicher Genehmigung
des Hestia Verlages, Bayreuth

Printed in Germany 1984
Umschlagfoto: Photo Media, New York
Umschlaggestaltung: Atelier Heinrichs, München
Gesamtherstellung: Presse-Druck Augsburg

ISBN 3-453-00531-7

I

Die Frau stand vor dem kleinen Schreibtisch, den Oberkörper entblößt, die Hände noch immer über dem Kopf gefaltet, wie es der Arzt gewollt hatte. Ihre Augen sahen ängstlich auf die Hand des Arztes, auf den schwarzen Kugelschreiber, der Worte und Sätze auf ein Papier schrieb. Was es war, konnte sie nicht lesen. Die Angst verdunkelte den Blick ... nur den Kugelschreiber sah sie, die schreibenden Finger.

»Ist ... ist es schlimm, Herr Doktor?« fragte sie leise.

Dr. Jens Hansen sah auf. In seinen Augen war weder Trost noch Hoffnung.

»Bitte, ziehen Sie sich wieder an, Frau Wottke.«

»Ist ... ist es Krebs, Herr Doktor?«

»Warum muß es immer gleich Krebs sein, Frau Wottke?« Dr. Hansen legte den Kugelschreiber neben den Schreibblock und sah zu der Frau hinüber. Ihre Hände zitterten leicht. Sie trug einen hellgrauen Wollrock und streifte jetzt eine blaue Bluse über. Ihr blondes Haar lag in Wellen um das etwas runde Gesicht. Sie hatte blaue Augen, eine Stupsnase, volle Lippen und einen rundlichen Körper.

Erna Wottke, las Dr. Hansen von der Patientenkartei, Ehefrau des Werkmeisters Franz Wottke. Mutter von sechs Kindern. Man sieht es ihr nicht an, dachte er. Alter: 44 Jahre. Von den üblichen Kinderkrankheiten abgesehen nie krank gewesen.

»Das Wochenbett reinigt den Körper, sagte meine Mutter immer«, hatte Frau Wottke Hansen vor einer halben Stunde erklärt, als er die Krankengeschichte erforschte. Zweimal — beim dritten und fünften Kind — leichte Brustdrüsenentzündungen, die schnell abklangen. »Wissen Sie, Herr Doktor, im Krankenhaus, beim Putzen, da rissen sie immer die Fenster und Türen auf, die Mädchen. Und da habe ich Zug an die Brust bekommen. Der Arzt hat vielleicht geschimpft. Aber Gott sei Dank, zu schneiden brauchte er nicht. Das hat er mit Penicillin hingekriegt ...«

Seit einem Jahr in ärztlicher Behandlung. »Beim Waschen hab ich's bemerkt, Herr Doktor. Ein kleiner Knoten in der linken Brust. Tat gar nicht weh. ›Geh mal zum Arzt‹, hat mein Mann gesagt. ›Damit soll man nicht warten. Man liest jetzt soviel davon.‹«

Die Frau war fertig angezogen. Sie stand vor dem Spiegel, drückte ihre blonden Haare zurecht, lockerte die Wellen. Sie war ruhiger geworden. Der Druck der Angst war von ihr gewichen.

Eine nette, kleine Frau, dachte Dr. Hansen. Sechs Kinder, die ihr ganzer Stolz sind. Ein Mann, der alles für sie tut und ein Siedlungshaus, Groschen für Groschen zusammengespart.

Dr. Hansen wandte sich ab und beugte sich über seine Aufzeichnungen. Er konnte Erna Wottke nicht ansehen. Auch eine ärztliche Praxis mit fast 2000 Krankenscheinen im Quartal stumpft nicht so ab, daß man nur noch die Krankheit und nicht mehr den Menschen sieht.

»Seit einem Jahr werden Sie behandelt?« fragte Dr. Hansen. Erna Wottke setzte sich neben dem Schreibtisch auf einen Stuhl. Ihre Handtasche nahm sie auf den Schoß. Eidechsleder. Franz hatte sie zu Weihnachten gekauft. Geschimpft hatte sie darüber. Im Schlafzimmer waren neue Übergardinen nötiger.

»Ja, Herr Doktor.«

»Und was haben Sie getan?«

»Der andere Doktor sagte mir: Das sind harmlose Talgdrüsenverhärtungen. Er hat mir was zum Einreiben verschrieben. Dann sollte ich die Brust mit verdünntem Alkohol waschen ...«

Dr. Hansen nickte. Seit einem Jahr Behandlung wegen chronischer Brustdrüsenentzündung, schrieb er in das Krankenblatt ein.

Während des letzten Wortes sah er sie wieder an. Sie spielte nervös mit dem Verschluß der Eidechstasche.

»Und warum kommen Sie zu mir?«

»Mein Mann wollte es. Der Knoten ist dicker geworden. Aber er tut nicht weh. ›Geh mal zum andern Doktor‹, hat mein Mann gesagt. ›Zwei wissen immer mehr als einer.‹« In ihre Augen trat wieder die flimmernde Angst. Sie beugte sich etwas vor, forschte in der Miene Dr. Hansens, suchte nach einem Anhalt, nach Ruhe, nach Gewißheit, nach Trost.

»Was ist es denn, Herr Doktor? Ich habe sechs Kinder. Das Jüngste ist drei Jahre ... Es ... es ... ist doch nicht ...«

Sie wagte es nicht noch einmal, das Wort auszusprechen. So klein es war, so riesengroß war die Last des Grauens, die von ihm ausging. Dr. Hansen schüttelte den Kopf.

»Keine Sorge, Frau Wottke. Wenn jemand hinfällt und sich das Knie aufschlägt, heißt es ja auch nicht gleich: Er hat sich das Bein gebrochen! Wir wollen aber nichts versäumen und ganz genau sein. Wir werden den kleinen Knoten herausnehmen und untersuchen. Dann wissen wir, was es ist ... und wir haben Ruhe.«

Er sprach bewußt burschikos. Er klopfte der kleinen, blonden rundlichen Frau auf die Schulter. In ihren Augen lag Vertrauen. Sie nickte und stand auf.

»Ich freue mich, daß es nichts anderes ist, Herr Doktor.«

»Ihre Fröhlichkeit und Ihren Glauben an die Gesundheit dürfen Sie nie verlieren. Das ist mehr wert als alle Pillen.« Er deckte ein Blatt Papier über das beschriebene Blatt mit der Diagnose und gab dann Frau Wottke die Hand. »Kommen Sie in drei Tagen wieder. Ich spreche mit der Klinik ... und dann nehmen wir Ihnen das Knötchen weg. Dann haben wir Ruhe!«

»Sie sind so nett, Herr Doktor.« Frau Wottke strahlte Dr. Hansen an. »Mein Mann hatte doch recht, als er sagte: ›Geh mal zu Hansen ...‹«

Erna Wottke war die letzte Patientin des Vormittags. Als sich die Tür hinter ihr schloß, sah Dr. Hansen auf die Uhr. Halb eins. Um zwei Uhr fuhr er wieder los ... zwanzig, dreißig Hausbesuche, vom kleinen Schnupfen bis zum Prostatakarzinom. Drei Geburten standen aus ... meistens kamen sie nachts oder gegen Morgen. In einer Kleinstadt mit ländlichen Außenbezirken gab es für einen Arzt keinen Feierabend, keine Witterung, keine Müdigkeit.

Dr. Jens Hansen wusch sich die Hände, ließ das kalte Wasser über seinen Nacken und das Gesicht laufen, massierte die Schläfen. Die Kühle durchrann ihn und vertrieb die Abgespanntheit.

Ich muß in der Klinik anrufen, dachte er, als er sich abfrottierte. Jeder Tag früher bedeutet für Frau Wottke Leben. In jeder Sekunde können über die Lymphbahnen oder auf dem Blutweg die Metastasen ausgestreut werden ... auf die Thoraxwand, in die Leber, in die Wirbelsäule, in die Hüftknochen. Und jede im Körper wandernde Krebszelle ist ein tödlicher, erbarmungsloser Feind.

Er wählte die Nummer der Klinik, verlangte von der Zentrale Oberarzt Dr. Färber und wartete, bis sich die dunkle, behäbige Stimme des Chirurgen meldete.

»Färber.«

»Hansen. Ich möchte Ihnen einen Fall herüberschicken, Herr Kollege. 44jährige Frau, Mutter von sechs Kindern, seit einem Jahr Knoten, jetzt walnußgroßer, beweglicher Tumor im oberen Quadranten der linken Brust, leichte Einziehung der Warze. Lymphknoten deutlich tastbar. Keine Schmerzen, fieberfrei. Kein Tastbefund an der Leber.

»Hm.« Dr. Färber schien zu überlegen. »Weiß die Frau, was sie wahrscheinlich hat?«

»Natürlich nicht.«

»Der Mann?«

»Ich werde mit ihm sprechen.«

»Tun Sie das, Herr Kollege. Nach dem, was Sie mir sagen, sieht es nach einem Streithal Gruppe zwei aus.« Oberarzt Dr. Färber schien in seinem Terminkalender zu blättern. Man hörte im Telefon das Rascheln von Papier. »Warum kommt die Frau erst jetzt zu Ihnen, Herr Kollege?«

»Sie wurde von einem anderen Kollegen über ein Jahr lang behandelt —«

Es klang nicht wie ein Vorwurf, und doch fühlte jeder der Ärzte, daß ein Erschrecken und die bange Frage in ihm aufstieg: Hätte mir das auch passieren können?

»Geht es Donnerstag?« fragte die dunkle Stimme Dr. Färbers.

»Ich werde mit ihrem Mann sprechen. Ich rufe Sie wieder an ...«

Dr. Hansen legte den Hörer langsam zurück. Hinter ihm, in der Tür zum Labor und Behandlungszimmer, stand seine Frau. Sie hatte den weißen Kittel aufgeknöpft und trug einen Stoß Karteikarten ins Zimmer.

»Das Essen ist fertig, Jens«, sagte sie und legte den Papierstoß auf den Schreibtisch. Sie beugte sich über den Nacken Dr. Hansens, küßte ihn auf den Haaransatz und legte die Arme um seine Brust. »Du siehst abgespannt aus. Leg dich gleich eine Stunde hin!«

Hansen antwortete nicht. Er sah stumm zu, wie sie jetzt die Karteikarte in den Kasten stellte, wie sie den Schreibtisch aufräumte, die Diagnose Wottke hochnahm und durchlas.

Karin, dachte er. Mein Gott, wenn ich eines Tages zu dir sagen müßte: Ich habe mich geirrt. Nun ist es wahrscheinlich zu spät. Wir haben ein oder zwei Jahre Zeit verloren, und diese Jahre der Unkenntnis sind dein Todesurteil. Mein Gott, laß so etwas nie zu. Ich wüßte nicht, was ich täte ...

Er sprang auf, nahm Karin in die Arme und küßte sie, als habe er sie monatelang nicht mehr gesehen. Lachend, ein wenig beklommen vor Verblüffung, machte sich Karin los.

»Ich glaube, so müde bist du gar nicht ...« Sie hielt noch immer die Diagnose Wottke in der Hand. Sie hatte die ersten Zeilen gelesen. Alter, Kinderzahl, Vorgeschichte: »Komm essen, Jens.« Sie hob das Krankenblatt hoch. »Die kleine Frau eben?«

»Ja.« Wie schön sie ist, dachte Hansen. Sie ist für mich die Schönste ... wie für den Werkmeister Wottke seine kleine, rundliche Erna. Unser ganzes Glück liegt in unserer Gemeinsamkeit, in unserem zusammen aufgebauten Leben. Wir haben uns eine eigene Welt geschaffen, ein kleines, winziges, abgegrenztes privates Paradies. Darin sind wir glücklich ... wenn wir uns sehen, uns hören, wenn wir uns fühlen ... Es ist ein göttliches Leben.

Und dann fühlt man plötzlich einen kleinen, harten Knoten in der Brust. Und das Leben ist nur noch Monate wert ... vielleicht auch zwei oder fünf Jahre ... Und nur für wenige länger ...

Karin hatte das Krankenblatt durchgelesen. Langsam legte sie das Blatt zurück auf den Tisch.

»Hast du Hoffnung, Jens?«

»Wenig.«

»Wenn sie sofort operiert und bestrahlt wird?«

»Und die Metastasen?«

»Es gibt doch Hormonpräparate. Es gibt die Fermenttherapie.« Karin sah auf das einsame Blatt Papier auf der leeren Schreibtischplatte. »Sechs Kinder, Jens ... man kann da doch nicht einfach sagen: Unheilbar! Wir Ärzte legen die Hände in den Schoß! Wenn wir sagen: Unheilbar — dann ist das ein Todesurteil! Sind wir denn so ohnmächtig?«

Dr. Hansen hob die Schulter. Es war etwas so Hilfloses in seiner Bewegung, daß es Karin fror.

»Wir kennen heute beim Krebs nur zwei Therapien, die von der Schulmedizin als wirksam betrachtet werden: Stahl und Strahl. Operation und Röntgen-, Radium- oder Kobaltbestrahlung. Aber von hundert Krebsfällen, die zu uns oder in die Klinik kommen, sind die meisten ...« Er sprach es nicht aus. Aber Karin verstand.

»Und was geschieht mit ihnen?«

»Man läßt sie zu Hause sterben! Für fast alle Kliniker ist der Krebs ein chirurgischer Fall. Von einer internen Behandlung halten sie nichts! Von einer Therapie, die außerhalb aller schulmedizinischen oder — wie man sagt — ›wissenschaftlichen‹ Dogmen liegt, hält man überhaupt nichts!«

Dr. Hansen zog seinen Arztkittel aus. Es war, als lege er damit auch eine Beschränkung seines Temperaments ab, eine Scheu, das zu sagen, was er seit Jahren am Krankenbett in der Praxis, in den Kliniken gesehen und oft nicht begriffen hatte: die Resignation der Ärzte, wenn die Diagnose auf unheilbar lautete.

Und weiterhin werden Krebskranke als inoperabel weggeschickt, scheuen sich die Kliniken, solche Hoffnungslosen aufzunehmen.

In unserer zivilisierten Welt stirbt heute jeder fünfte Mensch an Krebs! Und das trotz hochentwickelter Operationsmethoden, trotz Kobaltbomben, trotz Röntgentiefenbestrahlung, trotz einer ungeheuer fortschrittlichen Arzneimittelforschung!

Karin Hansen deckte die Schutzhülle aus Wachstuch über die Schreibmaschine, rückte den Stuhl an den Schreibtisch, schloß den Rezeptblock in die Schublade. Sie mußte irgend etwas tun, um nicht herumzustehen und Jens Hansen in seiner Hilflosigkeit zu sehen.

»Wirst du es ihrem Mann sagen?« fragte sie leise.

»Vielleicht. Ich muß erst sehen, ob er die Wahrheit ertragen kann.«

»Und dann?«

»Dann bringen wir Frau Wottke in die Klinik. Ich habe eben mit Färber gesprochen. Sie ist bisher falsch behandelt worden...«

»Mein Gott«! Karin stützte sich mit zurückgestreckten Armen auf den Schreibtisch. »Könnte dir so etwas auch passieren?«

Einen Augenblick sah Dr. Hansen auf seine Hände. Dann hob er den Kopf und es brach aus ihm heraus wie ein Schrei:

»Ja!«

Werkmeister Franz Wottke war mittelgroß und stämmig, hatte ein rötliches Gesicht, treue blaue Augen und Hände, die einen vierzigjährigen Fichtenstamm gut umfassen konnten.

Er hatte seinen guten Anzug angezogen und saß auf dem Stuhl, auf dem gestern seine Erna gesessen hatte, die Hände zwischen die zusammengepreßten Knie gelegt, und sah treuherzig zu Dr. Hansen auf. In seinem Blick lag stille Bewunderung und das Vertrauen, das man einem Arzt entgegenbringt, wenn man glaubt, er allein könne helfen.

»Meine Frau hat mir von Ihnen erzählt, Herr Doktor«, sagte Wottke. »Direkt geschwärmt hat sie von Ihnen! Sie war ja so glücklich, daß sie nichts an der Brust hat. Wissen Sie, Herr Doktor, auch ich habe Angst gehabt. Erna hat nichts davon gemerkt. Ihre Mutter ist an Darmkrebs gestorben, und die Großmutter an Brustkrebs. Es heißt zwar, die Sache ist nicht vererblich... aber unheimlich ist sie doch...«

Dr Hansen nickte. Er drehte den Kugelschreiber nervös zwischen den Fingern. Der gesunde, kraftstrotzende Mann, der vor ihm saß, machte es ihm schrecklich schwer, zu sagen, was er sagen mußte. Er suchte nach Worten, nach Umschreibungen, nach einem vorsichtigen Vortasten zur Wahrheit ... es war sinnlos, er sah es ein.

»Wir werden Ihrer Frau den kleinen Knoten herausschneiden«, sagte Dr. Hansen. Er sah Wottke dabei nicht an. Er starrte auf ein Bild an der Wand. Ernst blickte darauf ein bebrillter Mann auf ihn herab. Professor Rechtsheim, sein großer chirurgischer Lehrer.

Werkmeister Wottke nickte. »Sie hat's mir schon gesagt. Sicherlich wollen Sie von mir die Erlaubnis haben, Herr Doktor. Natürlich sage ich ja. Raus mit dem Ding. Dann ist Ruhe.«

»Es kann aber sein, daß dieser Knoten in der Brustdrüse einige Ausläufer hat. So wie Wurzeln, verstehen Sie? Das zeigt sich alles erst, wenn wir hineinsehen können.«

»Na klar.« Franz Wottke lächelte zuversichtlich. »Sie werden's schon machen, Herr Doktor. Meine Erna schwört auf Sie!«

»Die Operation wird Herr Oberarzt Dr. Färber durchführen. Vielleicht ist sogar Herr Prof. Dr. Runkel dabei.«

»Der berühmte Professor? Wegen so 'nem Knoten?« Wottke lächelte verlegen. »Ob ich das bezahlen kann, weiß ich nicht. Ich bin nur Mitglied der Ortskrankenkasse ...«

Auf einmal fuhr sein Kopf hoch. In seine gutmütigen Augen sprang Schrecken. Er riß die Hände aus seinen zusammengepreßten Knien heraus und knöpfte sich zitternd die Jacke zu. Es war eine sinnlose Bewegung, aber er wiederholte sie immer wieder ... Jacke auf, Jacke zu, Jacke auf, Jacke ...

»Der Professor ...« sagte Wottke leise. »Herr Doktor, jetzt ... jetzt begreife ich. Ist's etwa doch ...« Er schluckte. Seine Stimme schwamm. »Herr ... Herr Doktor ...« stammelte er. »Was ist denn mit meiner Erna ...«

»Wir dürfen jetzt nicht den Kopf in den Sand stecken, lieber Herr Wottke.« Dr. Hansen sah wieder auf das strenge Gesicht, das von der Wand zu ihm herabsah. Was hätten Sie gesagt, Herr Professor Dr. Rechtsheim? Sie waren ein so blendender Chirurg, ein begeisternder Lehrer, ein fabelhafter Mensch. Sie hätten diesem Werkmeister Wottke vielleicht auf die Schulter geklopft und gesagt: ›Nun hör mal zu, Franz. Wir sind Männer und keine Waschlappen. Wir haben alle draußen im Dreck gelegen, im Schützengraben, im MG-Loch, im Erdbunker. Und wir haben neben und vor uns Hunderte sterben sehen. Nein, nicht sterben ... krepiert sind sie. Da haben wir den Hintern zusammengekniffen und uns gesagt: Mist! Mehr konnten wir nicht tun. Siehst du, Franz ... und bei deiner Erna können wir auch nicht mehr viel tun. Das ist auch so ein Mist!‹

Immer war Professor Rechtsheim so durchgekommen. Seine derbe Wahrheit überzeugte. Sie war irgendwie logisch. Das Gefühl der Unabwendbarkeit, des Schicksals, wie man es nannte, verhinderte Panik. Der Mensch wuchs in sein Unglück hinein.

Dr. Hansen sah Werkmeister Wottke an. Er war kein Professor Rechtsheim. Er litt mit, wenn er die großen, starren Augen Wottkes sah, dieses Nichtbegreifen einer Wahrheit, die das Leben grundlegend veränderte.

»Krebs, Herr Doktor?« sagte Wottke leise. Er würgte an dem Wort.

»Vielleicht...«

»Verschweigen Sie mir nichts. Ich kann's ertragen, Herr Doktor. »Ich... ich...« Wottke schluckte. »Wenn's nicht zu ändern ist...«

»Ich fürchte nein. Wir wissen nur noch nicht, wie weit die Krankheit vorgedrungen ist.« Ich lüge schon wieder, dachte Dr. Hansen. »Vertrauen Sie darauf, daß wir bei Früherkennung des Brustkrebses bis zu 80 Prozent Heilungen haben.«

»Ist es denn früh genug... bei Erna...?« fragte Wottke. Seine Stimme klang kindlich hell. Dr. Hansen nickte langsam.

»Wir wollen es hoffen, Herr Wottke. Nächsten Donnerstag wissen wir mehr.«

»Donnerstag.« Wottke knöpfte seine Jacke wieder auf... zu... auf... zu. »Das sind noch fünf Tage... Darf ich mit ins Krankenhaus, Herr Doktor?«

»Sie können im Wintergarten warten. Selbstverständlich.«

»Ich werde mir Urlaub nehmen. Und meine Schwester wird kommen und für die Kinder sorgen. Was kostet denn die 2. Klasse, Herr Doktor? Ich möchte gern draufzahlen... Erna soll es gut haben. Ein schönes Zimmer... und nicht so viele andere Patienten. Und das Essen soll auch besser sein auf der 2. Klasse. Das ist doch zu machen, wenn ich draufzahle, nicht wahr, Herr Doktor?«

»Natürlich. Ich werde mit Herrn Dr. Färber sprechen. Aber lassen Sie Ihre Frau nichts merken. Gerade das Seelische ist ein wichtiger Heilfaktor.«

»Sie wird nichts merken. Bestimmt nicht.« Werkmeister Wottke stand auf. Zwei Knöpfe seiner Jacke hatte er abgedreht. Er hielt sie zwischen den Fingern, als wolle er Dr. Hansen damit bezahlen. »Nur eins begreife ich nicht... Wie ist das möglich, Herr Doktor. Gleich, nachdem Erna den kleinen Knoten fühlte, ist sie doch...«

Dr. Jens Hansen sah zum Fenster hinaus. »Der Kollege hatte eine andere Diagnose...«

»Er hat sich geirrt?!«

»Man kann bei solchen Knoten leicht geteilter Ansicht sein.«

»Er ist also schuld?« Die Augen Wottkes wurden starr, und der breite Brustkasten wölbte sich. Plötzlich brach es aus ihm heraus. »Ich bringe den Kerl um, wenn Erna etwas geschieht!« schrie er. »Herr Doktor, ich bringe ihn um!«

»Wir Ärzte sind auch nur Menschen«, sagte Dr. Hansen leise. »Haben Sie sich noch nie geirrt, Herr Wottke?«

»Doch... aber da hing kein Leben dran!« sagte er. Dr. Hansen schwieg. Darauf gab es keine Antwort mehr.

Mit einem leichten Schwips kam Franz Wottke nach Hause.

Erna Wottke saß etwas mißmutig neben dem Herd, als er pfeifend in die Küche marschierte. Er trug einen Berg Kartons vor sich her, stellte sie auf den Tisch, drehte sich zu ihr herum und faßte sie um die Hüfte. Sie wehrte sich, schlug ihm auf die Finger und schob einen Stuhl zwischen sich und Franz.

»Zwei Stunden warte ich schon«, sagte sie. Mit beiden Händen schob sie ihre Haare zurecht. »Und nun kommst du betrunken nach Hause. Was sind das für neue Manieren, Franz? Was sollen die Kinder von dir denken? Überhaupt — was hast du alles mitgebracht?«

Franz Wottke setzte sich auf den Küchentisch und ließ die Beine herunterbaumeln. Er nahm das erste Paket, zerriß die Kordel und öffnete die Schachtel. Ein Morgenrock aus Perlon, mit vielen Rüschchen und Schleifchen, quoll aus seinen Händen. Erna starrte ihn ungläubig an.

»Für dich!«

»So etwas Verrücktes!« Erna nahm das Gedicht aus Perlon und hielt es sich an. »Ich darin? Kannst du dir das vorstellen? Da hat der Kerl sechs Kinder und kauft solchen Blödsinn.«

»Du siehst aus wie vom Film.« Wottke riß ein Paket nach dem andern auf. Auf dem Küchentisch stapelte er auf, was er in der Stadt gekauft hatte: Fellpantoffeln, einen modernen Stockschirm, eine seidene Bluse, Strümpfe aus Perlonnetz, ein Paar hochhackige Schuhe, ganz spitz, italienische Form. »Gondoliere ...« las Wottke vor, ehe er sie auf den Tisch stellte. Dann ein großes Paket ... Stoff für die lang gewünschte Übergardine im Schlafzimmer. Eine Nachttischlampe mit eingebauter Spieluhr.

Erna Wottke stand vor dem Berg von Kartons und ausgepackten Schönheiten. Ihr Kopf war hochrot geworden.

»Bist du verrückt, Franz?« sagte sie laut.

Er nickte. »Ja, Erna. Verrückt in dich verliebt ...«

»Zieh dich lieber aus und geh ins Bett ...«

Erna schüttelte den Kopf, ging zum Herd und wärmte das Abendessen.

Sie sah dabei hinüber zu dem Perlonmorgenrock und den weißen Fellpantoffeln. »Woher hast du eigentlich das Geld, Franz?«

»'ne Gehaltserhöhung.«

»Und da gehst du hin und kaufst alles, was dir in die Quere kommt?!« Sie ließ den Holzlöffel los, streifte ihre Filzschuhe ab und stieg in die Fellpantoffeln. Sie hatten einen etwas erhöhten Absatz und streckten die Beine.

Franz Wottke sah sie mit glänzenden Augen an. »Himmel, ich könnte auf mich selbst eifersüchtig werden, daß ich so was wie dich habe!« Er nahm den Morgenrock und hielt ihn Erna hin.

»Zieh ihn an ...«

»Aber doch nicht jetzt, Franz ...«

»Gerade jetzt! Jetzt sofort!«

»Franz ...« Erna wurde verlegen. Der Kerl ist total verrückt, dachte sie. Was hat er bloß getrunken? »Die Kinder schlafen noch nicht . . .«

»Zieh das an!«

Er nahm sie an der Hand, zog sie aus der Küche weg über den Flur ins Schlafzimmer. Erna lachte, aber es war pure Verlegenheit. Sie nahm Franz den Perlonrock aus der Hand und warf ihn aufs Bett.

»Zieh das an«, sagte Wottke. Er hielt das Perlongedicht wieder in der Hand.

Da streifte Erna den Morgenrock über, band die Schleifchen zu, und er machte die Schranktür auf, damit sie sich in dem großen Innenspiegel sehen konnte.

Erna drehte sich vor dem Spiegel. Wie jung ich aussehe, dachte sie. Und wie verliebt mich Franz ansieht.

»Du«, sagte er leise. »Wenn du wüßtest, wie ich dich liebe . . .«

»Franz . . .« sagte sie leise, »Franz . . .«

In der Küche brannte das Abendessen an.

•

Am Sonntag fuhren sie hinaus ins Grüne. Franz Wottke hatte einen Wagen gemietet.

»Alles von der Gehaltserhöhung und der Nachzahlung«, verteidigte er seine ausgesprochene Verschwendungssucht. »Einmal gelebt im Paradiese . . . Erna, man soll im Leben alles mitnehmen. In hundert Jahren ist alles vorbei, und dann ärgert man sich über jede Minute, die man sinnlos vertan hat. So, und jetzt fahren wir an den Plöner See und gehen ganz groß aus.«

»Mit sechs Kindern? Willst du nachher das Restaurant renovieren lassen?«

»Wenn wir mit unserem Mercedes vorfahren — es sieht ja keiner, daß er nur geliehen ist — wird man sagen: Ach, diese süßen Kinder. Wie temperamentvoll! Von wem haben sie denn das? — Und dann werde ich stolz sagen: Von der Mama!«

Es wurde ein schöner Tag.

Man aß im Gasthof am Plöner See. In einem großen Kahn ruderte Franz Wottke seine Familie über einen Teil des Sees. Erna hatte wenig von dem Vergnügen. Sie war ständig im Kahn beschäftigt, ihre Kinder vor dem Überbordgehen zu bewahren.

Am Nachmittag tranken sie Kaffee in Malente-Gremsmühlen. Franz spielte mit den Kindern Verstecken. Zwei versteckten sich so gut, daß man sie eine halbe Stunde suchte. Sämtliche Gäste des Cafés beteiligten sich an der Suche und riefen in alle Winde die Namen der Verschollenen, bis man sie in einem großen leeren Blumenkübel auf der Terrasse entdeckte. Durch Zufall. Nur weil Franz Wottke nervös die Asche seiner Zigarre über den Blumenkübel abschnippte und jemand von unten »Au!« schrie.

Müde und erschöpft lagen sie am Abend in den Betten. Sechs wuschelige Kinderköpfe, in den Händen ein Andenken von der Fahrt. Auch Erna schlief. Sie lag auf der Seite, mit dem Gesicht zu Franz, und um ihre Lippen war ein Lächeln, so voller Glück und Zufriedenheit, daß es Wottke das Herz zusammenkrampfte.

Leise ging er von Bett zu Bett.

Irene ... Peter ... Maria ... Ursula ... Ludwig ... Sabine.

Er deckte Maria zu. Er stellte neben Ursula und Peter ein Glas Wasser neben das Bett. Wenn sie aufwachten, tranken sie immer einen Schluck.

Auf Zehenspitzen ging er dann zurück, zog die Steppdecke über Ernas Schulter und strich ihr ganz sacht, damit sie nicht aufwachte, die blonden Haare aus der Stirn.

Draußen, vor dem Siedlungshäuschen, wanderte der Mond durch die Wolken. Der kleine Garten mit den Kletterrosen und den Ginsterbüschen war eine silberne Zauberwelt.

Franz Wottke saß am Fenster, den Kopf auf der Fensterbank.

Er weinte.

Mittwoch nachmittag kam Erna Wottke in die chirurgische Universitätsklinik. Block D, Zimmer 157, Privatstation Prof. Dr. Runkel.

Franz Wottke wollte es so. Er hatte bei seinem Chef einen Kredit aufgenommen und für 14 Tage im voraus bezahlt. Dr. Hansen hatte mit Dr. Färber gesprochen. Erna Wottke bekam ein Zimmer mit einem Balkon zum Klinikgarten. Noch eine Patientin lag mit ihr im Raum. Ein Uteruskarzinom.

Franz Wottke trug den kleinen Koffer ins Zimmer 157.

Er war zufrieden damit. Luft, Licht, Sonne und schöne Aussicht. Die Stationsschwester war jung und nett; Dr. Färber hatte er kennengelernt und gefunden, daß eine alle Sorgen dämpfende Wärme und Ruhe von ihm ausging. Prof. Runkel war im Augenblick nicht zu sprechen.

Franz Wottke packte den Koffer aus und legte die Sachen in den Wandschrank.

Drei neue Nachthemden. Hochgeschlossen. Man weiß nie, wie die Schwestern auf tiefe Ausschnitte reagieren. Zwei Bettjäckchen, wenn es einmal ziehen sollte. Die Fellpantoffeln. Ein anderer, neuer Morgenrock. Großblumig, gesteppt, brav und bieder. Selbst Franz Wottke sah ein, daß der Traum aus Perlonspitzen und Rüschen nicht in die Klinik gehörte.

Auf das Nachtschränkchen legte er eine Flasche Kölnisch Wasser, zwei Tafeln Nußschokolade, die Erna so gerne aß, Apfelsinen und ein Klappetui mit drei Familienaufnahmen. Franz und Erna Wottke im Kreis ihrer sechs Kinder, im Urlaub bei Tante Martha am Rhein.

Erna lag bereits im Bett, als Franz den Koffer wieder zuklappte und unten in den Wandschrank schob.

»Wie ist das Bett?« fragte er und sah zu der anderen Patientin. Sie schien apathisch, hatte den Kopf abgewandt und starrte gegen die weiße Wand.

Erna lächelte. Sie winkte. Wottke beugte sich über sie.

»Ganz gut«, flüsterte sie. »Aber nicht so wie zu Hause. Ich werde Heimweh haben, Franz.«

»Es dauert ja nicht lange.« Er richtete sich auf und strich sich die grau werdenden Haare zurecht. »Vielleicht 'ne Woche oder höchstens zwei, hat der Doktor gesagt. Und wenn's auch länger dauert ... ich bin doch jeden Tag hier. Die Hauptsache — die machen dich hier gesund ...«

Als Oberarzt Dr. Färber kam, um den Neueingang zu untersuchen, verabschiedete sich Franz Wottke von seiner Erna.

»Bis morgen, Pummel«, sagte er. Sie wurde rot, weil Dr. Färber lächelte, und schämte sich, daß Franz so gar keine Hemmungen hatte.

Dr. Hubert Färber setzte sich an ihr Bett, als Wottke gegangen war. Er schob die Decke zurück, das Nachthemd von Ernas Schulter und klopfte ihr beruhigend auf die Hände.

»Nun wollen wir mal sehen, was wir mit Ihnen machen. Nehmen Sie bitte die Arme hoch, und falten Sie die Hände über dem Kopf.«

Wie bei Dr. Hansen, dachte Erna Wottke. Sie tat, was man ihr gesagt hatte. Dr. Färber begann mit der Untersuchung.

Bevor er das Zimmer 157 betrat, hatte er sich nach Hansens Aufzeichnungen informiert. Schon nach kurzem Betasten fand er bestätigt, was Hansen festgestellt hatte. Da gab es kaum einen Zweifel, das sagte ihm die Erfahrung. Die Zelldiagnostik, die vor der Operation gemacht werden mußte, würde nur die Bestätigung der Untersuchung bringen: bösartig. Es bestand bereits die Gefahr, daß sich Krebszellen ins Rückenmark, in die Thoraxwand und — noch völlig symptomlos — im Gehirn angesiedelt hatten.

Erna Wottke beobachtete das Gesicht Dr. Färbers, wie sie das Gesicht Dr. Hansens bei der Untersuchung angestarrt hatte. Aber auch hier bemerkte sie nichts. Keine Regung, kein Erschrecken. Wer hundertmal Krebs diagnostiziert und operiert hat, erschrickt nicht mehr vor dem Tod unter seinen Fingern.

Dr. Färber richtete sich auf und schob das Nachthemd über den weißen Körper.

»So«, sagte er. »Morgen früh um 9 Uhr sehen wir weiter. Und daß Sie mir die Nacht schön schlafen ...«

Erna Wottke nickte gehorsam. »Ein bissel Angst hab ich schon«, sagte sie leise.

»Bei mir?« Dr. Färber lachte. Es war ein dunkles, suggestiv beruhigendes Lachen. Und plötzlich hatte Erna Wottke keine Angst mehr ...

Franz Wottke ging durch die riesige Klinik.

Treppen, Block C ganz in Blau, lange Flure mit Glastüren, Block A gelb, wieder Treppen ... Durchgang verboten ... Zurück ... Block F rot ... Gänge, Flure, Treppen, Türen, eine Halle mit vielen Kabinentüren — Röntgenabteilung A ... Franz Wottke wanderte weiter. Niemand hielt ihn auf.

In offene Zimmer sah er hinein. Betten, Betten, Betten ... und in jedem Bett ein kranker Mensch. Wieviel Elend es gibt, dachte Wottke. Und alle, die hier liegen, haben Väter, Mütter, Frauen oder Männer, die sich Sorgen um sie machen, wie ich um Erna. Ich bin nicht allein. Mit mir beten Hunderttausende: Herrgott, mach sie gesund ...

Als eine zugedeckte fahrbare Trage an ihm vorbeirollte, lautlos, als könne ein Quietschen oder Rattern den reglosen Körper unter dem weißen Laken aufwecken, wurde Wottke blaß und fragte die nächste Schwester nach dem Ausgang.

Im Zimmer des ersten Oberarztes Dr. med. habil. Hubert Färber wurde unterdessen der Operationsplan des morgigen Tages festgesetzt. Man operierte in vier OPs mit Plexiglaskuppeln, durch die von einer rundlaufenden Galerie Studenten und Ärzte dem Operationsverlauf zusehen konnten. Außerdem waren in den großen OP-Lampen Fernsehkameras eingebaut, die auf rund um die Kuppel stehenden Fernsehempfängern jeden Handgriff übertrugen.

Die schwierigen Eingriffe behielt sich Prof. Runkel selbst vor. Bis zum kritischen Moment ließ er seine Oberärzte zwar die Operation durchführen ... dann trat er an den Tisch, machte — etwa bei einem Ventrikelseptumdefekt unter Anschluß der Herz-Lungen-Maschine — die notwendige Naht zur Schließung des Defekts, trat dann vom Tisch zurück, zog seine Handschuhe aus und verließ den OP. Die Oberärzte beendeten die Operation. Im Krankenblatt und in der Liquidation stand dann: Chefoperation.

Der Chef einer Klinik ist ein kleiner, unumschränkter König.

Der Neuzugang in Zimmer 157 war nur eine Nummer und eine Krankheit. Wer Erna Wottke war, interessierte niemanden. Auf dem Tisch des OPs ist jeder ein Fleisch, dem man eine erkannte Krankheit herausschneidet.

Im Operationsplan stand Erna Wottke im OP 3 an zweiter Stelle.

Oberarzt Dr. Färber schrieb neben ihren Namen mit Blaustift — Grünstift durfte nur der Chef benutzen — seine Anweisung: Elektrochirurgische Amputation der linken Brust.

Noch am Abend wurden im Operationstrakt von einem Krankenpfleger an den schwarzen Tafeln vor den einzelnen OPs die Fälle angeschrieben.

»Mamma-Ca. 44 Jahre. 11 Uhr. Dr. Färber.«

Erna Wottke war eingereiht in das Heer der Krebskranken. In die Millionen, die es wissen oder nicht.

Es gab kein Zurück mehr.

Dr. Hansen rief in der Klinik an.

»Ja«, sagte Dr. Färber ins Telefon. »In einer Stunde, Herr Kollege. Wir werden sehr radikal operieren müssen. Leider dürften wir schon etwas zu spät gekommen sein. Zweifellos sind bereits Metastasen vorhanden. Auf jeden Fall wollen wir Nachbestrahlungen machen. Tut mir leid für die Frau. Ein paar Monate früher ...«

Hansen legte auf. Warum Bestrahlungen? dachte er. Wenn die Metastasen an der Thoraxwand sitzen, in der Wirbelsäule vielleicht schon ... warum dann noch mit Röntgenstrahlen den Körper weiter schwächen, die Zellen veröden, Gesundes wie Krankes verbrennen ... und irgendwo im Körper, noch unsichtbar, lauernd, wartend, sitzen trotz allem die Todeszellen und zerfressen den Körper dort, wo kein Messer und kein Strahl hinkommen kann.

Ist es nicht ein Gebot der inneren Medizin, hier zu helfen? Zu versuchen zu helfen?! Auch wenn die Kunst der Chirurgen hier zu Ende ist. In ihren Augen ist der Mensch bereits tot ... Das Todesurteil »unheilbar« ist gesprochen worden. Wer wagt zu widersprechen. Die interne Medizin? Welche Anmaßung!

Dr. Jens Hansen kannte die Argumente der Schulmedizin zu gut. Er war selbst jahrelang Chirurg gewesen, hatte am OP-Tisch gestanden und gesehen, wie schwer oft der Kampf mit dem Messer gegen einen Feind war, den man erst erkannte, wenn er unangreifbare Stellen des Körpers erobert hatte.

Oft hatte Hansen dann seinen Chef, Geheimrat Professor Rechtsheim, beim Waschen nach der Operation gefragt: »Herr Geheimrat, was hat diese Operation genützt?«

Und der alte Geheimrat hatte den jungen Arzt über den Goldrand seiner Brille angesehen und geantwortet: »Drei Monate länger leben ... ist das nichts?«

»Zu wenig, Herr Geheimrat.«

»Dann machen Sie mehr! Falls Sie's können!«

Als Chirurg konnte er es nicht. Während seiner nachfolgenden internen Ausbildung war Dr. Hansen aber auf ein Problem gestoßen, das ihn faszinierte und nicht mehr losließ. Es war eine Idee, die so alt ist wie die Menschheit: Der Körper hilft sich selbst, wenn man ihm die Möglichkeit schafft, sich selbst zu helfen.

Über Jahre hinweg hatte Dr. Hansen die Theorie einer biologischen Krebstherapie studiert. Er hatte nicht darüber gesprochen. Mit keinem Kollegen, bei keiner Aussprache innerhalb der Ärzteschaft, bei keinen Erfahrungsdiskussionen. Er wußte, was man antwortete ... er kannte das Lächeln, das auf die Gesichter der Kollegen trat: Schon wieder so einer, der mit Kräutchen Vergißmeinnicht den Krebs vertreiben will. Was wir mit Stahl und Strahl nicht schaffen, wollen sie erreichen mit Allerweltsmitteln wie einer genauen Diät, mit Milchsäurepräparaten, mit einer Regeneration des Körpers.

So hatte Jens Hansen wie viele seiner Kollegen die Stille vorgezogen. Das anonyme Forschen. Das kritische Beobachten, das Sammeln von Material, Statistiken, Erfahrungsberichten. Das Studium der vielfältigen internen Krebstherapien — die bis zum heutigen Tag mit Ausnahme der Chemotherapie auf den Widerstand weitester Schulmediziner-Kreise stoßen —, die Kenntnis der fast hundert Krebstheorien, das Himmelhochjauchzen und Zutodebetrübtsein neuer Methoden. Und eins hatte er in diesen stillen Jahren zu erkennen gelernt:

Krebs kann nicht nur eine Lokalerkrankung sein. Er muß eine Allgemeinerkrankung des Menschen, eine schleichende, chronische Krankheit sein, deren sichtbarer Austritt der Tumor ist.

Dr. Hansen war bereit, das zu beweisen. In seinem Schrank lagen dicke Aktenmappen voller Material.

Aber eine Scheu hielt ihn zurück, fast eine Angst vor den Konsequenzen, die er heraufbeschwor.

Allein fast sah er sich einer Armee Andersgesinnter gegenüber. Einer bestens ausgerüsteten Armee, geführt von großen, berühmten Namen, bewaffnet mit blitzenden, Ehrfurcht einflößenden Geräten. Einer Armee vor allem, die nie und nimmer bereit war, dem Wahlspruch untreu zu werden: »Die Schulmedizin hat immer recht, denn sie ist Wissenschaft!«

Alle anderen gelten nur als Außenseiter, Querulanten und Volksverdummer. Man führt sie zurück in den Schoß der Wissenschaft, oder man verdammt sie.

Nur eins macht man nicht oder nur widerwillig, und deshalb unobjektiv: das Prüfen einer neuen Therapie auf ihren Wert.

Wäre es denn nicht wirklich eine Katastrophe, wenn es weitgehend bekannt würde, daß eine genau ausgewogene Diät mit nicht denaturierten Lebensmitteln die beste Krebsvorbeugung ist? Keinerlei Farbstoffe mehr in Speisen, Getränken und Lebensmitteln, keine Bleichungen von Mehl, keine Konservierungsmittel, keine Pflanzenschutzgifte, keine Kunstdüngung, keine Schlafmittel, wenig Nikotin, wenig Alkohol, denn alle diese Dinge beeinträchtigen die Zellatmung ...

Karin Hansen kam aus dem Labor in das Sprechzimmer. Als sie ihren Mann versunken am Schreibtisch sitzen sah, zögerte sie, dann fragte sie leise: »Du hast in der Klinik angerufen?«

Dr. Hansen nickte. Karin legte ihre Hände auf die Schulter und streichelte seinen Nacken. Sie wußte, das beruhigte ihn.

Dr. Jens Hansen erhob sich schwer. Seine Augen wirkten müde. »Ich werde mit Färber sprechen müssen.«

»Worüber?«

»Ich möchte einen Rat geben. Färber ist ein Kollege, der aufgeschlossen ist. Ich habe einen Plan, Karin ...«

»Einen Plan?« Sie sah ihm zu, wie er sich die Hände wusch. Nervös, mit flatternden Fingern. Zweimal entglitt ihm das Handtuch beim Abtrocknen.

»Ich habe ihn schon lange. Frau Wottke mit ihren sechs Kindern war der letzte Anstoß, den Plan zu verwirklichen. Ich kaufe das Bauernhaus nebenan.«

»Aber warum denn, Jens?«

»Ich baue es um. Ich richte vier Krankenzimmer ein, einen Behandlungsraum, ein größeres Labor. Man wird Frau Wottke nach einigen Bestrahlungen aus der Klinik entlassen.« Dr. Hansen drehte sich zu Karin. Er sah in ihren Augen völlige Verblüffung. »Ich will Frau Wottke und vielleicht noch andere zu mir nehmen. Ich will die für die Schulmedizin schon ›Tote‹ behandeln. Nach meinen Ansichten, mit Mitteln der internen Medizin. Ich will versuchen, den ganzen Menschen zu reorganisieren. Die Chirurgen und Strahlentherapeuten haben ihre Grenze erreicht, sie schicken den ›Fall‹ nach Hause — warum soll ich nicht versuchen, die Wurzel des Krebses anzugehen. Versuchen, Karin! Daran glauben! Mein Gott — wo kämen wir hin, wenn wir tatenlos die Hände in den Schoß legten?«

»Und . . . und woher willst du das Geld nehmen?«

»Ich lasse den Bausparvertrag auszahlen. Mit ihm können wir die Zimmer ausbauen.«

»Keine Krankenkasse wird den Aufenthalt bezahlen!«

»Natürlich nicht.« Hansen senkte den Kopf. Er würgte an den Worten, und er wandte sich ab, als er sie aussprach. »Du hast einmal gesagt, Karin, als wir heirateten —: ›Du kannst jederzeit über mein väterliches Erbe verfügen!‹ Ich . . . ich habe es nie angetastet. Aber jetzt, Karin . . . Es ist nicht für mich . . . Ich . . .«

Karin legte den Arm um seinen Hals und küßte ihn. Es war eine unendlich zärtliche Bewegung.

»Natürlich, Jens«, sagte sie. »Ich rufe heute noch den Anwalt an . . .«

»Karin!« Er ergriff ihre Hände.

Sie hatten eine neue Tür ihres Lebens aufgestoßen. Die Dunkelheit, in die sie traten, sahen sie in ihrer Anfangsfreude nicht.

Franz Wottke saß im gläsernen Wintergarten der Chirurgischen Universitätsklinik.

Er rauchte eine Zigarette nach der anderen. In seiner Aktentasche hatte er eine Thermosflasche mit starkem Kaffee mitgebracht. Man wußte nie, wie lange so eine Operation dauert, ob die überhaupt pünktlich anfingen, was sich da so alles tat. Daß eine große Klinik mit fast militärischem Drill geleitet wird und die Ordnung und der Zeitplan straff wie in einer Kaserne sind, wußte Franz Wottke nicht.

Jedesmal, wenn ein fahrbares Bett aus dem Aufzug gerollt wurde und hinter den mit Milchglas verkleideten großen Türen verschwand, auf denen: »Eintritt verboten! Operationsraum« stand, drückte er die Nase an die gläserne Wand und starrte hinüber in den Flur.

Dann sah er Erna. Sie lag auf dem Bett, blaß, ängstlich, mit großen Augen. Wottke klopfte an die Scheibe, er winkte, er stellte sich auf den Rohrstuhl. Aber Erna sah nicht zur Seite. Sie starrte die Schwester an, die neben ihr ging. Als sie die Tür mit den Milchglasscheiben sah, tastete sie nach der Hand der Schwester und hielt sie fest.

Franz Wottke schluckte krampfhaft und umklammerte die Lehne des Korbsessels. Sein Gesicht lag an der Scheibe. Plötzlich beschlug sie, wurde blind, naß. Da riß er sein Taschentuch heraus, wischte das Glas sauber . . . die Glastür schwang auf, er sah eine Ansammlung weißer Mäntel, Köpfe, die mit weißen Operationshauben bedeckt waren, Schwestern, Krankenpfleger, leere Rollbetten, Ständer mit Infusionsbehältern, schwarze Tafeln an den Wänden, auf denen mit Kreide Namen geschrieben standen. Einige Zeilen waren durchgestrichen. Ob die tot sind, durchfuhr es Wottke.

Mein Gott . . . laß Erna wieder durch diese Tür herauskommen. Gesund . . . oder auch nur lebend. Lebend nur . . . mehr will ich ja gar nicht . . . Nur lebend.

Die Milchglastür schwang wieder zu. Lautlos.

Franz Wottke hatte die Hände gefaltet und starrte auf die schwarzen Buchstaben »Operationsraum«.

Es war ihm, als sei die ganze Welt leer. Völlig leer. Eine Welt ohne Erna — das gab es nicht.

Als er sich von der Scheibe wegdrehte, war sein Hemd naß von Schweiß. Übelkeit überfiel ihn. Er riß das Fenster zum Garten hin auf und sog gierig Luft ein.

Luft!

Und nach jedem Atemholen biß er die Zähne zusammen, weil er nicht »Erna!« schreien wollte.

Über den Flur kam Oberarzt Dr. Färber. Er sah Wottke am Fenster stehen, zögerte, wollte in den Wintergarten, überlegte es sich dann aber und ging weiter, durch die Tür zu den OPs.

»Alles klar?« fragte er auf dem Flur vor dem OP II.

»Ja, Herr Oberarzt.«

»Na denn ...«

Während er die Tür öffnete, machte ein Krankenpfleger mit Kreide einen Strich durch den Namen Erna Wottke.

II

Im Wintergarten der Klinik, am offenen Fenster, allein und grenzenlos einsam, hockte Franz Wottke. Jedesmal, wenn die Milchglastür zum Operationstrakt aufschwang, ging Wottke an das Fenster zum Gang. Er sah bleiche Gesichter, dicht eingehüllte, durch weiße Decken vor Zugluft geschützte Körper ... Gerettete oder Verlorene? Sie ist nicht wieder aufgewacht, dachte Wottke voll Entsetzen. Sie haben sie woanders herausgefahren, vielleicht in den Keller, wo sie stehen — eine stumme Reihe zugedeckter Bahren ...

Er umklammerte die Lehne des Korbsessels. Wieder die Tür — aufschwingend, den Blick kurz freigebend auf den weißen, gekachelten Flur mit den Gestalten in den weißen Mänteln und Hauben. Ein Bett auf Gummirollen ... eine zugedeckte Gestalt. Blonde Haare ... ja ... blonde Haare.

Wottke preßte das Gesicht gegen die Scheibe. Langsam rollte das Bett an ihm vorbei. Ein schmales Gesicht, gelb-blaß, mit offenem Mund. Noch in tiefer Narkose, jenseits aller Schmerzen. Ein Gesicht, so spitz, so schmal ...

»Erna ...« stammelte Wottke.

Die Höhle des Aufzuges verschluckte das Bett. Die automatische Tür schloß sich fast lautlos.

Franz Wottke ließ die Sessellehne los. Das geflochtene Rohr war unter seinen Händen zersplittert. Er sah es und merkte es nicht ... er ging zum Fenster, steckte den Kopf hinaus und starrte in den Himmel. Er merkte auch nicht, daß hinter ihm die Tür des Wintergartens klappte und Dr. Färber hereinkam. Erst, als sich eine Hand auf seine Schulter legte, fuhr er herum.

»Herr ... Herr Doktor ...« Seine Augen waren weit, als platzten sie auseinander. »Haben Sie meine Frau ... Herr Doktor ...«

»Wir haben das Menschenmögliche getan, Herr Wottke.« Dr. Färbers Stimme war dunkel, beruhigend wie immer. »In einer halben Stunde können Sie Ihre Frau sehen ...«

»Und ... was ist ...«

Dr. Färber nahm seine Brille ab und putzte sie. »Wir haben die linke Brust abnehmen müssen ... Es ging nicht anders.«

»Die ... die ganze ...« stotterte Wottke. Plötzlich sah er Erna vor sich, in dem Perlonmantel.

Dr. Färber setzte die Brille wieder auf. »Es gibt Schlimmeres, Herr Wottke. Wir haben mit dieser Operation viel gewonnen ...«

»Ja ... ja ...« Franz Wottke ergriff plötzlich die Hand des Oberarztes und drückte sie. »Ich bin Ihnen so dankbar, Herr Doktor. So dankbar. Ihnen und Dr. Hansen. Wenn Erna nur gesund wird. Das mit der Brust ...« Er bemühte sich zu lächeln. Er wollte sich in die Burschikosität retten, weil ihm das Heulen in der Kehle saß. »Deswegen bleibt sie ja doch noch eine Frau ...«

Dr. Färber lächelte zurück. Es gelang ihm besser als Wottke. »Richtig«, sagte er und verließ schnell den Wintergarten.

Am Nachmittag, nach seinen Hausbesuchen, fuhr Dr. Jens Hansen in die Stadt.

Oberarzt Dr. Hubert Färber wohnte in der Nähe der Klinik in einer modernen Einfamilienvilla. Ein schöner, gepflegter Blumengarten lag um den flachen, weißen Bungalow.

Vom Garten aus führte ein schmiedeeisernes Tor zu einem Pfad, der bereits zum Klinikgelände gehörte. War etwas Besonderes auf den Stationen, Oberarzt Dr. med. habil. Färber war immer erreichbar. Das hatte für die Klinik etwas Beruhigendes, für Hubert Färber durchaus nicht. Seine einzige Ruhe waren die Wochen des Urlaubs. Er verbrachte ihn immer weit weg, damit er nie erreichbar war. In Ägypten, in Marokko, auf Madeira oder Mallorca. Er nannte es »Flucht ins Privatleben«.

Hansen hatte sich nicht angemeldet. Das Hausmädchen wußte deshalb nicht, ob der Herr Oberarzt überhaupt zu Hause war und holte Frau Färber.

»Wenn Sie in einer Stunde noch einmal wiederkommen könnten«, sagte sie höflich. »Mein Mann ... Er hat sich etwas hingelegt.«

»Ich komme ganz privat, gnädige Frau. Ich habe mit Ihrem Gatten schon mehrfach telefoniert. Zufällig bin ich in der Stadt ...«

»Wenn er nicht gerade schläft ...« Herta Färber zögerte. Dann lächelte sie. »Kommen Sie mit, Herr Dr. Hansen. Wer mit einem Arzt verheiratet ist, bekommt von ihm nur selten etwas zu sehen. Geht es Ihrer Frau auch so?«

»Wen fragen Sie das, gnädige Frau?«

Oberarzt Dr. Färber lag im Liegestuhl auf der Terrasse, umgeben von Blumenkübeln, durch einen Sonnenschirm geschützt, und las. Einen Kriminalroman, wie Hansen mit einem Blick auf den bunten Umschlag feststellte. Färber hörte die Schritte, die auf ihn zukamen.

»... und er bohrte den Dolch in seine Seite und drehte ihn dreimal um...« sagte Hansen. Herta lachte. Oberarzt Färber legte den Roman auf den Schoß und blinzelte nach oben.

»Sie, lieber Hansen...« Er schob einen mit buntem Drell bezogenen Hocker heran. »Kommen Sie, setzen Sie sich. Ich bin ehrlich zu faul und zu müde, um aufzustehen. Ich habe fünf Stunden am Operationstisch gestanden. Das genügt für heute.«

Hansen setzte sich. Herta Färber schob den Schirm etwas näher heran, so daß auch Hansen im Schatten saß.

»Kalten Tee mit Kognak oder einen Whisky-Soda mit Eis.«

»Da Frauen immer das letzte Wort haben, war auch dein letzter Gedanke der beste.«

»So müde wie er ist – frech bleibt er immer.« Lächelnd ging Frau Färber ins Haus.

Dr. Färber legte das Buch auf die weißen Steinplatten der Terrasse. »Wie kommt's, daß ein so mit Krankenscheinen zugeworfener Praktiker wie Sie einmal eine Stunde Zeit für einen Nichtkrankenbesuch hat? Haben Sie, großer Idealist, etwa alle gesund gemacht?«

»Wie hoch ist die Zahl der hoffnungslosen Krebsfälle in Ihrer Klinik?« fragte Dr. Hansen, ohne auf Färber einzugehen.

Färber verzog das Gesicht. »Muß das sein?«

»Die hoffnungslosen Fälle? Nein.«

»Gottogott... jetzt fängt der wieder mit seinen Theorien an!« Färber nahm Herta die Gläser und die Flasche ab, suchte aus dem Thermosbehälter Eisstückchen, schwenkte sie durch die Gläser, goß Whisky darüber und füllte mit Sodawasser auf. »Dr. Hansen ist nämlich ein Revolutionär«, erklärte er seiner Frau. »Er ist der Ansicht, wir Chirurgen schnippeln bloß, weil wir nichts anderes gelernt hätten, und zum Umlernen zu träge seien.« Er reichte Dr. Hansen das Glas. »Lieber Hansen, angenommen, Sie sind Käsefabrikant. Seit zehn Jahren verkaufen Sie Ihren ›Hansen Vollfett‹. Sie haben ungeheuren Erfolg, Sie bauen sich Villen, sie beschäftigen tausend Angestellte, die alle von ›Hansens Vollfett‹ leben. Sie sind marktbeherrschend. Keine Ernährung ohne Ihren Käse! Und auf einmal kommt ein Männlein in Ihren Hochhausbetrieb, stellt sich hin und sagt: ›Lieber Hansen – Ihr Käse ist Mist! Was in einem Käse drin sein soll, ist 'raus durch Ihr verrücktes Herstellungsverfahren. Was Sie bringen und den Leuten seit zehn Jahren einreden, ist ernährungsphysiologisch nichts als wertloser Schmier!‹ – Was werden Sie mit einem solchen Meckerer tun? Rausschmeißen! Und wenn er draußen weiterschreit, verklagen Sie ihn. Sie stellen ihn einfach ab! Sehen Sie...«, er trank einen kräftigen Schluck Whisky, »genauso verhalten Sie sich der modernen Medizin gegenüber. Sie wollen eine Weltmacht mit einem einzigen Gedanken einrennen, der zudem noch unbeweisbar ist: Die Theorie von der Ganzheitserkrankung des Krebsbefallenen.«

»Deshalb komme ich zu Ihnen.« Dr. Hansen setzte sein Glas unter den Schemel. »Ich will ein Haus kaufen und zunächst mit vier Betten anfangen...«

»Was?« fragte Dr. Färber ahnungsvoll.

»Eine interne Krebstherapie.«

»Sie sind verrückt, Hansen. Bitte, nehmen Sie's mir nicht übel.«

»Der Fall der Frau Wottke hat mir den letzten Anstoß dazu gegeben.«

»Zugegeben ... ein trauriger Fall. Lebenslustig, sechs Kinder, ein tapferer Mann, könnte noch zwanzig Jahre leben, wenn sie ein Jahr früher gekommen wäre ... Aber Ihre vier Betten, lieber Kollege ... was wollen Sie da überhaupt machen?«

»Die Zukunft gehört ohne Zweifel der Kombinationsherapie der Geschwülste, wie sie Karitzky, Pick und andere schon versuchten.«

»Als Schlagwort hört sich das schön an.«

»Was machen wir heute mit einem schwer Krebskranken? Wir greifen als letztes Mittel zu radikalen Operationen. Man geht nicht nur den lokalen Tumor an, wobei unter Umständen Teile der Leber, der Bauchspeicheldrüse, der Milz entfernt werden oder das Becken ausgeräumt wird ... man geht weiter: Man macht eine Hypophysenausschaltung. Und man bestrahlt! Mit Radium, mit Röntgentiefenstrahlen, mit radioaktivem Kobalt.«

»Und mit Erfolg, Kollege!«

Hansen lächelte bitter. »Ein Beispiel nur: In der W. v. Massenbachschen Lübecker Frauenklinik wurden 118 Frauen mit gynäkologischem Krebs mit Radium und Röntgen bestrahlt. Nur 32 Frauen zeigten keine negativen Bestrahlungsfolgen. Von den genetischen Schäden wollen wir ganz schweigen.«

Oberarzt Dr. Färber trank mit kleinen Schlucken sein Glas leer. Über den Glasrand sah er Jens Hansen an. Forschend, abwägend, verblüfft fast. Er sah seinen schmalen Kopf mit den großen dunklen Augen, die eine Antwort forderten.

»Es bleibt uns nichts anderes übrig, als den Teufel mit Beelzebub auszutreiben.«

»›Die Therapie soll bei keinem Leiden gefährlicher sein als die Krankheit‹, sagt Karitzky sehr richtig.«

»Machen Sie es besser, Hansen«, sagte Dr. Färber etwas bitter. Dr. Hansen nickte.

»Das will ich.«

»Mit vier Betten?«

»Wenn in diesen vier Betten nur *einer* gesund wird, können wir auf die Barrikaden gehen! Der Krebs ist nicht nur ein medizinisches Problem ... er ist ein Problem der ganzen zivilisierten Menschheit. ›Therapie treiben heißt für den Ganzheitsarzt, die Lebensbedingungen verbessern‹, sagt Kötschau in seinen ›Wandlungen der Medizin‹.« In die Augen Dr. Hansens trat ein Glanz von Tatendrang und eisernem Willen. »Ich will in meinem Haus, mit vier Betten, den angeblich Unheilbaren *das* Leben zu geben versuchen, das sie brauchen, um den Tod in ihrem Körper zu überwinden. Gesunde Ernährung, gesundes Leben, Umstimmung des ganzen Körpers, Beseitigung aller Eiterherde, völlige Reinigung des Blutes ...«

»Und in einem Jahr sind Sie pleite und hängen sich am Dachbalken Ihrer Vierbetten-Krebskampf-Klinik auf! Lassen Sie doch den Unsinn, Hansen! Sie verrennen sich in Theorien und in den Schriften von Außenseitern, deren ›Erfolge‹ sehr umstritten sind.«

»Warum sagen Sie Außenseiter?«

»Weil sie außerhalb der Wissenschaft —«

»Was ist Wissenschaft? Sollte Wissenschaft nicht das sein, was hilft? Auch wenn es kein Professor mit internationalem Namen verkündet hat? Haben wir am Beispiel Robert Kochs immer noch nicht gelernt?«

»Sie schießen zu weit, lieber Hansen«, sagte Dr. Färber hart. »Noch einen Whisky?«

»Danke. Lieber eine klare Antwort.«

»Sie sollten wirklich mehr Whisky trinken.« Färber nahm seine randlose Brille ab und begann sie zu putzen.

»Jährlich sterben in den Kliniken Tausende Patienten. Niemand spricht darüber. Sie sterben sozusagen ›auf wissenschaftlicher Basis‹. Stirbt aber einem ›Außenseiter‹ ein einziger Patient, so erhebt sich das große Geschrei von ›fahrlässiger Tötung‹. Wo ist hier die gepriesene Logik der Medizin?«

Dr. Färber sprang aus seinem Liegestuhl auf. Das Whiskyglas klirrte auf die Steinplatten der Terrasse und zerschellte.

»Glauben Sie nicht auch, daß Sie zu weit gehen, Herr Hansen?« rief Färber laut. Er rückte die Brille zurecht.

Herta legte die Hand auf seinen Arm. »Reg dich nicht auf, Hubert«, sagte sie leise. »Du bist müde und abgespannt. Du solltest dich ausruhen.« Sie sah Hansen an. »Mein Gott — gibt es denn unter Ärzten keine anderen Gesprächsthemen als immer dieser Streit um neue Theorien?!«

»Wenn Sie einer der hoffnungslosen Fälle wären, gnädige Frau, würden Sie anders fragen.« Dr. Hansen erhob sich.

»Meine Mutter starb an Leberkrebs«, sagte Herta Färber steif.

»Und haben Sie sich am Krankenbett oder vor dem Sarg nicht gefragt: War das nötig? *Mußte* sie sterben?«

»Nein! Man muß sich mit den Tatsachen abfinden.«

»Sehen Sie — und genau das tue ich nicht! Werde ich nie tun!« Dr. Hansen verbeugte sich vor Herta Färber und dem Kollegen von der Chirurgie. »Entschuldigen Sie, daß ich Ihre wohlverdiente Ruhe gestört habe. Ich kam nicht meinetwegen. Ich gehe sofort.« Er wandte sich an Dr. Färber, der intensiv eine welkende Blume in einem der Kübel betrachtete und sie schließlich abpflückte. »Vielleicht kommen Sie einmal an eines meiner vier Betten, Herr Kollege. Ich bitte Sie darum. Ein ›Außenseiter‹, auch ein verlachter, ist glücklich, wenn man ihn beachtet.«

Er verbeugte sich und ging schnell über die Terrasse und durch den Vorgarten auf die Straße.

Die verwelkte Blume fiel auf die Steinplatten.

»Wirst du ihn mal besuchen, Hubert?« fragte Herta Färber. Die Erinnerung an ihre Mutter hatte sie plötzlich blaß gemacht. Ihr dunkles Haar ließ ihr Gesicht noch durchsichtiger erscheinen. Tatsächlich hatte sie damals gedacht: Mußte es sein? Sie hatte es jetzt nicht zugegeben, um Hubert nicht in den Rücken zu fallen.

Er schüttelte den Kopf. »Ihn besuchen? Für wen hältst du mich?«

»Vielleicht hat er ein ganz klein wenig recht, Hubert . . .«

Färber ließ sich wieder in den Liegestuhl fallen, nahm den Kriminalroman vom Boden und schlug die Seite auf, bei der ihn Dr. Hansen unterbrochen hatte.

»Er soll sich um seine Rheumakranken kümmern und um Großmütterchens Schnupfen. Eines sollte man ihm aber versalzen: Patienten wie Frau Wottke kriegt er nicht in seine vier Betten . . .!«

Jens Hansen kaufte das Nachbarhaus.

Die Handwerker zogen ein. Man riß Wände aus, brach große Fenster, legte Bäder und Waschräume, Laboreinrichtungen und eine kleine Röntgenstation.

Jede freie Minute stand Dr. Hansen unter den Handwerkern und kontrollierte die Arbeit. Der Bausparvertrag reichte gerade für die Renovierung . . . für die gesamte Einrichtung stellte Karin ihr väterliches Vermögen zur Verfügung. Ohne zu fragen, ohne Furcht sogar, daß das Geld verloren sein könnte. Ihr Vertrauen zu Jens war so groß, daß der Gedanke gar nicht aufkam. Im Gegenteil, sie freute sich mit ihm über jeden täglichen Fortschritt. Sie fuhr in die Stadt und suchte die Möblierung der vier Krankenzimmer aus. Sie kaufte die Gardinen, sie suchte die Farben der Bodenbeläge aus, Kunststoffplatten, die immer hygienisch sauber gehalten werden konnten.

Werkmeister Wottke hatte den Schock des Operationserlebnisses längst überwunden. Er sah: Erna ging es gut. Sie nahm zu, das Essen war vorzüglich, die Schwestern rührend, die Ärzte aufmerksam, vor allem dieser verdammt nette Oberarzt Dr. Färber. Man tat alles, um Erna so schnell wie möglich nach Hause schicken zu können. In der nächsten Woche wurde sie sogar bestrahlt. Die modernsten Mittel wendete man an. Franz Wottke war glücklich wie ein beschenktes Kind.

»Sie machen sich wirklich alle Mühe«, sagte er zu Dr. Färber.

»Es ist unsere Pflicht, Herr Wottke. Und überhaupt ist Ihre Gattin meine besonders liebe Patientin.« Dr. Färber winkte durch die Glasscheibe zu Frau Wottke hin. Sie winkte etwas verblüfft zurück. Wie alle weiblichen Patienten hatte sie sich in Dr. Färber verliebt. Die Schwestern lächelten still. Sie kannten das.

Dr. Färber ging weiter in sein Zimmer. In der Tasche hatte er einen Befund des Strahleninstitutes. Jeden Tag wurde Erna Wottke hinübergefahren und nach der Bestrahlung wieder abgeholt. Heute war dieses Schreiben mitgekommen.

Man stellte ab morgen die Behandlung mit Röntgenstrahlen ein. Es war sinnlos. Eine Röntgenaufnahme hatte im Becken und an der Wirbelsäule kleine, verstreute Schatten gezeigt, Metastasen, Tochtergeschwülste. Unheilbar.

Dr. Färber nahm einen Locher, lochte das Blatt und heftete das Todesurteil Erna Wottkes in einer Mappe ab.

Frau Wottke wurde demnach am nächsten Dienstag entlassen. Die Diagnose blieb bei den Akten. Rechnung an die AOK. Überbetrag: Rechnung — doppelt — an Herrn Wottke. Zahlbar innerhalb von 14 Tagen.

Die Akte wanderte zur Verwaltung, von dort ins Archiv.

Für die Klinik war Erna Wottke uninteressant geworden.

Für den Oberarzt Dr. Färber aber begann der persönliche Fall Wottke.

Er hatte nach dem Abendessen in aller Ruhe noch einmal darüber nachgedacht, was Dr. Hansen ihm erzählt hatte. Und je mehr er darüber nachdachte, um so mehr kam er zu der Auffassung: Das ist ungeheuerlich! Das ist untragbar. Es gibt im ärztlichen Ethos eine Ehre, die es verbietet, einen Kollegen bloßzustellen. Was Hansen da aber plante, war eine Bloßstellung der Schulmedizin mit Mitteln, die früher von Kräuterweibern an der Türe angeboten wurden.

»Wir leben doch nicht mehr im Mittelalter!« sagte Dr. Hubert Färber laut in eine Fernsehsendung hinein, die sich Herta gerade ansah. Sie blickte sich um.

»Was sagst du, Liebling?«

»Nichts. Nichts. Nur ein lauter Gedanke.« Er starrte auf den Bildschirm. »Der Knabe singt gut. Wer ist das?«

»Enrico Siengi. Den kennst du nicht?«

»Woher? Ist von mir noch nicht operiert worden . . .«

Es sollte ein Witz sein. Aber selbst Oberarzt Färber spürte plötzlich, daß die Worte Hansens einen Druck im Raum hinterlassen hatten.

»Ihre Frau wird Dienstag entlassen.«

»Schon? Das ging aber schnell. Ist sie ganz gesund, Herr Doktor?«

»*Fast* gesund, lieber Herr Wottke. Was wir hier in der Chirurgie tun konnten, haben wir getan. Auch mit der Bestrahlung. Wenn Sie nun etwas besonders Gutes tun wollen, dann schicken Sie Ihre Frau in ein Sanatorium. Ich könnte Ihnen ein gut geleitetes und vor allem nicht so großes Haus empfehlen, wo Ihre Frau ganz individuell gepflegt wird.«

»Und bezahlt das die Krankenkasse?«

»Man müßte einen Antrag stellen.«

»Und wenn sie nicht bezahlt . . .?«

»Es geht um die Gesundung Ihrer Frau, Herr Wottke.«

»Was . . . was kostet denn der Aufenthalt in diesem Sanatorium, Herr Doktor. So ungefähr . . .«

»Genau weiß ich es nicht. Ich schätze um die 30 Mark pro Tag.«

»Das sind im Monat 900. Und 820 Mark netto verdiene ich ja bloß.«

»Es wird schon einen Weg geben, Herr Wottke. Ich könnte ein Bett für Ihre Gattin frei machen.«

»Danke, Herr Doktor. Vielen Dank. Ich . . . ich rufe Sie an, ja?«

Die Krankenkasse erhielt mit dem Antrag Wottkes auch die Diagnose der Klinik. Sie lehnte selbstverständlich ab. Eine Krankenkasse ist dazu da, Heilverfahren zu bezahlen, aber nicht Unheilbare zu Tode pflegen zu lassen. Das ist »hinausgeworfenes Geld«. Für so etwas gibt es eine Krebsfürsorge, die zur »Vermeidung sozialer Härten« die aussichtslosen Fälle in ihren Fürsorgeheimen sammelt, mit Morphium gegen Schmerzen behandelt und sie sterben läßt, weil man »eben nichts mehr machen kann«.

Werkmeister Wottke sagte von der Ablehnung der Kasse, die ihre Haltung vornehm mit einer Reihe unverständlicher Paragraphen begründete, kein Wort, als er Erna am Dienstag abholte.

Sie saß neben dem Bett, fertig angezogen, als er ins Zimmer kam. Ihre blonden Haare hatten wieder einen seidigen Glanz, die Haut war rosig ... sie sah gut und satt aus, jünger fast, ausgeruht, voll nachholbereitem Leben.

Franz küßte sie lange. Dann nahm er den Koffer vom Boden, warf Ernas Morgenrock über den Arm und ging ihr voraus. Stämmig, glücklich, ohne viele Worte.

Vor der Teeküche der Station packte er einige Tafeln Schokolade aus und gab sie den Schwestern.

»Sie waren immer so nett zu meiner Frau«, sagte er. Dabei schämte er sich ein bißchen. Es war nicht seine Art, jungen Mädchen Schokolade zu schenken.

Von den Ärzten sah er niemanden. Sie waren wieder im OP-Trakt.

Etwas unsicher noch trippelte Erna ihrem Franz nach.

»Sind die Kinder zu Hause?« fragte sie.

»Ja.« Wottkes Augen glänzten. »Sie können es kaum erwarten.«

Als sie aus dem großen Tor der Klinik traten, stand vor der Auffahrt ein Kleinbus. Vor ihm hatten sich sechs Kinder aufgebaut, Blumensträuße in den Händen. Tante Martha stand hinter ihnen und gab ihnen einen Stubs in den Rücken, als Erna in der Tür erschien.

»Franz ...« sagte Erna. »Ach, Franz ...« Dann weinte sie, legte den Kopf an seine Schulter und war so glücklich wie nie in ihrem Leben.

Mit Geschrei stürmten die sechs ihre Mama. Sie hingen sich an sie, sie küßten sie ab, sie trugen sie zusammen mit Franz und Tante Martha fast zum Wagen. Dort war ein Sitz mit Kissen ausgelegt, eine Decke lag da, falls es ziehen sollte.

»Ihr ... ihr seid verrückt ...« stammelte Erna und ließ sich von Franz in den Wagen heben. »Was sollen denn die Leute denken ...«

Erna war es, als kehre sie in ein Leben zurück, wie es schöner nie gewesen sein konnte. Die Tür des Häuschen war umkränzt. Der Tisch war festlich gedeckt. Es blitzte alles vor Sauberkeit.

»So«, sagte Franz Wottke. »Und jetzt erholst du dich erst einmal vom Krankenhaus. Martha bleibt noch hier, sie verpaßt ja nichts. Und in vierzehn Tagen kommst du in ein Sanatorium.«

»Wohin?« fragte Erna. Sie trank Kaffee und aß Erdbeertorte. Es schmeckte köstlich. Jeder Bissen Torte mit Schlagsahne war ein Zurückfinden mehr in die vertraute, ersehnte Welt.

»Ich bleibe bei euch. Sanatorium! Wer soll das denn bezahlen? Dummheit, Franz. Ich bin doch jetzt gesund.«

»Du fährst. Das mit der Bezahlung klappt schon. Laß das den Franz nur machen. Über diese vier oder sechs Wochen kommen wir auch noch 'rüber.«

Am Abend waren sie endlich allein. Die Kinder träumten in ihren Betten. Tante Martha schlief im ausgebauten Bodenraum.

Erna stand am Bett und zögerte, sich auszuziehen. Sie sah Franz zu, wie er den Schlips abband, das Hemd über den Kopf streifte und den muskulösen Oberkörper dehnte.

Im Spiegel sah Franz Wottke das Zögern seiner Frau. Er verstand sie. Wortlos ging er ins Badezimmer, ließ das Wasser in die Wanne rauschen, wartete einige Minuten und drehte dann die Hähne wieder zu. Als er zurückkam, lag Erna bereits im Bett. Ihre Augen waren dunkel, fragend, ängstlich fast.

»Es ... es geht doch nichts über unsere Betten, Franz ...« sagte sie leise, nur, um etwas zu sagen.

Er nickte und nahm sie wortlos in seine Arme.

»Daß du endlich wieder da bist«, sagte er und küßte ihre Augen und die Grübchen in der Wange. »War verdammt einsam ohne dich.«

»Ich hatte auch so Sehnsucht, Franz. Immer mußte ich an die Kinder denken ...«

Sie lagen nebeneinander, sie erzählten sich alles und doch gar nichts. Etwas Unausgesprochenes lag zwischen ihnen, eine unsichtbare Wand, die sie einreißen mußten, um ganz und vollends wieder gemeinsam zu sein.

»Franz ...« sagte sie leise. »Es sieht nicht schön aus. Noch nicht. Die Schwestern sagen, in einem halben Jahr sieht man nichts mehr. Bloß noch die Narbe ...«

Franz Wottke schloß die Augen. Er drückte Erna an sich, als wolle man sie ihm entreißen.

»Du bist da ...« stammelte er.

Der Umbau bei Dr. Hansen ging langsamer, als man gedacht hatte. Wer baut, lernt die neue Weisheit, daß man Termine macht, damit sie nicht eingehalten werden.

Schneller ging es bei Werkmeister Wottke.

Nach der Ablehnung des Sanatoriumsaufenthaltes durch die Krankenkasse hatte Wottke eine längere Rücksprache mit seiner Sparkasse. Er nahm seine ganzen Hauspapiere mit, Grundbuchakten, bezahlte Rechnungen, Aufstellungen. Auch eine Bescheinigung Dr. Färbers hatte er bei sich, daß eine Nachbehandlung in einem Sanatorium angebracht sei.

Wer Sicherheiten hat, bekommt Geld. Das ist eine Urformel des Kreditgeschäfts. Auch Franz Wottke erhielt ohne Zögern eine Hypothek auf sein schuldenfreies Häuschen in Höhe von

DM 10 000. Er freute sich wie ein Kind, die Tränen standen ihm in den Augenwinkeln.

Erna war gerettet! Erna konnte sich erholen. Und das Leben ging weiter, auch wenn man sich wegen der Zinsen etwas krumm legen mußte.

Franz Wottke sprach darüber mit Dr. Hansen, der Erna Kräftigungspräparate verschrieben und gesagt hatte: »Das haben sie in der Klinik vorzüglich gemacht, Frau Wottke. Bald sieht man nichts mehr davon ...«

»In ein Sanatorium wollen Sie Ihre Frau bringen?« fragte er Franz Wottke. Er ahnte, wer hinter diesem Plan stand.

»Ja. Der Herr Oberarzt schlug es vor.« Wottke schien aus der Frage etwas herausgehört zu haben. Er neigte den Kopf zur Seite. »Oder soll ich nicht, Herr Doktor?«

»Wenn Dr. Färber es vorschlägt, wird er seine Gründe haben.«

»Sicherlich.« Wottke strahlte wieder. »Ich habe eine Hypothek aufgenommen. 10 000 DM, Herr Doktor. Für Erna tue ich alles, ich verkaufe, wenn's sein muß, sogar das Haus. Sie soll nicht sagen, wir hätten nicht alles getan. Meine Erna ist mir mehr wert als alle Häuser ...«

Dr. Hansen nickte. In seinen Akten lag die Abschlußdiagnose der Klinik. Sie war die Kapitulation vor dem Krebs. Unheilbar. Daß Dr. Färber die kleine Frau Wottke in ein Sanatorium verlegen lassen wollte, hatte keine therapeutischen Gründe mehr. Für ihn, den Kliniker, war Frau Wottke wissenschaftlich tot. Es gab nur einen Grund, für den Franz Wottke 10 000 DM zu opfern bereit war: die Entziehung Erna Wottkes aus dem Therapiebereich Dr. Hansens und seinen vier Betten im Nebenhaus.

»Wann reist Ihre Frau zur — Kur?« fragte Dr. Hansen.

»In zehn Tagen.«

»Dann wünsche ich ihr aus vollem Herzen Gesundheit.«

»Danke, Herr Doktor. Vielen Dank ...«

Sofort nach dem Weggang Wottkes rief Dr. Hansen in der Klinik an. Dr. Färber schien darauf gewartet zu haben. Er war sekundenschnell am Apparat.

»Ja, lieber Kollege?« Seine tiefe Stimme troff voll Freundlichkeit.

»Sie haben für Frau Wottke ein Sanatorium besorgt?«

»Eine bestens geleitete Rekonvaleszenzklinik, Kollege.«

»Wie verträgt sich das mit Ihrer Diagnose? Wenn Frau Wottke nicht intern behandelt wird, werden sich die ersten neuen Anzeichen in spätestens ...«

»Geben Sie mir bitte keinen medizinischen Nachhilfekurs, Herr Kollege.« Die Stimme Dr. Färbers wurde hart. Die Freundlichkeit fiel ab wie faule Tünche. »Wir werden der Frau die Zeit, die ihr noch bleibt, so angenehm wie möglich machen ...«

Oberarzt Dr. Färber hängte ein. Während Dr. Hansen noch immer nachdenklich den Hörer hochhielt, ging er bereits hinüber ins Ärztekasino. Er hatte es eilig. Der Oberarzt der Strahlenklinik war von einer Tagung in Paris zurückgekommen. Er sollte — wie man hörte — viele Erfahrungen mitgebracht haben.

Das Sanatorium lag an einem Berghang, hatte eine wundervolle Sicht ins Tal, war eingerichtet wie ein Luxushotel. Sogar ein eigenes Kino hatte es, ein Schwimmbad, einen Golfplatz, eine Reitbahn mit Islandponys.

Die kleine Frau Wottke kam sich vor, wie mitten in ein Märchen hineingesetzt. Das Gänseliesel auf dem Königsthron. Sie brauchte eine Woche, um sich wohlzufühlen. Alles war so wertvoll, so unwahrscheinlich reich, daß sie kaum wagte, etwas anzufassen, den wie einen Teppich gepflegten Rasen zu betreten oder gar in dem grün gekachelten Schwimmbad zu plantschen. Sie schrieb begeisterte Briefe nach Hause. Wottke las sie — soweit sie die Allgemeinheit angingen — im Betrieb vor. Er war stolz. Seine jahrzehntelange Arbeit hatte sich gelohnt, die Schuldenfreiheit seines Hauses machte sich jetzt bezahlt, die Schwielen in seinen Handflächen hatten einen Sinn bekommen: Erna blieb ihm erhalten.

Im Sanatorium wurde Erna Wottke von den Ärzten heimlich, aber genau beobachtet.

Was Dr. Hansen befürchtet hatte, nämlich daß man sie einfach wie einen Gast behandelte und keine therapeutischen Maßnahmen anwandte, traf nicht zu.

Mit modernsten Mitteln versuchte man, Metastasen einzudämmen und der Bildung von Rezidiven vorzubeugen.

Man gab ihr — ausgehend von der Entdeckung, daß alle Krebszellen in Gärung übergehen und Zucker zu Milchsäure spalten — fermentblockierende Präparate. Man machte Bluttransfusionen und Blutaustausche vor allem mit dem Blut gesunder junger Männer.

In der sechsten Woche aber beobachteten die Ärzte plötzlich ein Nachlassen der körperlichen Aktivität.

In der achten Woche bildeten sich an den Schnitträndern der Amputationswunde kleine Knoten, die schnell wuchsen. Es waren Rezidive. Erna Wottke wurde blaß, appetitlos, manchmal apathisch.

Nur wenn sie allein war, stand sie aus dem Bett auf, rannte an den Spiegel über dem Waschbecken und betrachtete die neuen Knoten am Schnittrand.

Dann stand heillose Angst in ihren großen, blauen Augen. Ein Nichtbegreifen und eine tiefe Traurigkeit.

Für das Sanatorium, das von sich sagen konnte, daß es nur gesunde Menschen entließ, war Erna Wottke trotz der pünktlichen Zahlungen nicht mehr tragbar. Zwar hatte man die Entwicklung erwartet, aber nicht so spontan.

Werkmeister Wottke erhielt ein Schreiben, er möchte seine Frau abholen. Oberarzt Dr. Färber würde ihn über alles unterrichten.

Mit einem bohrenden Gefühl im Magen fuhr Franz Wottke in die Stadt zur Klinik.

Abholen? Was soll das heißen, dachte er. Erna schrieb doch noch vorgestern: Mir geht es gut. Nur ein bißchen müde bin ich. Aber das macht der Föhn, sagen sie hier ...

Dr. Färber hatte keine Zeit, Franz Wottke zu empfangen. Er ließ sich entschuldigen und schickte einen jungen Assistenzarzt. Es war ein junger Mann, forsch und mit Psychologie nicht belastet.

Er gab Franz Wottke die Hand und steckte sie dann in die Tasche seines weißen Kittels.

»Herr Wottke? Der Herr Oberarzt schickt mich. Sie wollen wissen, was mit Ihrer Frau ist? Tja ...« Er hob die schmalen Schultern. »Kopf hoch, Herr Wottke. Es ist alles getan worden — aber für Ihre Frau besteht kaum Hoffnung. Sie wissen ja — Krebs —«

Vor dem weißen Kittel brach Werkmeister Wottke stumm zusammen.

Der Umbau war vollendet.

Vier Zimmer waren eingerichtet, ein Behandlungsraum, eine Diätküche, ein Laboratorium, eine kleine Röntgenstation für Kontrollaufnahmen. Das Bauernhaus war weiß verputzt worden. Es sah schmuck aus. Vertrauenerweckend.

Über 100 000 DM hatte der Umbau gekostet.

Aber die vier Betten standen leer.

Zwei Krebsfälle in seiner Praxis konnte selbst Hansen nicht mehr aufnehmen. Sie waren derart hoffnungslos, daß sie den Transport nicht mehr überstanden hätten. Die Kranken, eine 70jährige Frau und ein 59 Jahre alter Mann, starben nach einer Woche.

Eine Woche nach Fertigstellung der kleinen Station Dr. Jens Hansens kam Franz Wottke zu ihm. Er sah zerfallen aus, mit tiefen Schatten unter den Augen. Der stämmige Mann, der sich einmal rühmte, ein Eisenformstück von zwei Zentnern herumzutragen, gab Dr. Hansen die Hand, als habe der Arm keine Muskeln mehr.

Er setzte mit zitternden Lippen zum Sprechen an; Hansen schüttelte den Kopf und legte ihm die Hand auf die Schultern.

»Ich weiß, was Sie sagen wollen. Und ich kann verstehen, wenn Ihre Welt zusammenbricht ...«

»Meine Erna ...« flüsterte Wottke. Er legte den Kopf auf die Schreibtischkante Hansens und schluchzte. »Sie ... Sie kennen sie nicht wieder ...« Er sah mit tränennassem Gesicht auf. »Ich habe doch alles getan, Doktor«, stammelte er. »Ich habe sie 2. Klasse gelegt, ich habe 10 000 Mark beschafft, damit sie ins Sanatorium gehen kann, ich habe doch alles, alles für sie getan ... Und nun ... Die ganze linke Brustseite ist voller Knoten ... laufen kann sie nur ganz langsam. Manchmal fällt sie um ... hat einfach keine Kraft mehr, zu stehen. Und dann lacht sie manchmal ... mitten drin im Gespräch, ohne Grund, Herr Doktor ... sie lacht ... Das ist so schrecklich ...«

Franz Wottke ergriff Hansens Hand. Dieser zuckte unwillkürlich zusammen. Die Finger Wottkes waren kalt.

»Was kann man mit Erna noch machen, Herr Doktor? Geben Sie mir doch einen Rat ... Wissen Sie nicht, wo man sie heilen kann ... wo man den Krebs aufhalten kann ... wo sie länger leben bleibt ... Herr Doktor ... ich habe noch 7000 DM auf der Kasse! Ich kann es bezahlen ... und wenn es mehr kostet ... ich verkaufe das Haus. Ich tu alles für Erna ... Herr Doktor, bitte —«

Dr. Hansen stand am Fenster und blickte hinüber zu dem renovierten Bauernhaus mit seinen vier Betten. Hat es noch Sinn, dachte er. Ist noch eine Chance? Kann ich die Frau retten?

Dr. Hansen drehte sich um. »Bringen Sie Ihre Frau zu mir. Wenn wir eine Chance sehen ... ich verspreche es Ihnen: Wir nehmen sie wahr. Mehr Hoffnung kann ich Ihnen nicht machen.«

Am Abend zog Erna Wottke in das Bauernhaus ein. In Zimmer 1. Franz Wottke stützte sie beim Gehen. Ihr einst rundes, frisches Gesicht mit den Grübchen war graugelb und faltig. Nur die Augen waren noch größer geworden, starrer — aus dem lebendigen Glanz war eine glänzende Leere geworden.

»Kann ich bei ihr bleiben?« flüsterte Wottke, als sie sich ausziehen ließ.

Die ganze Nacht saß Franz Wottke am Bett seiner Frau und hielt ihre Hand.

»Er macht dich gesund«, sagte er. »Du wirst sehen ... er macht dich gesund. Wir wollen doch im nächsten Sommer an die See, Erna ...«

III

»Er hat diese Wahnidee also doch wahrgemacht.«

Oberarzt Dr. Färber saß im Liegestuhl unter dem Sonnenschirm und las die Nachmittagspost. Eine Bitte von Dr. Hansen, die Krankengeschichte Erna Wottkes zu schicken, war dabei.

»Welche Wahnidee?«

Herta Färber legte den Roman zur Seite. Sie dehnte sich und zog die Träger ihres goldfarbenen Badeanzuges zurecht.

»Dr. Hansen — du erinnerst dich, er war kürzlich hier — hat eine ›Privatklinik‹ aufgemacht.« Färber genoß das Wort »Privatklinik«. Er ließ es auf der Zunge zergehen. »Mit sage und schreibe vier Betten!«

»Und das regt dich auf?« Herta Färber dehnte sich wieder. Die Sonne brannte. Herta Färber hob das linke Bein und streckte es der Sonne entgegen. Ein langes, schlankes Bein mit schmalen Fesseln. Hubert Färber blinzelte über den Rand der Sonnenbrille zu ihr hinüber. Aber er dachte dabei an sein letztes Gespräch mit Dr. Hansen.

»Er hat Frau Wottke zu sich genommen.«

»Wer ist Frau Wottke?«

»Ein aussichtloser Krebsfall. Ich habe sie operiert, aber es war zu spät.«

»Na und? Du hast viele operiert, bei denen es zu spät war. Warum regst du dich gerade bei dieser Frau Wottke auf? Wird sie sterben?«

»Ich gebe ihr höchstens drei Monate.«

»Daran wird dann wohl auch dieser Hansen nichts ändern ...«

Weit zurückgelehnt lag sie im Liegestuhl, die Beine der Sonne entgegengestreckt. Hubert Färber legte seine Hände auf ihre Füße und drückte die Beine herunter. Ihn irritierte die nackte, ölglänzende Schönheit.

»Ich werde das Gefühl nicht los, daß dieser Hansen ein Fanatiker ist. Fanatiker aber sind gefährlich. Sie bringen die breite Masse hinter sich. Beim Krebs bedeutet das eine Katastrophe...«

»Auch für dich?« Herta Färber setzte sich auf. Sie nahm die Sonnenbrille von den Augen und polierte sie am Jackenzipfel ihres Mannes. »Bekommst du deswegen vielleicht weniger Gehalt? Müßt ihr die Klinik schließen?«

»Gott bewahre, nein!«

»Warum sich also aufregen, Liebling! Beachtet ihn einfach nicht. Schweigen ist tödlich. Was kann er schon gegen euch machen! So ein kleiner Arzt...«

Der Zustand Erna Wottkes war hoffnungslos

Sehr zur Verwunderung Franz Wottkes und sogar der hinzugezogenen Fachärzte ließ Hansen zunächst alle toten oder kariesbefallenen Zähne Ernas ziehen.

Die Mandeln boten sich als zerklüftetes Gebirge dar. Nach einigen Tagen der Kräftigung wurde Erna Wottke in den neuen, kleinen Operationssaal Dr. Hansens gebracht. Ein Facharzt für Hals, Nase und Ohren aus der Stadt nahm eine Mandelausschäung vor.

Damit waren die gefährlichen Eiterherde ausgeschaltet. Fast alle Krebskranken zeigten nämlich einen ungewöhnlich schlechten Zustand der Zähne und Mandeln.

Erst nach diesen Vorbehandlungen begann Dr. Hansen mit seiner biologischen Kombinationstherapie. Eine strenge Diät mit fremdstofffreien Lebensmitteln von 2000 Kalorien. Milch, Quark, Käse, kaltgepreßte Öle, Gemüse, Vollkornbrot, Honig. Es gab Fermentpräparate. Bluttransfusionen und Blutwäschen des Eigenblutes wurden vorgenommen. Durch Gaben von Kolivakziosen versuchte er die bei vielen Krebskranken zu beobachtende abnorme Vermehrung der Darmbakterienflora zu stoppen.

Der Kampf Dr. Hansens um das Leben Erna Wottkes war verzweifelt. Daß er allein stand, völlig allein, von allen Kollegen belächelt, von der Schulmedizin zum Außenseiter abgestempelt, gab ihm die Stärke, selbst das in ihm aufkommende Gefühl zu überwinden, es sei doch alles sinnlos, was er tat.

Franz Wottke saß jeden Tag an Ernas Bett. Auch er sah den täglichen Verfall. Es war schrecklich, lächelnd am Bett zu sitzen und von den Plänen zu erzählen, in denen die Zukunft rosig und sonnig war. Oft wurde Franz Wottke heiser, wenn während seinen Worten die Aufmerksamkeit Ernas wegdämmerte, wenn ein Schleier über ihre Augen zog und ihr Mund unverständliche Worte, oft nur Töne sprach, sinnlos, unartikuliert. Manchmal lachte sie darüber, mit einer Grimasse, daß Wottke das Blut in den Adern stockte und er mit harten Fingern die Bettkante umklammerte. Plötzlich war Erna dann wieder da und sagte ganz klar: »Wenn es kälter wird, mußt du den Kindern die Wollstrümpfe anziehen ...«

Nach zwei Monaten Behandlung lebte Erna Wottke immer noch. Das Wachstum der Rezidive an den Schnitträndern war zum Stillstand gekommen. Die Metastasen schienen nicht gewachsen zu sein. Es war, als wundere sich der Krebs, als begriffe er nicht, daß hier ein Körper war, der nicht einfach im Bett lag und auf den Tod wartete, sondern der sich verzweifelt wehrte und der sich völlig umstellte.

Daß es nur ein Warten war, wußte Dr. Hansen. Die Hirnmetastasen waren unangreifbar, die Rückenmarkmetastasen hatten schon zuviel zerstört. Ein halbes Jahr fehlte ... am allerwenigsten beim Krebs läßt sich die Zeit zurückdrehen.

In diesen Tagen erhielt Dr. Hansen einen Anruf aus der Stadt. Oberarzt Dr. Färber bat ihn, zu ihm zu kommen. Nicht in die Klinik, nein, nach Hause.

»Ich fahre mit«, sagte Karin Hansen. »Wer weiß, was sie von dir wollen!«

»Du mußt bei Frau Wottke bleiben.« Dr. Hansen packte die täglichen Untersuchungsergebnisse in seine Aktentasche. Sie waren mager, aber sie waren Zeugnisse eines Kampfwillens gegen einen übermächtig scheinenden Feind, vor dem die bisherige Medizin resignierte.

»Sie werden mich nicht gleich fressen«, sagte Hansen krampfhaft fröhlich. »Vielleicht ist es auch nur eine private Aussprache.«

Herta Färber empfing Hansen an der Tür des Hauses, freundlich, hübsch, mit einem tiefen Dekolleté im Sommerkleid, braungebrannt, gesund und kühl. Das Lächeln in den Mundwinkeln war wie erstarrt.

»Mein Mann erwartet Sie im Wintergarten.« Sie stand hinter ihm, als er den Sommermantel ablegte. Im Garderobenspiegel trafen sich ihre Blicke. In ihren Augen lagen Abschätzung und Neugier. »Darf ich Ihnen einen Tee machen?«

»Bitte keine Mühe meinetwegen, gnädige Frau.«

»Mein Mann trinkt gern einen Tee.«

»Dann allerdings.«

Hubert Färber erhob sich, als Hansen in den Wintergarten trat. Er hatte einige Röntgenplatten vor sich liegen. Hansen stellte es mit Verwunderung fest.

»Ich hätte nicht gedacht, daß wir so bald wieder in persönlichen Kontakt kommen«, sagte Färber.

»Das Schreiben kam von Ihnen.« Etwas in der Haltung Färbers ärgerte Hansen. Er meinte, einen Triumph zu spüren, der nur mühsam unter der glatten Decke der Höflichkeit gehalten wurde.

Hinter ihm klapperte Herta Färber mit Tassen und Teelöffeln. Fast körperlich spürte er ihren Blick in seinem Nacken.

Hansen setzte sich. Die Röntgenplatten lagen vor ihm. Aufnahmen eines Magens in verschiedenen Ebenen.

»Ich habe Sie um Ihren Besuch gebeten, um Ihnen etwas zu zeigen.« Hubert Färber wartete, bis Herta die Tassen zwischen Röntgenfilmen und einigen Schriftstücken plaziert hatte. In dieser Pause sah er das Erstaunen in Hansens Gesicht. Er schüttelte den Kopf. »Nicht, daß ich hier ein Kolloquium inszenieren möchte. Das wäre unfruchtbar bei unseren konträren Auffassungen. Nein — ich möchte Ihnen nur etwas zeigen. Ohne Diskussion!«
Er hob eine der Röntgenplatten hoch. Ein Magen mit deutlichen Verschattungen und konzentrierten Flecken. Dr. Hansen sah erstaunt an der Platte vorbei.

»Die Diagnose ist doch wohl klar. Warum zeigen Sie mir ein Magenkarzinom?«

»Was würden Sie tun?«

»Für den Chirurgen ist es unheilbar.«

»Wie vornehm Sie damit sagen wollen: Für mich nicht! Aber lassen wir das.« Färber sah zu, wie Herta den Tee eingoß, nahm zwei Stückchen Kandis und drückte ein paar Tropfen Zitrone in die Tasse. »Die Patientin kam vor drei Tagen zu mir in die Klinik. Darf ich Ihnen die Vorgeschichte vorlesen?«

»Bitte.«

»Alter: 67 Jahre. Der Mann — verstorben — höherer Beamter. Mehrere Kinder . . .«

»Wieso mehrere?«

»Ich weiß.« Oberarzt Färber lächelte. »Sie wollen eine präzise Zahl. Ich habe sie, aber aus besonderen Gründen möchte ich Ihnen sagen: mehrere. Warum, das werden Sie später verstehen. — Also, weiter: Als Kind und später als Mädchen einige Gastritiden ohne Nachwirkungen. Dann immer gesund. Mit 46 Jahren Magengeschwür, das man mit einer Rollkur behandelte. Mit 67 Jahren plötzlich akute Zeichen: Erbrechen, unklare Verdauungsstörungen, Appetitmangel, Abneigung gegen Fleisch, okkultes Blut im Stuhl, manchmal 38 Grad Fieber, starke fühlbare Pulsation der Bauchaorta, Benzidinprobe positiv. Die Dame kommt zu uns. Die Röntgenaufnahmen haben Sie vor sich. Es ist einer der sechzig Prozent Magenkrebse, die zu spät kommen.«

»Und Sie werden operieren?«

»Ich werde eine Entlastungsoperation machen.«

»Und dann?«

»Damit werden wir sechs Monate Leben schaffen.« Färber warf die Röntgenplatten auf den Tisch.

Dr. Hansen sah zur Seite. Sein Blick begegnete wieder den Augen Herta Färbers, die ihn unverwandt anstarrte.

»Warum sagen Sie mir das alles?« fragte er. »Solche Fälle sind bei Ihnen doch Routinepatienten . . .«

»Natürlich. Ich dachte nur, daß es notwendig sei, Sie in diesem speziellen Fall zu informieren, Herr Kollege.« Färber reichte ihm das Krankenblatt hinüber. »Bitte . . .«

Ein Blatt Papier. Links oben Namen der Klinik. Darunter vier Rubriken. Einweisender Arzt. Aufnahmedatum. Untersuchender Arzt. Dann der Name des Untersuchten. Alter. Anschrift.

»Berta Hansen. 67 Jahre . . . Wohnhaft in Kiel . . .«

Die Buchstaben verschwammen einen Augenblick, wurden breiter, flossen auseinander, formten sich wieder.

Oberarzt Färber ließ Hansen Zeit, sich zu fassen. Er trank seinen Tee, goß sich nach, nahm wieder zwei Stückchen Kandis und einige Tropfen Zitronensaft.

»Meine Mutter«, sagte Hansen leise.

»Es war meine Pflicht, Ihnen ...«

»Wieso, um Himmels willen, weiß ich davon nichts ... Wieso ist sie heimlich zu Ihnen gegangen?«

Färber zuckte die Achseln. »Vielleicht wollte sie, daß nicht Sie ihr die grausame Wahrheit ins Gesicht zu sagen brauchten. Oder — sie vertraut dem Chirurgen mehr ...«

»Gewiß ...« Hansen legte das Krankenblatt langsam zu den Röntgenplatten.

Färber zündete sich eine Zigarre an. Hansen lehnte ab. Färber beleckte die abgeschnittene Spitze, damit das Deckblatt nicht abblätterte. »Es geht hier um grundsätzliche Dinge, Herr Kollege. Ihre Frau Mutter will sich operieren lassen. Sie sind doch einverstanden ...«

Jens Hansen starrte auf die Röntgenplatten. Mutter ... sechs Monate ... ein Tod durch Verhungern ...

»Operieren Sie«, sagte er leise.

»Wollen Sie Ihre Mutter dann auch in eines Ihrer vier Betten legen?«

»Ja!«

»Sie sind ja verrückt!« Färber sprang auf. »Eines Tages werden Sie sogar in Ihrem Fanatismus hingehen und die Krebskranken vor einer Operation warnen!«

»Wenn es ohne Eingriff geht — sicherlich!«

»Hansen!« Färber stand dicht vor ihm. »Wenn ein einziger Patient bei Ihnen stirbt, bei dem wir beweisen können, daß wir ihn klinisch hätten behandeln können, ist es fahrlässige Tötung!«

»Und die Patienten, die bei Ihnen postoperativ oder auf dem Tisch sterben ...«

»Sie hatten die Grenze menschlicher und wissenschaftlicher Möglichkeiten überschritten.«

»Ach!«

»Ja!«

»Ich darf mich empfehlen?« Jens Hansen verbeugte sich leicht vor Herta Färber. »Ihr Tee, gnädige Frau, war das einzig Erfreuliche.«

In der Diele nahm er seine Aktentasche von der Garderobe. Herta Färber war ihm allein gefolgt. Sie legte ihre Hand auf seinen Arm.

»Kommen Sie bald wieder, Herr Hansen.«

Ihre Augen waren dunkel. Sie hielten Hansen fest.

»Gern«, sagte er, »gern, gnädige Frau ...«

Langsam ließ sie die Hand von seinem Arm gleiten, und die Augen gaben ihn frei.

Schnell ging Dr. Jens Hansen durch den Vorgarten zur Straße

und stieg in seinen Wagen. Er sah sich nicht um, als er abfuhr. Auch durch den Rückspiegel schaute er nicht. Er trat auf das Gaspedal, daß der Wagen aufheulte und über die Straße schoß.

Färber, der jetzt in der Diele erschien, schüttelte den Kopf.

»Nicht mal richtig autofahren kann er...« sagte er spöttisch.

»Jens!»

»Ja?«

»Warum schläfst du nicht?«

»Ach, nichts.«

»Hast du Sorgen? War etwas mit Färber?«

»Nein, nein. Leg dich hin, Liebes.«

»Dreimal bist du aufgestanden und hast dich ans Fenster gestellt. Ich habe es gesehen, auch wenn du ganz leise warst. Du hast doch etwas...«

»Ja...«

»Dann sag es doch...«

»Mutter wird sterben.«

Schweigen. Lange... Lange...

»Krebs?«

»Ja.«

»Wir nehmen sie sofort zu uns.«

»Ich fürchte, es wird nichts nutzen. Ich fürchte mich fast vor meinen eigenen Theorien. Ich fürchte mich vor mir selbst.«

»Du sollst schlafen, Jens.«

Er küßte ihre Handflächen.

Erna Wottke starb nach drei Monaten. Die Hirnmetastasen verwirrten sie immer mehr, die Rückenmarkmetastasen zerstörten sie. Die letzten drei Wochen lag sie fast nur murmelnd und stammelnd auf dem Rücken. Sie konnte die Beine nicht mehr bewegen, die wenigen Speisen, die sie zu sich nahm, schluckte sie nicht mehr hinunter.

Von allem wußte sie nichts. Nur wenige Minuten erkannte sie Franz Wottke wieder. Dann lächelte sie und sagte ganz klar und ganz laut: »Zieh dem Peter die rote Strumpfhose an...«

Franz Wottke hatte sich mit den Tatsachen abgefunden. Er sah, daß Dr. Hansen alles getan hatte, was man an Erkenntnissen der internen Therapie zusammengetragen hatte. Doch wenn er allein war, wenn er in seinem Siedlungshäuschen nachts herumging und sich umsah... der Mantel, der an der Garderobe hing, die Kaffeedecke, die sie gestickt hatte, die Gardinen, die sie auf der alten geerbten Nähmaschine genäht hatte, das Bett, in dem sie zwölf Jahre neben ihm gelegen hatte, und vor allem die sechs kleinen Wuschelköpfe in den Bettchen, — wenn er das alles mit leeren, ausgebrannten Augen ansah, krampfte ein wildes Würgen seine Kehle zu, und das Nichtbegreifen rann wie ein Eisstrom durch seinen Körper...

Erna Wottke schlief ruhig ein. Die Auszehrung, der allgemeine Kräfteverfall, nahmen sie still hinüber. Das Herz hörte plötzlich auf zu schlagen. Franz Wottke, der neben ihr saß und ihre Hand hielt, merkte es bloß durch ein leises Zucken und den tiefen, fast seligen Atemzug, der noch einmal ihre Brust hob. Dann wurde das Gesicht fahl, aber ihre Lippen lächelten, als träumten sie jetzt etwas unvorstellbar Schönes.

»Erna ...« stammelte Franz Wottke. Er beugte sich über sie und küßte sie noch einmal.

Dr. Jens Hansen stand hinter ihm. Er faßte Wottke sanft an der Schulter. Der Werkmeister nickte und richtete sich auf.

»Sie ... lächelt«, stotterte er. Seine Stimme ertrank.

»Kommen Sie. Haben Sie überhaupt in den letzten drei Monaten geschlafen?«

»Kaum, Herr Doktor.«

»Wie ... wie ...« Dr. Hansen suchte nach Worten. »Soll meine Frau mitgehen, um es den Kindern zu sagen ...«

»Nein, danke.« Franz Wottke schüttelte müde den Kopf. Er sah zurück auf das gelöste Gesicht Ernas. »Sie wissen es ... Jeden Abend beten sie darum, daß Mutter erlöst wird.« Wottke lehnte sich an die Tür. Er zitterte. »Für sie ist der Tod jetzt etwas Schönes, was Mutti glücklicher macht als das Leben ...«

Er wollte weitersprechen. Aber er verbarg sein Gesicht in den Händen und weinte.

Dr. Hansen ließ ihn allein und ging hinüber zu seiner Mutter.

Wie kann man trösten, wenn man selber Trost bedarf ...

Denn seit einem Monat war auch das zweite Bett in Hansens kleiner Privatklinik belegt. Berta Hansen, die Mutter Dr. Hansens, war nun doch zu ihrem Sohn gekommen und hatte das Zimmer neben Erna Wottke bezogen. Dr. Färber hatte sie entgegen seiner ersten Absicht nicht operiert. Als er den Magen freigelegt hatte, sah er die Sinnlosigkeit ein. Er schrieb an Dr. Hansen:

»Ich bedauere unendlich, daß ...«

Es war ein Satz, den er im Laufe seines Chirurgenlebens mehr als irgendeinen anderen Satz ausgesprochen hatte ...

Zehn Monate sind lang, wenn man stündlich darauf wartet, erlöst zu werden.

Berta Hansen lag diese zehn Monate ruhig und gefaßt. Daß sie noch lebte, begriff sie nicht. Sie hatte alles getan, was ihr Sohn anordnete, auch wenn es manchmal schwer fiel. Sie hatte mit rauhen Bürsten ihre Haut gerieben, immer zum Herzen hin, bis sie brannte. Sie hatte sich kalt gewaschen, der strengen Diät unterworfen, mit Widerwillen Warmätherbestrahlung über sich ergehen lassen, die Mesenchym- und Fermentpräparate genommen; sie hatte sich die Mandeln herausnehmen lassen und alle Zähne, sie hatte alles mitgemacht, um ihrem Sohn den letzten Gefallen ihres Lebens zu tun: Sieh, ich habe Vertrauen zu dir.

In Wahrheit glaubte sie nicht daran.

Und trotzdem: Ihr Zustand besserte sich. Sie nahm an Gewicht wieder zu, sie fühlte sich wohler. Nach zwei Monaten konnte sie an Karins Arm durch den Garten spazieren gehen, erst nur wenige Minuten, aber dann von Tag zu Tag länger. Im

Februar ließ sie sich in einem Pferdeschlitten über das Land und in die Wälder fahren und ging allein oft stundenlang durch den tiefen Schnee.

Ein paarmal traf Dr. Hansen in der Stadt mit Herta Färber zusammen. Nur kurz immer, im Vorübergehen.

»Wie geht's denn?« fragte sie jedesmal.

»Gut, gnädige Frau.«

»Und Ihre Mutter?«

»Macht Wanderungen. Schulmedizinisch gesehen müßte sie schon drei Monate tot sein.«

»Gratuliere!« Sie lachte, kühl wie immer, aber in ihrer Zurückhaltung unheimlich reizvoll. »Ich warte immer noch, daß Sie mich — ich wollte sagen uns wieder besuchen. Oder auch nur mich. Ich bin kein Chirurg und werde bestimmt mit Ihnen nicht über die Vorzüge der Chirurgie streiten. Ich habe mehr für Biologie übrig. Wie man hört, soll sie mit biologischen Heilverfahren Erfolge haben.« Sie warf den Kopf in den Nacken.

Dr. Hansen zog höflich den Hut. »Wenn Sie die Biologie wirklich interessiert, schicke ich Ihnen ein paar Lehrbücher hinüber. Guten Tag, gnädige Frau.«

Im Rückspiegel seines Wagens blickte er ihr nach. Sie ging auf hohen, schlanken Beinen an den Fensterreihen entlang. Jetzt blieb sie stehen, sah sich nach ihm um.

Da zog er den Anlasser und fuhr schnell um die nächste Ecke.

»Ich habe Hansen getroffen«, erzählte Herta später ihrem Mann. Oberarzt Hubert Färber sah kurz von seinen medizinischen Schriften auf.

»Er scheint sich totzulaufen mit seiner verrückten Therapie.«

»Seine Mutter lebt immer noch.«

»Aber wie!«

»Sie macht Wanderungen.«

»Abwarten. Das geht keinen Monat mehr . . .«

Sie trafen sich öfter, Jens Hansen und die Frau des Oberarztes. Immer wiederholten sich ihre kurzen Gespräche.

Dr. Färber schüttelte verblüfft den Kopf, als Herta ihm von der letzten Begegnung berichtete.

»Hansens Mutter geht es unverändert gut«, sagte sie. »Was hältst du davon?«

»Unbegreiflich. Ich werde morgen sofort die Krankengeschichte durchsehen.« Hubert Färbers Hände spielten nervös mit seiner Brille. Herta sah es mit einer gewissen Freude.

Sie hatte Hubert Färber als junges Mädchen geheiratet. Er war ihr erster Mann. Aber seine Klinik fraß ihn auf. Zwar gehörte das Wochenende ihnen, aber dann lagen sie meistens auf der Terrasse in der Sonne oder besuchten irgendeinen Kongreß, und Herta wurde herumgereicht von Handkuß zu Handkuß, stand an Kalten Bufetts, saß in unpersönlichen Sälen und hörte unverständliche Vorträge, klatschte, weil die anderen klatschten, und wartete dann wieder in ihrem Bungalow auf die wenigen Stunden, in denen sie eine Ehe führten. Wenn man das noch so nennen konnte oder überhaupt so hatte nennen können . . .

»Seiner Mutter geht es gut!« sagte Herta noch einmal mit Nachdruck.

»Es ist möglich, daß ich mich in der Diagnose geirrt habe. Vielleicht war es nur ein entzündlicher, gutartiger Tumor.«

»Und der histologische Befund? Er *kann* sich nicht irren!«

»Irgendwo liegt hier ein Fehler! Eine Frau mit solch einem Magenkarzinom kann, nach dem vorliegenden Befund, nicht zehn Monate quicklebendig herumlaufen. Wir *müssen* uns geirrt haben!«

»Und etwas anderes ist nicht möglich?« Herta Färber vermied es, ihren Mann anzusehen.

»Was?« fragte er hart.

»Daß Hansens Theorie vielleicht doch Erfolg bringt?«

»Ausgeschlossen!« Färbers Stimme war gereizt. »Einen solchen Gedanken dürfen wir überhaupt nicht aufkommen lassen.‹

Im elften Monat nach der Behandlung brach Berta Hansen plötzlich zusammen. Sie hatte eine kleine Wanderung an den Rundsee unternommen, sich ins Gras gesetzt und die Enten gefüttert.

Sie war oft hierhingegangen. Die Stille war ihr Freund. Der See wie ein riesiger Spiegel, in dem sich Himmel, Wolken, die Wipfel der Bäume wiederspiegelten. Viele Stunden hatte Berta Hansen hier gesessen, glücklich, 68 Jahre gelebt zu haben. Nicht immer mühelos, nicht immer im Sonnenlicht, nie ganz ohne Sorgen, aber doch ein schönes Leben, wenn man es jetzt genau überblickte.

Nun lag sie allein am Rand des Sees, auf der Seite etwas verkrümmt, und eine dünne Blutspur führte vom Mund in das Gras.

Zwei Stunden später fanden sie Dr. Hansen und Karin. Sie waren, als der Regen begann, voll Sorge herumgefahren und hatten alle Plätze abgesucht, die Berta Hansen sonst auf ihren Spaziergängen besuchte. Erst zuletzt hatten sie an den Rundsee gedacht.

Dr. Hansen kniete neben der durchnäßten Gestalt. Er brauchte keine Erklärung mehr. Durchbruch des Karzinoms, Blutsturz, Herzschwäche ... Er wagte nicht zu sagen, daß er es erwartet hatte. Die Röntgenkontrollaufnahmen hatten zwar einen Stillstand des Tumorwachstums ergeben. Zweifellos ein schöner Teilerfolg seiner Therapie. Aber das Karzinom hatte sich nicht zurückgebildet, es war nicht zerfallen. Der große Traum jeder Krebsbehandlung, den Tumor zu zertrümmern, blieb ein Traum ...

Jens Hansen und Karin brachten den Körper zum Wagen. Die Augen Berta Hansens standen offen.

Es war, als danke sie noch im Tode dem Sohn, der ihr elf Monate geschenkt hatte. Fast ein ganzes Jahr, in dem sie von der Welt Abschied nehmen konnte und jene Ruhe gewann, die man selig nennt ...

Es war ein Akt der Höflichkeit, daß Hansen auch an Oberarzt Dr. Färber eine Todesanzeige schickte.

Wütend knallte sie der Oberarzt auf den Tisch.

»So eine Frechheit!« sagte er laut und wies mit dem Zeigefinger auf das schwarzgeränderte Papier. Herta nahm die Anzeige und las sie durch.

»Lies es nur!« schrie Dr. Färber. »Solch eine Infamie! Das geht gegen mich! Nur gegen mich: Nach einem christlichen Lebenswandel starb unverhofft ... das ist unerhört!«

»Wieso? Hatte Frau Hansen keinen christlichen Lebenswandel?«

Dr. Färber rang nach Atem. Er wußte nicht, ob Hertas Antwort ehrlich war oder Ironie. Zu wütend, um sich auch noch mit seiner Frau zu zanken, nahm er das erstere an.

»... starb unverhofft! Das ist eine Ohrfeige für mich! Jawohl, eine Ohrfeige! Sie hatte Magenkrebs. Sie war ein aussichtsloser Fall ...«

»Sie hätte eigentlich schon neun Monate tot sein müssen?«

»Ja. Das heißt ...« Dr. Färber rannte zum Hausbarschrank und goß sich einen Kognak ein. Gierig trank er das Glas in einem Zuge leer. »Es bleibt ein Angriff, Herta! Dieser Dr. Hansen benutzt den Tod der eigenen Mutter, mich zu desavouieren!«

»Wie du das sagst: Desavouieren! Ich sehe in der Anzeige keinen Angriff. Er hätte sie ja nicht zu schicken brauchen!«

»Aber er hat! Bewußt steht das da: Starb *unverhofft!«* Er nahm die Anzeige, zerknüllte sie und warf sie in den offenen Kamin. »Wenn er glaubt, ich antworte darauf ... wenn er glaubt, mich herauszulocken ... wir ignorieren es, Herta!«

»Das tun wir, Hubert.« Eine Stunde später schrieb Herta Färber die Kondolation. Im Namen ihres Mannes betrauerte sie tief den schmerzlichen Verlust. Sie schrieb noch mehr:

»Daß Ihre Mutter elf Monate länger leben konnte, sollten Sie nicht nur als eine gute, sondern als eine große Tat ansehen.«

Für den Oberarzt Dr. Färber kam eine unruhige Zeit.

Dr. Hansen beschrieb den Fall seiner Mutter in verschiedenen medizinischen Zeitschriften. »Über die Möglichkeiten einer Ganzheitstherapie des Karzinoms als chronische Erkrankung des Organismus.«

»Hier!« ereiferte sich Hubert Färber und hielt Herta die Zeitschriften unter die Augen. »Der Angriff beginnt. Er geht mit seiner Wahnsinnsidee hausieren. Er macht die Welt verrückt, wie ein Scharlatan. Früher heilte man mit Froschschenkeln und Spinneneiern ... heute ist es die Diät und die frische Luft! Wie kann man eine solche Idiotie bloß abdrucken? Ich bin gespannt, welche Antworten er bekommt. Auch ich werde ihm antworten. Mit Zahlen, mit Statistiken. Ich werde diesen Gernegroß rupfen wie eine Gans! Ich werde ihm entgegenschreien: Wer den Krebs nicht anders bekämpft als mit dem Skalpell und der Bestrahlung, ist ein Mörder! Das werde ich schreiben, rücksichtslos!«

»Du mußt ihn widerlegen, Hubert«, sagte Herta freundlich. Es machte ihr Freude, daß Färber sich so erregte.

»Das werde ich. Ich werfe ihm Unwissenschaftlichkeit vor.«

»Kannst du das?«

»Immer! Wer sich von der Schulmedizin entfernt — vor allem beim Krebs — ist ein toter Mann! Ich werde es diesem Dr. Hansen begreiflich machen!«

Er nahm die Zeitungen und rannte in sein Arbeitszimmer. Dort warf er sich in den Lederstuhl, starrte auf die dicken Rükken seiner medizinischen Bibliothek und versuchte, seine Gedanken zu ordnen.

Man sollte zuerst einmal mit dem Chef sprechen, dachte er, nachdem die Erregung verraucht war. Professor Runkel ist ein nüchterner Kopf. Ein Mathematiker unter den Medizinern. Wer ihn näher kennt, behauptet, er habe als Herz ein präzise arbeitendes Relais. Und ein Relais reagiert nicht auf Leidenschaften.

Dr. Färber packte die Zeitschriften in seine Aktentasche, zögerte, aus der alten Scheu heraus, den Chef unbefragt zu belästigen, dann rief er an und bat Professor Runkel um eine außerklinische Unterredung.

Runkel sagte zu. Am nächsten Donnerstag in seiner Villa.

Um die gleiche Zeit meldete sich bei Dr. Hansen ein Herr aus Kopenhagen. Er tat es nicht schriftlich, er kam einfach. Mit einem großen amerikanischen Wagen, einem Chauffeur, einem Berg von Koffern, die ein Diener vor dem Hansenschen Haus an den Gartenzaun stellte.

Karin beobachtete hinter der Gardine die merkwürdigen Ankömmlinge. Sie ging in die Praxis und holte ihren Mann von einem Patienten weg ins Behandlungszimmer.

»Da kommt gerade ein Verrückter an, Jens . . .«

Sie sahen auf die Straße. Der Herr aus Kopenhagen ließ Golfschläger auspacken, ein zusammenklappbares Fahrrad, einen Reitsattel.

»Wenn er das Pferd auch noch aus dem Kofferraum holt, fall ich um«, flüsterte Karin.

Der Diener zählte die Koffer. Sie schienen vollzählig auf der Straße zu stehen. Fast militärisch meldete er es dem Herrn. Der nickte, klemmte einen Spazierstock unter den Arm, zog den rechten Handschuh aus, drückte die Vorgartentür auf und schritt forschen Schrittes auf die Haustür zu.

»Er kommt«, sagte Karin fast ängstlich. »Das ist bestimmt ein Irrtum — oder . . .« Sie sprach den Gedanken nicht aus, aber sie konnte ihn nicht mehr beiseite schieben. »Oder«, hatte Karin sagen wollen, »jemand, der vorausgeschickt worden ist, dich, Jens, in die Falle zu locken . . .«

IV

Dr. Jens Hansen öffnete selbst. Unter dem kleinen Vordach stand der seltsame Herr, der eben die Parade seiner auf der Straße abgestellten Koffer abgenommen hatte, und hielt eine aufgeschlagene Zeitschrift wie eine Legitimation Hansen entgegen. Es war eine Ausgabe der »Allgemeinen Medizinischen Praxis« vom vergangenen Monat. Die Überschrift des aufgeschlagenen Artikels sprang Hansen ins Auge. Sie war dick mit Rotstift unterstrichen und umrandet worden: »Über die Möglichkeiten einer Ganzheitstherapie des Karzinoms —«

»Sind Sie der, der das geschrieben hat?« fragte der Herr. Über den Rand der vorgestreckten Zeitschrift starrten zwei hellblaue Augen.

Dr. Hansen nickte. »Allerdings. Aber ich weiß nicht ...«

»Dann sind wir richtig!« Der Herr wandte sich um, winkte dem Diener und dem Chauffeur und rief: »Das Gepäck ins Haus!«

»Bitte, wollen Sie mir nicht erklären ...?« Hansen stellte sich mitten in die Tür. Er sah, wie Diener und Chauffeur die Koffer auf den Rücken wuchteten, die Golfschläger, den Reitsattel.

»Sofort!« Der Herr bemerkte hinter dem Rücken Hansens Frau Karin, verneigte sich höflich und zog den Hut. Er hatte weißblonde Haare, und man wußte nicht, waren sie noch blond, oder schon weiß. »Ich bin Björn Svensson, Reeder aus Kopenhagen. Ich las vor einer Woche zufällig Ihren Artikel hier in dieser Zeitschrift. Bei einem Bekannten, der auch Arzt ist. Aber wollen wir das alles hier draußen auf der Treppe besprechen?«

Hansen blickte zu den Begleitern Svenssons. Sie standen auf dem Vorgartenweg, bepackt wie Maulesel, und warteten.

»Ihrem Gepäck nach nehme ich an, daß Sie sich hier einquartieren wollen, Herr Svensson?«

»Ja, sofern Sie mich aufnehmen natürlich!«

Donnerwetter, dachte Hansen, das ist ein Mann von Entschlüssen. Er trat zurück und gab die Tür frei.

Björn Svensson steckte die medizinische Zeitschrift in seine Rocktasche, ging an Hansen vorbei in die Diele, ergriff Karins Hand und küßte sie mit vollendeter Höflichkeit. Dann zog er wortlos seinen Mantel aus, hängte ihn an den Garderobenhaken und rieb sich die Hände mit wohlgefälliger Vertraulichkeit.

»Ich habe einen Magenkrebs«, sagte er so leichthin. »Das kommt davon, wenn man zu üppig lebt. Die Ärzte geben mir noch ein Jahr. Was meinen Sie dazu?«

Jens Hansen wechselte schnell einen Blick mit Karin. Schon beim Öffnen der Tür war ihm die etwas gelbliche Färbung der Haut aufgefallen. Kann vielleicht von einer Gelbsucht sein, hatte er gedacht. Jetzt ahnte er, daß in der Leber Metastasen saßen ... wenn es überhaupt ein Magenkarnizom war. So unbekümmert, so vital ist kein Mensch, dem die Ärzte die Wahrheit ins Gesicht gesagt haben.

»Bitte kommen Sie mit, Herr Svensson.« Dr. Hansen schob die Tür seines Wohnzimmers auf. »Ich kann darüber noch gar nichts sagen, ehe ich nicht den Vorgang genau kenne.«

»Und meine Leute! Die Koffer?« Svensson blieb in der Wohnzimmertür stehen. »Sie schrieben in Ihrem Aufsatz, daß Sie eine kleine Privatklinik haben. Ich habe mich ganz darauf eingerichtet, hier zu bleiben. Meine Geschäfte führt mein Neffe, mein Notar regelt die Finanzen, mein Testament ist abgefaßt, meine Freundinnen —« er blickte zu Karin hinüber und beugte sich zu Hansens Ohr vor — »sind anständig abgefunden ...« Und lauter weiter: »Es ist also alles bestens geregelt.«

Hansen war von so viel Zielstrebigkeit und Umsicht einen Augenblick lang verwirrt.

»Ich kann die Sachen ja in Zimmer 1 stellen lassen«, sagte Karin, die Hansens Gesicht beobachtet hatte.

Er nickte, hob fragend die Schulter, als Svensson das Zimmer betrat, schob dann die Tür hinter sich zu und stellte sich an das langgestreckte Büfett. Svensson setzte sich in einen Sessel und schlug die Beine übereinander.

»Sie halten mich für verrückt, nicht wahr?« fragte er.

Hansen versuchte zu lächeln. »Sie müssen zugeben, Herr Svensson, daß Ihr Auftritt ungewöhnlich ist. Ich kann mir noch kein Bild machen, ob Sie wirklich ... Verzeihen Sie meine Zweifel, aber wer Magenkrebs hat, der ...«

Svenssons Gesicht wurde ernst. Plötzlich sah er alt aus. Es war, als verstärke sich das Gelb seiner Haut. Jetzt wußte man auch, daß seine hellen Haare nicht blond, sondern weiß waren. Er griff in die Brusttasche, zog ein dickes Kuvert hervor, entfaltete einige Blätter und reichte sie Hansen hin.

»Bitte, lesen Sie. Ich habe es extra ins Deutsche übersetzen lassen. Es sind die Untersuchungsbefunde meiner Ärzte und die Abschlußdiagnose der Universitätsklinik von Kopenhagen. Man hat mir die Wahrheit gesagt, die volle Wahrheit, und ich bin froh darüber. Ich habe in meinem ganzen Leben nur mit Realitäten gerechnet und immer gewonnen. Nur an dieser Realität werde ich zerbrechen. Ich habe mich damit abgefunden. Meine einzige Hoffnung sind Sie, Herr Doktor. Wenn es Ihnen gelingt, mich zu heilen oder das Ende nur um ein paar Jahre aufzuschieben, gehört Ihnen mein Vermögen.«

»Wenn man sich den Krebs wegkaufen könnte, gäbe es keine krebskranken Millionäre.« Hansen blätterte in den Untersuchungsberichten. »Sie werden sich, wenn Sie bei mir bleiben, von allem trennen müssen, was bisher Ihr Leben war. Keine Menüs mit vielen Gängen, keine Braten, kein Alkohol, keine Zigarren —«

Svensson lächelte müde. »Das alles ist längst vorbei, Doktor. Ich lebe von Bouillonsuppen.«

»Auch das stellen wir ab. Sie werden Rohkost bekommen, Joghurt, Präparate aus verdünnter Salzsäure ...«

Svensson nickte. »Ich mache alles mit. Nur sagen Sie mir: Haben Sie Hoffnung? Nur einen Hauch von Hoffnung?«

»Sie werden verstehen, daß ich Ihnen diese Frage auf der Stelle nicht beantworten kann.« Dr. Hansen las die Diagnosen. Nach ihnen war das Karzinom Björn Svenssons inoperabel. Die Chirurgen des Süd-Krankenhauses von Kopenhagen hatten eine völlige Resektion des Magens vorgeschlagen, eine Vereinigung zwischen Speiseröhre und Dünndarm unter Ausschaltung des gesamten Magens. Diese Radikaloperation hatte Svensson verweigert. Jetzt, nach fünf Monaten, war das Karzinom inoperabel.

Dr. Hansen legte die Untersuchungsprotokolle auf die Büfettplatte. Er sah Svensson an, forschend, abtastend, in den Augen lesend. Der Däne hielt dem Blick stand. In der Tiefe seiner Augen flimmerte plötzlich Angst.

»Sie weigern sich, operieren zu lassen?«

»Ja. Ich weiß, wie schwer diese Operation ist...«

»72 Prozent aller Magenkrebse sind Männer! Das sollte beweisen, daß falsche Lebensgewohnheiten, falsches Essen, übermäßige Genußmittel eine wesentliche Rolle beim Magenkrebs spielen. Denn der Magen von Mann und Frau haben den gleichen Bau und die gleichen Funktionen.«

»Es hat keinen Sinn, Doktor, mir zu sagen, daß ich falsch gelebt habe. Ich weiß es. Und ich büße dafür. Klaglos, das müssen Sie zugeben!« Svensson erhob sich. »Ich möchte nur von Ihnen wissen, ob Sie mich hierbehalten und nach Ihrer Methode behandeln.«

Dr. Jens Hansen dachte an die Konsequenzen, die sich daraus ergeben mußten. Er sah Färber, er hörte Professor Runkel, der im Hörsaal seinen Studenten erzählte, daß der Krebs allein durch Operation und Bestrahlung wirksam zu bekämpfen sei und alles andere als Scharlatanerie gelten müsse. Und er hatte die Stimme Färbers noch im Ohr, als sie sagte: »Wenn wir Ihnen nachweisen können, daß jemand, der durch uns zu retten war, bei Ihnen stirbt, dann...«

»Ich werde Sie Professor Runkel vorstellen«, sagte Hansen.

»Wer ist das?«

»Ein in Deutschland bekannter Krebschirurg.«

»Chirurg? Der will schneiden! Ich lehne es ab.«

»Ich muß Sie vorstellen! Und ich bin verpflichtet, Ihnen zu sagen: Lassen Sie sich operieren, wenn darin eine reelle Chance liegt. In Deutschland wird heute jeder Arzt, wenn er einen Krebskranken von einer Operation zurückhält, von den Gerichten verurteilt, weil auch der Staat als Rechtswahrer nur Operation und Bestrahlung als Heilmittel anerkennt. Und das trotz vieler Beweise, daß in gewissen Fällen Röntgenbestrahlung die Lebensdauer im Vergleich zu den unbehandelten Patienten oft nur verkürzt.«

»Ein hartes Wort, Doktor. Wenn Sie das veröffentlichen, geht es Ihnen an den Kragen.«

»Ich werde es eines Tages veröffentlichen. Ich habe aus den großen Kliniken von Deutschland, England, Schweden, Frankreich und vor allem den USA Beweismaterial.«

Dr. Hansen ging in dem großen Zimmer unruhig hin und her. »Die Situation in Deutschland ist so: Ich gelte als Außenseiter, Herr Svensson. Wenn Sie irgendwo bei den Schulmedizinern meinen Namen nennen, werden sie bestenfalls auf ein mitleidiges Lächeln stoßen. Das einzige, was Professor Runkel auf meinen Artikel antwortete, im Hörsaal, wo er ihn verlas und die Stelle herausnahm, in der ich meinen Kranken viel Bewegung im Freien anempfehle, war der von allen Studenten gebrüllte Satz: ›Frische Luft hat noch nie geschadet!‹ Dann warf er meinen Artikel auf die Erde, als habe er sich die Hände beschmutzt. Die schönen, langfingrigen Chirurgenhände, mit denen er sich den Stuhl des Ordinarius eroperierte.« Dr. Hansen blieb stehen. »Sehen Sie — so ist das bei uns! Und deshalb werden Sie erst zu Professor Runkel fahren. Er soll Sie untersuchen ... mit aller Gründlichkeit, mit aller Wissenschaftlichkeit. Von seiner Diagnose hängt alles ab.«

»Ich lasse mich nicht operieren!« Svensson holte aus der Tasche ein goldenes Etui und brannte sich eine Zigarette an. Seine Hände zitterten. Hansen zögerte einen Augenblick. Dann trat er schnell auf Svensson zu und nahm ihm die Zigarette aus den Lippen. »Das lassen Sie auch sein.«

»Aber —«

»Von dieser Sekunde ab übernehme ich Ihre Behandlung!« Dr. Hansen streckte dem Reeder die Hand entgegen. »Und ich verspreche Ihnen ...«

»Daß Sie mich heilen?« rief Svensson. Es war fast ein Schrei.

»Nein ... daß ich Sie sofort nach Kopenhagen zurückschicke, wenn Sie auch nur eine Minute nicht das tun, was ich Ihnen aufgebe! Das Wichtigste der internen Krebstherapie ist eine eiserne Selbstdisziplin. Die wenigsten Menschen haben sie.«

Svensson lächelte schwach. Er sah wieder alt und verfallen aus. »Keine Angst, Doktor ... ich enttäusche Sie nicht. Wenn man nichts zu verlieren, aber alles zu gewinnen hat ...«

Auch ein millionenschwerer Reeder aus Dänemark ist — wenn auch Privatpatient des Chefs — nur einer der Tausenden Krebsfälle, die durch die Klinik gehen. Im Prinzip war Svensson für Professor Runkel und seine weit verbreitete Krebsstatistik ein sehr zu überlegender Fall. Nahm man den Reeder auf und er starb in der Klinik, belastete er die Statistik Runkels ... schickte man ihn fort, war es ein Verlust für die Privatpraxis.

Ein Wort Albert Schweitzers erhellt schlagartig die »Objektivität« der heutigen Krebsstatistik. »Den Fetischmännern kommt es nicht vor, daß ihnen Patienten sterben. Aussichtslose Fälle weisen sie von vornherein ab. Sie behandeln wie manche Professoren in europäischen Kliniken, die sich ihre Statistik nicht verderben lassen wollen.«

Björn Svensson wurde eingehend untersucht. Oberarzt Dr. Färber unternahm alles, um zu einer so exakt wie möglichen Diagnose zu kommen. Die wichtigste Untersuchung, allein schon die Röntgenuntersuchung, ließ jedoch keinen Zweifel mehr offen: Der Magen hatte einen Füllungsdefekt von beachtlicher Größe. Das ausgedehnte Karzinom war deutlich sichtbar. Nach den Erfahrungen mußte es auch bereits weit gestreute Metastasen ausgeschickt haben, die nur noch nicht erkannt waren.

Nach vier Tagen saßen sich Dr. Färber und Professor Runkel im Chefzimmer gegenüber. Die Röntgenplatten Svenssons leuchteten schwach im Lichtkasten, die Protokolle lagen nebeneinander vor Runkel. Es war still in dem großen Zimmer. Der Tod hörte mit.

»Sehr, sehr schlecht«, sagte Professor Runkel halblaut. Er sah auf die Röntgenbilder und die Verschattungen. »Das einzige, was wir tun können, ist eine Entlastungsoperation. Ob es danach noch nennenswert hinausgezögert werden kann — wer will das wissen?«

Was »es« war, wußte jeder. Dr. Färber knipste den Lichtkasten aus. Es war, als lösche er damit das Leben Björn Svenssons.

»Herr Svensson will sich nicht operieren lassen. Er sagte es gleich bei seiner Einlieferung.«

Professor Runkels Kopf zuckte hoch. »Was will er dann überhaupt hier?«

»Gewißheit.«

»Die hat er jetzt. Sagen Sie es ihm: Inoperabel!«

»Ich glaube, er hat nichts anderes erwartet. Die dänischen Kollegen haben es ihm nicht verschwiegen.«

»Aber er wollte es von uns noch mal hören?«

»Das habe ich ihn auch gefragt. ›Ich will diagnostisch nichts versäumen‹, war seine Antwort.«

»Na denn.« Runkel erhob sich und schob die Papiere zusammen. Für ihn war der Fall Svensson erledigt. »Vielleicht findet er einen Schäfer in der Heide, der ihn mit Schafmist heilt.«

Björn Svensson zog in das Zimmer 1 der »Privatklinik« Hansen ein. Er wollte es haben, weil es das größte, sonnigste und schönste Zimmer war. Mit einem Blick in den Garten, zum Wald und zu einem Teich, auf dem die Schwäne lautlos segelten.

»Wie bei uns«, sagte er. »Wissen Sie, wir haben sogar wilde Fischreiher in unserem Park. Wir sollten mal zu uns fahren, Doktor ... Später ... wenn es möglich ist ...«

Daß in dem Zimmer 1 Erna Wottke gestorben war, störte Svensson nicht. »Aberglauben ist das letzte, was Sie bei mir finden werden«, sagte er. »Mir gefällt das Zimmer. Es riecht nach Gesundheit.«

Den Chauffeur mit dem großen amerikanischen Wagen und seinen Diener hatte er nach Kopenhagen zurückgeschickt.

»Wir brauchen sie nicht mehr«, hatte Dr. Hansen vieldeutig gesagt. Svensson verstand ihn. Er gab den beiden Angestellten je zweitausend Kronen. Als sie sich bedanken wollten, raunzte er sie an und jagte sie aus dem Haus.

»Das ist nur, damit ich eure Visagen nicht mehr sehe!« schrie Svensson. Dann stand er am Zaun des Gartens und sah dem Auto nach, wie es über die Landstraße glitt und in einem Schleier von Staub und Dunst untertauchte. Stumm nahm er so Abschied von seinem bisherigen Leben, von seinen Werften, seinen Schiffen, seiner Villa auf der Halbinsel bei Nyköbing, von Glanz und Millionen, Banketten und von Frauen.

Karin Hansen wartete etwas abseits, bis sich Svensson von der letzten Erinnerung losgerissen hatte und sich abwandte.

»Ist es schwer?« fragte sie und hakte sich bei Björn unter. Svensson nickte.

»Es ist furchtbar.« Doch dann straffte er sich. Wie vor zwei Wochen, als er plötzlich vor der Tür stand und seine Koffer ausladen ließ, und überzeugend mimte er eine Weile wieder den sieggewohnten Weltmann.

»Sollte heute nicht der Zahnarzt kommen? Ich passe genau auf, ob auch alles mit mir gemacht wird. Ich hake alles in dem Artikel ab . . .«

Er lachte wieder. Schallend, kräftig, scheinbar strotzend vor Gesundheit.

Hansen sah ihnen vom Fenster des OPs entgegen. Hinter ihm stand der Zahnarzt. Er schüttelte den Kopf.

»Und der Mann ist ein hoffnungsloser Fall?«

»Ja. Und er weiß es sogar.«

»Und Sie glauben wirklich, daß Sie etwas erreichen können?«

»Wenn wir diesen Glauben aufgäben, ginge die Menschheit unter. Wie sagte unser Kollege Kretz: ›Die schlimmste Belastung für den Krebskranken ist der pessimistische Arzt . . .‹«

»Aber das sind wir doch heute alle gegenüber dem Krebs!«

»Eben!« Jens Hansen trat vom Fenster weg und ging zur Tür, um Svensson entgegenzukommen. »Darum stirbt auch heute jeder fünfte Mensch an Krebs —«

Es war ein Zufall, daß Oberarzt Färber vor einem plötzlichen Regenschauer in ein Café flüchtete und dort Dr. Hansen traf, der ebenfalls vor dem Guß Schutz gesucht hatte. Hansen, der ja mit seiner Vier-Betten-Klinik in einem Provinznest saß und sich in der Hauptsache von seiner Landpraxis ernährte, kam ja eigentlich nur dann in die Stadt und in die Gegend des Klinikviertels, wenn er für seine Klinik etwas brauchte.

»Sieh an!« sagte Dr. Färber. Er überwand die Vorbehalte, die ihn innerlich von Hansen trennten und setzte sich zu Hansen. Die Frage Professor Runkels, was »dieser Hansen« mache, konnte jetzt beantwortet werden. »Man hört gar nichts mehr von Ihnen, Herr Kollege. Haben Sie alle in Ihrem Umkreis gesund gemacht? Das wäre ein Fehler, denn ein Arzt will ja auch leben.« Er nahm seine Tasse Kaffee und ging hinüber zu Hansen, setzte sich und war die Fröhlichkeit selbst. »Was uns fehlt, ist eine richtige, kleine Grippe-Epidemie, was? Scheint so, als käme solch ein Wetterchen.«

Hansen schob leicht die Unterlippe vor. Du wirst gleich weniger burschikos sein, wenn du erfährst, was bei mir los ist, dachte er. Er freute sich über das Gesicht, das Färber bei dieser Mitteilung machen würde.

»Ich habe seit einem Monat einen neuen Patienten bei mir.«

Dr. Hubert Färber zog die Brauen hoch. »In Ihrer Klinik?« Wieder genoß er den Ausdruck Klinik. Es klang, als lutsche er einen fettigen Bonbon.

»Ja.«

»Wie ich Sie kenne: Unheilbar.«

»Allerdings. Die heilbaren Fälle überlasse ich Ihnen für Ihre glorreiche Statistik.«

»Zweifeln Sie die an?«

»Wollen wir uns schon wieder streiten?« Hansen nippte an seinem Mineralwasser. Dr. Färber spürte, wie er einen roten Kopf bekam. Beherrschung, suggerierte er sich, Ruhe.

»Um was handelt es sich bei Ihrem neuen Patienten?«

»Um ein ausgewachsenes Magenkarzinom. Die Diagnose und die Feststellung, daß eine Therapie sinnlos ist, sind einmalig klar. Ich danke Ihnen übrigens nachträglich für die genauen Untersuchungen.«

»Mir?« In Dr. Färber stieg ein peinlicher Verdacht auf. Er spürte, wie sein Atem schneller wurde.

»Ihnen und Professor Runkel. Nachdem er bei Ihnen als inoperabel entlassen wurde, kam Herr Svensson zu mir.«

»Svensson, aus Dänemark —«

»Sie erinnern sich?«

»Er ist ein Operationsverweigerer!« Der Oberarzt ereiferte sich: »Es ist Ihre Pflicht, auf ihn einzuwirken, daß er sich . . .«

»Haben Sie das nicht drei Stunden lang getan? Herr Svensson hat dabei auf die Uhr gesehen. Außerdem hätte er von Professor Runkel verlangt, ihm die Garantie zu geben, daß die Operation erfolgreich verläuft.«

»Verrückt! Doch nie bei einer totalen Entfernung des Magens. Das wissen Sie doch selbst!«

»Eben. Weil ich es weiß, kann ich Herrn Svensson nicht mit gutem Gewissen einreden, daß eine Operation sein Leben verlängern könnte! Man kann es höchstens verkürzen.«

»Bitte, unterlassen Sie diese Unterstellungen!« Dr. Färber trank seinen Kaffee und stand auf. »Wissen Sie, daß Sie sich mit diesem Dänen ein Kuckucksei in Ihr Nest gelegt haben? Ich warne Sie, Herr Hansen! Wir könnten im Notfall beweisen, daß Herr Svensson doch noch operabel war! Überlegen Sie sich das.«

Der Winter kam. Tagelang schneite es. Dann klirrte der Frost in den Wäldern. Björn Svensson schnallte sich die Skier unter und fuhr spazieren.

Nach anfänglicher Verschlechterung durch die Umstellung der Ernährung fühlte er sich stark genug, bis zum Rundsee zu laufen. Nach diesen Ausflügen war er immer sehr erschöpft und mußte sich ins Bett legen. Aber er spürte von Tag zu Tag, wie sein Körper kräftiger wurde. Wie sein Inneres sich umzustellen begann. Wie alle Faktoren der Therapie, zusammen mit seinem Willen den Tod zu besiegen, die schleichende Krankheit in ihm zunehmend wirkungsvoller angriffen.

Die Leberverhärtung ging zurück, im Röntgenbild zeigten sich deutliche Veränderungen des Tumors. Es war, als weiche er auf, als zerfalle er, als töte eine ungeheure Macht die Kraft des Wachstums in den gärenden Zellen ab und ließe sie veröden.

Mit großen Augen starrte Karin durch die Okulare der Mikroskope und auf die Röntgenbilder. Sie hatte Hansens Hand umklammert und spürte nicht, wie ihre Fingernägel seine Haut aufschabten.

»Jens ...« sagte sie. »Du hattest recht ... Mein Gott, wie glücklich bin ich ... Jetzt müssen sie dir glauben!«

»Wegen eines Falles dreht sich die Medizin nicht herum. Auch zehn oder hundert gelten nicht! Erst wenn du die großen Namen überzeugst, beschäftigt man sich mit dir. Aber die großen Namen haben alle ihre eigene Theorie entwickelt und schwören auf sie. Wehe dem, der es wagt, sie anzutasten.«

Karin starrte ihren Mann an. »Willst du zwanzig Jahre so weiterkämpfen, Jens?«

»Wenn es sein muß — fünfzig Jahre!«

»Ob wir das durchhalten ...?«

»Es wird sich zeigen, Karin.«

Sie lehnte den Kopf an seine Brust. »Ich habe Angst, Jens.«

»Angst? Wovor?«

»Vor den großen Namen. Wenn du deine Erfolge veröffentlichst ... sie werden nicht still sein.«

»Das sollen sie auch nicht! Sie sollen Stellung nehmen. Sie sollen bekennen! Arzt sein, heißt auch Bekennermut aufbringen!«

»Sie werden dich fertigmachen.«

»Sie können keine Röntgenbilder ableugnen.«

»Aber sie können sagen, daß sie sich geirrt haben. Sie können sagen: Es war gar kein Krebs!«

Dr. Hansen lächelte siegessicher. Er legte die Hand auf eine Mappe. »Svensson« stand auf dem Deckel.

»Ich habe ihre eigenen eindeutigen Diagnosen!«

Karin umfaßte Hansen. Sie drückte sich an ihn, als wolle man ihn ihr entreißen.

Sieben Monate hörte Dr. Färber nichts mehr von Dr. Hansen. Aber er wußte, was in dem Provinznest mit der Vier-Betten-Klinik geschah. Man erfährt alles, wenn man nur genügend neugierig darauf ist ...

Svensson lebte also noch immer.

Bei den ersten warmen Sonnenstrahlen, die Eis und Schnee schmolzen und die Heide freigaben, hatte er sich aus Kopenhagen sein Reitpferd kommen lassen. Einen Apfelschimmel, der bald in der ganzen Gegend bekannt geworden war. Auf ihm ritt Svensson einkaufen, auf ihm suchte er für Dr. Hansen entlegene Höfe auf, um Medikamente zu überbringen. Seine Unternehmungslust schien unbändig. Für alle Nöte und Späße hatte er Verständnis. Nur in einem Punkt blieb er unnachgiebig: Bot man ihm als Dank für seine Mühe eine Bauernmahlzeit mit Fleischgebirgen, Würsten und Speck an, lehnte er mit Bestimmtheit ab und begnügte sich mit einer Tasse dicker, saurer Milch.

Es dauerte nicht lange, und er hatte seinen Spitznamen weg. »Der Sauermilchreiter« nannten ihn die Bauern. Niemand sprach von da ab mehr von einem Herrn Svensson. Selbst zu Dr. Hansen kamen die Bauern und sagten: »Doktor ... die Salbe kann ja der Sauermilchreiter bringen. Der kann so schöne Witze erzählen ...«

Björn Svensson freute sich über diesen Namen. Zwischen der Familie Hansen und Svensson war längst das Verhältnis Patient-Arzt gefallen. Es war zu einer Freundschaft gewachsen. An dem Abend, als man sich das Du anbot, erlaubte Hansen zum ersten- und letztenmal eine Flasche Sekt.

Mit peinlicher Genauigkeit führte Hansen sein Tagebuch über Svensson. Es war unheimlich, wie der Patient die Krankheit in seinem Körper überwand, wie sich alle Abwehrstoffe hatten mobilisieren lassen, wie der Tumor begann, vor dem Stärkeren, vor dem biologischen Generalangriff zu resignieren, morsch und müde wurde und sich stückweise ausschwemmen ließ.

Im Frühsommer ritt Björn Svensson mit den Bauernburschen um die Wette. Seine Vitalität riß die Müdesten mit.

Im Juli machte Björn Svensson einen Ritt durch die wogenden Kornfelder und prüfte die Ähren. Er war braungebrannt, hatte zehn Pfund zugenommen und litt an Sodbrennen. Der Magen hatte die Magensäureproduktion wieder aufgenommen. Es war der Generalangriff auf das Karzinom.

Neben ihm hielt plötzlich ein offener Sportwagen. Ein Herr mit weißer Sportmütze sah zu dem Reiter empor. Er starrte ihn an, als erblickte er ein Weltwunder.

»Herr Svensson...« sagte der Autofahrer. »Wirklich, Sie sind's.«

»Mein Gott! Einer, der mich wieder Svensson nennt. Ich habe gar nicht mehr gewußt, daß ich so heiße.« Björn Svensson stieg von seinem Apfelschimmel. »Woher kennen wir uns?«

»Ich bin Dr. Färber...«

»Färber? Ach...« Über Svenssons Gesicht glitt das Erinnern und Erkennen. »Der operationswütige Chirurg...«

Dr. Färber verzog den Mund zu einem schiefen Lächeln. Er nahm die Titulierung als plumpen Scherz hin. Es blieb ihm auch gar nichts anderes übrig. Er zog seine Mütze ab, warf sie nach hinten auf die Notsitze und streifte die weichen Handschuhe ab.

»Ich sehe, es geht Ihnen gut, Herr Svensson.«

»Blendend! Dieser Dr. Hansen ist ein Genie!« Es gab Färber einen Stich ins Herz. »Er hat aus mir erst einen Menschen gemacht! Vorher war ich eine Zivilisationsmumie!«

»Und Sie spüren nichts mehr von Ihrem... Ihrem Karzinom?«

Es fiel Dr. Färber schwer, es auszusprechen. Es war so ungeheuerlich, was er mit eigenen Augen sah, daß ihm die Bilder wieder in Erinnerung kamen, die im Lichtkasten vor Prof. Runkel geleuchtet hatten. Ein Magen, für den kein Chirurg auch nur fünf Pfennig gegeben hätte. Und jetzt ritt er nach neun Monaten herum, elastisch, gut genährt, voll Temperament.

Das ist unmöglich, überlegte Dr. Färber. Die eigene Mutter hat er zehn Monate am Leben gehalten, obwohl sie nur drei Monate Lebenserwartung hatte. Und diesen Svensson scheint er sogar zu heilen. Das kann, das darf nicht wahr sein!

Nachdenklich fuhr Dr. Färber in die Stadt zurück.

Er beschloß, Professor Runkel nichts von der Begegnung mit Björn Svensson zu erzählen.

Fast genau ein Jahr nach dem plötzlichen Ankommen Svenssons entkorkte Dr. Hansen wieder eine Flasche Sekt und reichte Björn ein Glas. Sie saßen sich im Wohnzimmer gegenüber. Verblüfft ergriff Svensson das Glas an dem langen Stiel.

»Was soll's?«

Karin Hansen legte vier Röntgenaufnahmen vor Svensson auf den Tisch. In ihren Augen, an ihrem glücklichen Lächeln erkannte er, welche Stunde gekommen war. Seine Hand mit dem Sektglas begann zu zittern. Der Sekt schwappte über seine Hand, lief über das Handgelenk in die Manschette. Er merkte es nicht ... er starrte abwechselnd von Karin zu Dr. Hansen und zurück auf die Röntgenplatten. Unter seiner braungebrannten Haut schimmerte die Blässe größter Erregung durch.

»Ist das wahr?« stotterte er.

Dr. Hansen nickte.

»Ich kann nicht sagen, Björn: Du bist geheilt. Ich kann nicht einmal sagen: Du überlebst die kritische 5-Jahres-Grenze. Wir wollen nicht so hoch greifen. Aber ich kann dir sagen: Du brauchst nicht mehr auf den Tod zu warten. Du bist kein akuter Fall mehr. Du wirst weiterleben ... und hoffentlich noch lange, wenn du so weiterlebst, wie du es bei uns ein Jahr lang getan hast. Wenn du« — Hansen lächelte — »der ›Sauermilchreiter‹ bleibst ...«

»Mein Gott! Mein Gott!« Svensson stellte das Glas auf den Tisch. Er konnte nicht trinken, die Kehle war ihm zugeschnürt. Er würgte an einem Schluchzen, das seinen ganzen Körper ergriff. »Ich kann weiterleben ... Du ... du hast den Krebs besiegt ...«

»Nein. Ich habe ihn aufhalten können. Und der Primärtumor ist weitgehend zerfallen.« Hansen hob die Röntgenplatten gegen das Licht des Kronleuchters. »Hier — noch sind die Schatten da ... kleiner, weicher, zerfließender. Die Kraft des Wachstums ist aus dem Tumor weggenommen worden. Auch die Leber ist noch nicht ganz frei. Die Rückbildung von Metastasen ist eine langwierige Sache. Aber wir haben die Hoffnung, daß dein Körper jetzt abwehrfähig ist und die Gifte, die zu den Zellveränderungen führen, ausgeschaltet sind.« Er legte Svensson die Hand auf die zuckende Schulter.

Karin wandte sich ab. Sie sah, daß Björn weinte. Die Tränen liefen ihm lautlos über die Wangen.

»Ich bin so froh, Björn«, sagte Hansen leise.

»Ich verdanke dir mein Leben, Jens.« Svensson sprang auf.

»Es war ein Experiment, Björn. Ein gefährliches Experiment.«

»Dem Mutigen gehört die Welt. Bilden wir Mediziner aus, gründen wir riesige Kliniken, richten wir sie mit den modernsten Mitteln ein, werfen wir Milliarden für Strahlungsapparate aus, damit man uns Krebskranken resignierend mit dem Todesurteil ›Inkurabel‹ nach Hause schickt? Rechtfertigen die wenigen wirklich Geheilten, die meist in Frühstadien sind, den ungeheuren Aufwand?«

Svensson griff in die Brusttasche. Er zog ein schmales Heft

hervor und warf es auf den Tisch. »Ich halte mein Versprechen, Jens, wie du dein Versprechen erfüllt hast. Bitte, schlag das Heft auf.« Er schob es Hansen zu. »Ich habe es ausgefüllt, als du mir sagtest: ›Ich will versuchen, die Chance, die wir haben, wahrzunehmen.‹ Das war vor einem Jahr. Damals habe ich es ausgefüllt, weil ich Vertrauen zu dir hatte und vor allem wußte: Entweder kommst du hier gesund oder nicht mehr heraus! — Bitte!«

Hansen nahm zögernd das Heft. Er schlug es auf. Es war ein Scheckheft der Königlich-Dänischen Bank in Kopenhagen. Rechts oben stand eine Summe, mit roter Tinte geschrieben. Sie schrie Hansen entgegen. Betäubt schloß er die Augen und klappte das Heft zu. Auch Karin, die ihm über die Schulter geblickt hatte, war weiß geworden.

»Du bist verrückt, Björn ...« sagte Hansen leise.

»Es sind 1,8 Millionen dänische Kronen. Umgerechnet gut eine Million Deutsche Mark. Betrachte sie als mein Honorar für dich, den Arzt.« Svensson riß den Scheck aus dem Heft und legte ihn vor Hansen hin. »Allerdings ist diese Million zweckgebunden. Ich verpflichte dich mit der Annahme dieses Honorars, davon eine große Klinik für inoperable Krebskranke zu gründen. Eine Klinik, in der Hunderten von armen Hoffnungslosen, wie ich einer war, durch dich geholfen werden soll!« Svensson streckte Hansen beide Hände entgegen. »Willst du das?«

Über Hansens Gesicht zuckte es. Eine Million Mark. Eine eigene große Klinik. Die Möglichkeit, auf breiter Basis beweisen zu können, daß das Urteil Krebs kein Todesurteil mehr ist. Beweisen können, daß der Krebs nicht sein muß, sondern daß es viel, sehr viel am Menschen selbst liegt, ob er sein Opfer wird.

»Willst du ...« stotterte Hansen. »Welche Frage ... Ich kann es aber nicht fassen ... Eine Million ... Du bist wirklich verrückt, Björn.«

»Was bedeutet eine Million gegen mein wiedergewonnenes Leben? Alle Hoffnungslosen sollen sich an meiner Hoffnung aufrichten! Das habe ich mir geschworen, vor einem Jahr, als ich zu dir kam, in der Tasche die Gewißheit, noch drei oder vier Monate zu leben.« Er nahm den Millionenscheck, drückte ihn Hansen in die schlaffe Hand und schloß die Faust um das Papier. »Fang sofort damit an. Draußen stehen sie und warten. Für sie ist jeder Tag ein Spatenstich tiefer ins Grab.«

»Du hast recht, Björn. Schon morgen soll's losgehen.« Es war, als erwache Hansen aus seiner Betäubung. Er umarmte den Dänen, dann drückte er Karin an sich und hielt sie fest. Er spürte, daß all ihre Kraft sie verlassen hatte. Sie brach fast zusammen vor dieser Zukunft ...

Svensson hatte Hansen das Geld gegeben für seinen Kampf gegen die beherrschende Fehlmeinung. Er wollte ihm aber für alle Fälle auch noch Waffen dazu geben, daß dieser verfemte Außenseiter ihn auch bestehen konnte.

Drei Wochen lang wanderte Björn Svensson durch drei große

Universitätskliniken in Deutschland und Dänemark und unterzog sich allen Untersuchungen. Die Ergebnisse waren überall die gleichen: Ein Magenkarzinom im zerfallenden, vertrockneten Zustand. Metastasierungen nicht mehr feststellbar. Allgemeinzustand sehr gut.

Die untersuchenden Ärzte nahmen Svensson hinterher in ein Kreuzverhör. Für sie war dieser Fall eine der seltenen Spontanheilungen, die man in der medizinischen Literatur ab und zu findet. Eine andere Erklärung gab es für sie nicht.

Björn Svensson schwieg. Er ließ sein Rätsel zurück und fuhr zur nächsten Klinik. Er sammelte Diagnosen, die für Dr. Hansen die Waffen bedeuteten, mit denen er zurückschlagen konnte, wenn der unvermeidliche Angriff gegen ihn erfolgte.

Dr. Hansen veröffentlichte den »Fall Svensson« wieder in den medizinischen Fachzeitschriften. Mit Auszügen aus dem Behandlungstagebuch, mit Röntgenbildern, mit Aufnahmen der Blutveränderungen.

Diesesmal las Professor Dr. Runkel den Artikel nicht im Hörsaal vor. Er lachte auch nicht darüber und enthielt sich jeder sarkastischen Bemerkung vor seinen Ärzten. Er bestellte nur Dr. Färber ins Chefzimmer und hielt ihm die Zeitschrift hin.

»Haben Sie das gelesen?«

»Ja, Herr Professor.« Färber hatte ein mulmiges Gefühl. Seit der Begegnung mit Svensson hatte er die jetzt beginnende Katastrophe geahnt und innerlich bebend erwartet.

»Das geht doch nicht!« rief Runkel laut.

»Nein, Herr Professor.«

»Nehmen Sie sich unsere Untersuchungen mit Svensson noch einmal vor und sehen Sie, was Sie da herausholen können . . .«

»Herausholen, Herr Professor?« Färber hob die Schultern. »Wie soll ich das verstehen?«

Professor Runkel schielte über den Rand seiner goldeingefaßten Brille auf seinen Oberarzt.

»Sie werden beweisen — anhand unserer Diagnosen —, daß wir uns geirrt haben! Das angebliche Magenkarzinom muß ein gutartiger, entzündlicher Tumor werden! Dieses Material bringen wir als Antwort! Ich werde gleich mit der Schriftleitung sprechen.« Prof. Runkel lächelte schwach. »Und einen gutartigen Tumor zu heilen — in einem Jahr! —, das ist ja wirklich keine Kunst, was, Herr Färber?«

»Nein, Herr Professor. Das ist keine Kunst.« Dr. Färber lächelte zurück. Das Ungeheuerliche, das man hier mit leichter Hand und souverän, gedeckt durch den internationalen Namen, vorbereitete, nahm ihm fast den Atem. Man hatte die Röntgenaufnahmen, man hatte den histologischen Befund aufgrund der Magenaushebung, das okkulte Blut im Stuhl, die Stenose . . ., und aus allen diesen Ca.-Beweisen sollte ein Beweis gegen das Karzinom werden . . .

»Kann ich das Material in zwei Stunden haben?« Runkel blätterte in einem Stapel Röntgenplatten. Dr. Färber nickte.

»Ja, Herr Professor. Ich will das Beste versuchen.«

»Tun Sie das.« Er suchte nach einem Streichholz. Endlich fand er es und steckte sich seine verglimmende Zigarre neu an. Dr. Färber hätte ihm Feuer geben können. Er fühlte die Zündholzschachtel in der Tasche seines weißen Kittels. Aber plötzlich widerstrebte es ihm, gegen den berühmten Mann höflich zu sein.

»Es wird Ihnen nicht schwerfallen«, sagte Runkel gemütlich. »Wo kämen wir hin, wenn wir solchen Unsinn wie die Hansensche Therapie dulden würden? Da schiebt man einen Riegel vor. Das einzig Unangenehme ist nur, daß dieser Svensson Däne ist. Ich habe so gar keinen Kontakt zu den dänischen Kollegen ...«

Während der erste massive Schlag gegen Dr. Hansen in aller Stille vorbereitet wurde, lebte er mit Karin auf dem herrlichen Schloß Svenssons auf Seeland, in der Nähe von Nyköbing. Sie ritten die Küste entlang, besichtigten das große Gut, das Svensson erworben hatte, ließen sich die Werften zeigen und die Schiffe, die Svenssons Namen trugen. Sie machten eine Cocktailparty mit, die Björn zu Ehren Dr. Hansens der Kopenhagener Gesellschaft gab.

Die Party wurde zu einem Ereignis besonderer Art, das Svensson heimlich in einem Film festhalten ließ. Statt der alkoholischen Cocktails gab es bunte Getränke aus Frucht- und Gemüsesäften und Milchgetränke mit Sanddornextrakt. Wie nie in seinem Leben amüsierte sich Svensson über die in Höflichkeit erstarrten Gesichter seiner Gäste.

Unterdessen suchte ein Makler ein geeignetes Grundstück für den Bau der großen Krebsklinik. Dr. Hansen hatte ihn angewiesen, das Grundstück irgendwo in der Holsteinischen Seenplatte zu erwerben, bei Plön, Malente-Gremsmühlen oder Eutin.

»Reine Luft brauche ich. Reines Wasser. Einen weiten Himmel, Wälder und Felder, Weiden und vor allem Ruhe. Ruhe!«

Nach acht Tagen schrieb der Makler nach Dänemark. Das Grundstück sei gefunden. 15 000 qm groß, am Plöner See liegend, Südlage. Ein herrlicher Fleck Erde. Nur der Preis —

Björn Svensson nahm Hansen den Brief aus der Hand und meldete ein Ferngespräch nach Plön an. Der Makler war elektrisiert, als er des Reeders Stimme hörte. Schließlich ist eine Provision von 20 000 DM kein alltägliches Einkommen.

»Kaufen Sie das Grundstück«, rief Svensson durch das Telefon. »Um jeden Preis! Kaufen! Wir kommen übermorgen zu Ihnen nach Plön —«

Hansen wandte sich nach Karin um, während Svensson telefonisch seine Anweisungen gab. Karin sah die Augen ihres Mannes vor Glück und Dankbarkeit aufleuchten, daß die eine große Schwierigkeit, ein geeignetes Grundstück für die Klinik zu finden, so schnell aus der Welt geschafft sein sollte. Aber sie konnte Hansens Freude nicht teilen. Was da mit Riesenschritten auf sie zukam, ängstigte sie maßlos. Sie drehte sich schnell um, rannte in ihr Zimmer, warf sich auf das Bett und begann laut und herzzereißend zu weinen.

V

Die Rückkehr Dr. Hansens aus Kopenhagen war überschattet von dem ebenso massiven wie eleganten Angriff, den Professor Runkel als Antwort auf Hansens Krebstherapie in der Fachpresse veröffentlichte. Oberarzt Dr. Färber hatte sein Bestes getan — wie Runkel es nannte —, um die Diagnose, die man Svensson gestellt hatte, abzuschwächen. Man sprach von verschleierten Röntgenbildern, von nicht histologisch bewiesener Diagnose, von »Grenzfällen«, wie sie sehr, sehr selten, aber eben doch einmal vorkommen.

Björn Svensson rief die Redaktion an. Er verlangte eine Berichtigung. Er tobte, als man höflich sagte, eine medizinische Fachzeitschrift sei nicht dazu da, persönliche Streitigkeiten auszutragen. Im übrigen sei mit dieser Artikelserie das Problem erschöpft. Es habe sich gezeigt, daß die schulmedizinische Ansicht ...

»Du hattest recht, Jens«, sagte Svensson gepreßt. »Wer versucht, den Krebs mit Mitteln und Methoden zu behandeln, die nicht dem schulmedizinischen Dogma entsprechen, wird ignoriert oder offen abgelehnt, verdammt!« Er klopfte mit der Faust auf den Tisch. »Aber sie kennen Svensson nicht! Ich bin Däne! Mich würgen sie nicht ab! Ich werde unser dänisches Gesundheitsministerium alarmieren!«

»Es hat keinen Sinn, Björn, glaube es mir. Du bist ein Einzelfall!« Hansen schob seine Post beiseite. »Wenn wir die Klinik haben, wenn wir eine Reihe Geheilter vorweisen können ... dann werden sie bekennen müssen.«

Svensson schüttelte den Kopf. »Es wird den großen Namen nichts ausmachen, sich auch bei diesen Geheilten geirrt zu haben.«

»Wenn wir 40 oder 70 oder 100 Heilungen vorweisen?«

»Dann haben sich die Herrschaften eben 70- oder 100mal mit ihrer Diagnose geirrt.« Svensson ging in dem großen Zimmer unruhig hin und her. »Ich habe vieles erwartet ... aber das nicht! Aber sie kennen Svensson nicht!« wiederholte er mit sich steigernder Stimme. »Sie kennen mich nicht!«

Während Dr. Hansen mit dem Architekten die Pläne durchsprach und am Plöner See eine Riesenbaustelle entstand mit einem großen Schild: »Bau einer Krebsklinik, Bauherr: Dr. J. Hansen«, mobilisierte Björn Svensson seine dänischen Ärzte. Er ließ sich die ersten und die letzten Diagnosen geben, Röntgenbildung und Fachgutachten. Mit diesem Material, das eine dicke Mappe füllte, fuhr er ohne Wissen Dr. Hansens zu Professor Runkel.

Da er sich nicht angemeldet hatte, wurde ihm zunächst durch eine Stenotypistin gesagt, daß der Herr Professor nur nach Voranmeldung empfange.

»Ich bin seit einem Jahr bei ihm angemeldet!« schrie Svensson das verdatterte Mädchen an. »Gehen Sie rein zu Ihrem Chef und sagen Sie ihm: Ich spreche ihn heute, oder es wird ein Skandal stattfinden, der ...«

Mit hochrotem Kopf verschwand das Mädchen. Runkel nahm die Mitteilung gelassen hin. Wenn der rabiate Däne durchaus wollte — der Tag war noch lang. Zunächst sollte man solche Kunden einmal tüchtig im eigenen Saft schmoren lassen.

Nach einer Stunde sah er auf die Uhr, drückte die Taste des Hausssprechapparates herunter: »Ist Herr Svensson noch da!«

Statt der Stimme der Sekretärin brüllte eine Männerstimme zurück: »Ja. Herr Svensson ist noch da!«

»Ich lasse bitten ...«

Den Spielregeln der Höflichkeit gehorchend, erhob sich Professor Runkel, als Björn Svensson ins Chefzimmer kam, und deutete auf einen der tiefen Ledersessel. »Bitte!«

»Danke.« Svensson lächelte hinterhältig, was Runkel irgendwie unsicher machte. »So lange, wie ich gewartet habe, wird unsere Unterredung nicht dauern.« Er legte die dicke Mappe auf den Schreibtisch, klappte sie auf und schob sie zu Professor Runkel hinüber. »Sie haben sich geirrt bei meinem Magenkarzinom. Hier haben Sie die Berichte von drei dänischen Kliniken, auch die Königliche Universität ist dabei!«

Runkel sah die Blätter und Bilder gar nicht an. Er klappte gelangweilt die Mappe zu. »Was soll ich damit, Herr Svensson?«

»Wollen Sie sagen, daß sich drei dänische Kliniken geirrt haben?«

»Ich bitte Sie — wie soll ich nachprüfen? Kenne ich die Untersuchungsmethoden der dänischen Kollegen?« Der Professor lächelte verbindlich. Seine Freundlichkeit war entwaffnend. »Sie haben sich in meine Behandlung begeben. Meine Klinik hat Sie untersucht. Es sind dabei einige Fehler unterlaufen ...« Runkel hob bedauernd die Hände ... »leider muß ich zugeben, daß sie gemacht wurden. Ich habe die Verantwortlichen bereits zur Rechenschaft gezogen. Aber das ändert nichts daran, daß wir uns irrten. Sie hatten einen gutartigen Tumor. Weiter nichts. Hätten Sie sich operieren lassen, wäre dies sofort festgestellt worden. Dann wären Sie in sechs Wochen gesund gewesen ... nicht erst in einem Jahr ...«

»Das ... das ist unerhört ...« sagte Svensson leise.

Runkel nickte. »Ganz meine Ansicht. Ein Jahr für ein Ulcus. Unerhört!« Er schob die Mappe zu Svensson zurück. »Maßgebend für unsere Ansicht sind unsere eigenen Diagnosen. Die dänischen Ergebnisse sind sicher interessant, aber nicht angetan, unsere eigenen Ansichten zu widerlegen. Der Ruf unserer Klinik ...«

»Sie sind ein Lügner!« sagte Svensson laut, aber so sachlich, daß Runkel von seinem Sessel emporschoß.

»Bitte — verlassen Sie sofort mein Zimmer und die Klinik. Sofort!«

»Gern. Aber glauben Sie nicht, daß ich schweigen werde!« schrie Svensson.

»Ich werde Sie belangen, Herr Svensson!«

»Das wäre zu schön! Das ist genau das, worauf ich warte! Vor einem dänischen Gericht werden Sie stehen müssen, und wir werden unsere Akten vorlegen ...«

»Hinaus!« schrie Runkel. Er verlor alle Selbstbeherrschung. Er nahm die Svensson-Mappe mit den Gutachten und schlug mit ihr ein paarmal klatschend auf den Tisch. »Wenn Sie glauben, mir drohen zu können ... Wer sind Sie denn!«

»Diese Frage sollten Sie sich selbst stellen!«

Mit zitterndem Finger schellte Runkel nach seiner Sekretärin. Svensson lächelte böse.

»Sie brauchen keinen Zeugen, Herr Professor. Ich habe, bevor ich zu Ihnen eintrat, die Sprechanlage von Ihnen zu allen Stationen eingeschaltet ...«

Runkel rannte hinter seinem Schreibtisch hervor. Mit einer Schnelligkeit, die sein Alter nicht vermuten ließ, war er bei der Tür und riß sie auf. Die Sekretärin saß nicht an ihrem Platz. Auf dem Haussprechapparat, dessen Zentrale sein Sekretariat war, sah er alle Knöpfe heruntergedrückt.

»Ihre Sekretärin ist bei Dr. Färber. Ich habe sie unter einem Vorwand zu ihm geschickt.«

Runkel stellte die Anlage aus. Sein Gesicht unter den weißen, schütteren Haaren war wachsbleich.

»Gehen Sie«, sagte er heiser, nach Atem ringend.

Svensson verließ wortlos den Raum.

Professor Runkel setzte sich schwer auf den nächsten Stuhl und legte die Hand über die Augen. Die ganze Klinik hat es mitgehört, dachte er. Alle Ärzte, alle Schwestern, alle Stationen ...

In dieser Minute der Demütigung wurde in ihm ein Haß gegen Dr. Hansen geboren, der keine Grenzen kannte. Ein blanker, tödlicher Haß, wie ihn eigentlich nur Frauen empfinden können.

Die Umrisse der Klinik waren schon abzusehen.

Die ersten Besucher kamen an die Baustelle. Der Kreisarzt, Kollegen aus den Nachbarstädten, Reporter von Funk und Fernsehen, Bildberichter. Es sprach sich in Deutschland und Europa herum, daß hier in der Einsamkeit Holsteins eine Krebsklinik gebaut wurde. Eine Klinik ohne Messer, ohne Strahlapparate, ohne Isotope, ohne Kobaltbomben. Eine Klinik für die, die keiner mehr haben wollte ... für die Unheilbaren. Eine letzte Zuflucht für die Abgeschriebenen, die hier noch einmal Hoffnung schöpfen sollten, die sich noch einmal an der Gewißheit aufrichten durften, daß ihre letzte Chance, mochte sie winzig klein sein, noch nicht vertan und verspielt war ...

In dieser Zeit, in der alle Gedanken Hansens um die neue Klinik kreisten, machte Karin eine seltsame und beklemmende Beobachtung. Die Praxis ihres Mannes ging erst langsam, dann fast von Tag zu Tag mehr zurück. Selbst Patienten, mit denen ihn ein langjähriges Vertrauensverhältnis verband, blieben aus.

Hansen fiel das anscheinend überhaupt nicht auf, er erwähnte es jedenfalls mit keinem Wort. Und Karin zögerte lange, bis sie ihn darauf ansprach. Er hatte ohnehin genug Sorgen. Eines Abends, als sie den kleiner gewordenen Stapel neuer Krankenscheine sortierte, faßte sie sich doch ein Herz.

»Wir haben in drei Monaten 47 Patienten weniger, Jens. Beim Fleischer habe ich erfahren, daß viele neuerdings in die Stadt fahren. Zu Fachärzten.«

»Ich kann sie nicht daran hindern. Meine Praxis ist groß genug. Jede Entlastung tut mir gut...«

In den folgenden Wochen blieben wieder Patienten aus. Und jetzt merkte es auch Hansen... Wenn er seine Hausbesuche machte, hieß es oft: »Ach, Herr Doktor, wir hatten gestern Gelegenheit, mitzufahren. Wir waren in der Stadt. Der Dr. Stäbler hat eine neue Medizin verschrieben. Kennen Sie die — schon?«

Natürlich kannte Dr. Hansen sie. Aber es war ihm zu dumm, darüber zu diskutieren, warum er gerade diese angeblich neue Medizin nicht in diesem speziellen Fall verschrieben hatte. Er konnte ihnen erklären, daß die Barbitursäure, die sie enthielt, für sie nicht nützlich sei. Er konnte sagen: Sie enthält Coffein, und Ihr Herz ist sowieso schon... Nein, er sagte es nicht.

Er nahm seine Aktentasche wieder vom Stuhl, verabschiedete sich höflich wie immer und fuhr zum nächsten Hausbesuch.

Bei einem alten Bauern fand er ihn, den Handzettel. Er lag neben dem Herd bei dem Papier zum Feueranmachen. Hansen hob ihn auf und fuhr ein paarmal mit der Hand über die Vorder- und Rückseite, um ihn zu glätten.

Es war ein Merkblatt für Gesunde und Kranke, es konnte vom Gesundheitsamt herausgegeben sein. Und der letzte fettgedruckte Satz weckte Hansens Mißtrauen: »Auch bei Krebsverdacht gehen Sie immer zum Facharzt. In diesem Falle sind es die großen Kliniken, die mit den modernsten Mitteln, den besten Operationsmethoden, den wirksamsten Bestrahlungsapparaten den Krebs besiegen können...«

Hansen zeigte den Handzettel dem alten Bauern. Er lag im Bett, hatte eine schwere Angina und wälzte sich schwitzend in seinem heißen, wie ein Backofen dampfenden Alkoven.

»Woher haben Sie das, Vater Kölle?«

»Das? Weiß nicht. Alle haben das bekommen.«

»Darf ich es mitnehmen?«

»Wenn's Sie interessiert, Herr Doktor. Ich hab's nicht gelesen. Ist's 'ne Reklame?«

Hansen lächelte bitter. »So kann man es auch nennen, Vater Kölle.« Er deckte den Alten zu, schüttelte zwei Pillen aus einem Röhrchen in ein Glas, füllte Wasser darauf, ließ die Pillen zerfallen, stützte den Kopf des alten Kölle und hielt ihm das Glas an die Lippen. »Komm, nun trink. Und dann schwitz weiter. Durch die Haut gehen viele Teufeleien des Körpers weg. Am Samstag kannst du wieder in den Stall.«

Der alte Kölle schluckte das Zeug hinunter und legte sich wieder zurück.

»Was macht denn unser Sauermilchreiter?«
»Der ist wieder in Dänemark.«
»Und der hatte wirklich Krebs?«
»Ja.«
»Daß wir Sie haben, Doktor ...« sagte Kölle zufrieden.

Am späten Abend wurde Dr. Hansen wieder zu dem alten Kölle gerufen. Nachbarn standen an seinem Bett. Hansen kannte sie alle. Stumm machten sie Platz, als er ins Zimmer kam. Der Alte lag auf dem Rücken, die Hände über dem Bauch gefaltet. Dr. Hansen brauchte nicht zu fragen. Er beugte sich über den Toten, hob die Augenlider und bemerkte eine Verzerrung der rechten Gesichtshälfte. Gehirnschlag. Mit 73 Jahren und Kölles Blutdruck kann man so etwas erwarten.

Als Hansen sich aufrichtete, bemerkte er, daß die Nachbarn ihn ansahen, als habe er Kölle auf dem Gewissen. In ihren Mienen erkannte er plötzlich Abweisung, offene Kritik, Mißtrauen.

»Könnt ihr mir vielleicht sagen, was mit euch los ist?« fragte Hansen.

Der Nachbar von gegenüber antwortete wie aus der Pistole geschossen: »Ich hab es dem Kölle immer gesagt: Geh zum Facharzt ...«

Stumm füllte Dr. Hansen den Totenschein aus, legte ihn auf den Tisch unter die Lampe, nahm seine Tasche und verließ durch ein Spalier schweigender Männer das Haus. Erst, als er die Tür hinter sich zuzog, begann das Tuscheln wieder.

Hansen fuhr langsam durch die Nacht nach Hause. Mitten in den Feldern hielt er, knipste die Innenbeleuchtung des Wagens an und las noch einmal den Handzettel durch. Alles klang sachlich richtig, wie in einer populären Aufklärungsschrift, und trotzdem wußte Hansen, daß der Text gegen ihn gerichtet war. Ganz klein, entdeckte er jetzt, war am unteren Rand der Rückseite die Druckerei angegeben. Und die Druckauflage. 5000. Wer hatte ein Interesse daran, Dr. Hansen fünftausendmal ins Gesicht zu schlagen?

Karin war noch wach, als er heimkam. Sie hörte ihn den Wagen in die Garage fahren und dann in der Küche hantieren. Er schrak zusammen, als sie ihm die Arme um den Hals legte und ihren Kopf an seine Wange drückte. Er las wieder den Handzettel.

»Komm schlafen«, sagte sie leise. Sie nahm ihm das Blatt aus der Hand. »Es ist doch alles dummes Zeug, was da steht.«

»Was steckt dahinter?« Hansen stützte den Kopf in beide Hände. »Wer kann daran interessiert sein, das Vertrauen meiner Patienten so systematisch zu untergraben? Ich habe es eben wieder gespürt ... der alte Kölle ist gestorben. Gehirnschlag. Und die Nachbarn standen wie eine Mauer vor seinem Bett, als wollten sie Gericht über mich sitzen!«

»Komm ...« Karin faßte ihn unter und führte ihn wie einen kleinen Jungen ins Schlafzimmer.

Er saß dann auf der Bettkante und starrte vor sich hin.

»Daß sie mich angreifen, das kümmert mich nicht«, sagte er leise. »Aber daß sie meine Patienten aufhetzen, daß sie die Unwissenden mit ihrer Unwissenheit in Panik jagen, das ist so gemein, so hundsgemein ...«

Er ließ sich nach hinten auf das Bett fallen, schloß die Augen.

Karin deckte ihn zu, wie er war, halb angezogen. Er schlief bereits vor Erschöpfung. Ganz sacht streichelte sie ihm über die Haare.

Dann ging sie leise um die Betten herum und streifte ihren Morgenrock ab. Sie war müde und zerschlagen wie Jens. Ehe sie sich niederlegte, machte sie jedoch noch das Fenster weit auf. Die kühle Nachtluft drang durch das dünne Nachthemd. Plötzlich war sie wieder hellwach. Und erneut befiel sie diese unerklärliche Angst.

Hatte das alles einen Sinn, was Jens plante — was sie beide erwartete? Dieses Aufreiben, dieser Kampf gegen das Dunkel, diese völlige Aufgabe des Ichs ... nur um zu versuchen, dem Tod noch einmal die Stirn zu bieten ... Warum muß es gerade Jens sein, der ein Beispiel gibt und vielleicht daran zerbrechen wird ... Ein Haus, eine gute Praxis, keine Sorgen ... und Kinder. O Gott ... Kinder ...

Karin fror. Schritt für Schritt wich sie vom Fenster zurück. Sie durfte solche Gedanken nicht gedacht haben. Er hat nur noch mich. Wenn ich versage ... was bleibt dann von Jens noch übrig ...

Am nächsten Nachmittag fuhr Hansen in die Stadt. Er wollte die Druckerei aufsuchen, die den Handzettel gedruckt hatte.

Der Geschäftsführer bemerkte: »Der Druckauftrag erfolgte mit der Weisung, daß der Besteller ungenannt bleibt. Und ich kann diese Bedingung jetzt nicht einfach ignorieren. Sie verstehen ...«

Den ganzen Nachmittag fuhr Dr. Hansen seine Kollegen ab. Vor allem die Fachärzte. Er zeigte ihnen das Merkblatt, sie lasen es mit sichtlichem Interesse und zuckten die Schultern.

»Zugegeben, es verstößt gegen unsere Standesehre, Werbung zu treiben. Aber es zeichnet keiner verantwortlich. Es kann sich nur um einen Scherz handeln.«

»In einer Auflage von 5000?«

»Haben Sie Feinde, Herr Kollege? Reiche Feinde?«

»Ich kenne nur einen.« Dr. Hansen steckte den Handzettel wieder in die Tasche. Er war durch das viele Herumzeigen schon reichlich zerknittert und abgegriffen. »Aber ich kann mir nicht denken, daß er zu einer solchen Infamie fähig ist.«

Als letzten Kollegen besuchte er Dr. Färber.

Herta Färber öffnete ihm. »Herr Hansen!« Über ihr schmales, kühles Gesicht zog ein freudiger Schimmer. Sie trug ein eng anliegendes, hellrotes Kleid.

»Ich möchte Ihren Gatten sprechen, gnädige Frau.«

»Mein Mann ist in der Klinik. Runkel operiert so eine Thoraxsache. Ich kenne mich da nicht aus. Hubert erzählte etwas von einer Total-Entknochung. Gibt's das?«

Hansen nickte. »Eine schwierige Operation. Ich beneide Ihren Gatten nicht darum.« Er klemmte seine Tasche, die er in der Hand gehalten hatte, unter den Arm. »Am besten komme ich später wieder. Vielleicht morgen . . .«

»Aber warum? Kommen Sie doch herein.« Herta trat zur Seite, ließ Hansen in die Diele und nahm ihm die Aktentasche ab. »Whisky?« fragte sie. »Oder trinken Sie nur noch Milch?«

»Ich passe mich immer den Hausgepflogenheiten an.« Sie führte ihn in Färbers Arbeitszimmer und forderte ihn auf, auf der großen Rundcouch Platz zu nehmen.

Als Herta Färber hinausgegangen war, um Gläser und Eis zu holen, sprang er jedoch schnell wieder auf und trat an Färbers Schreibmappe, die ihn bei Betreten des Zimmers sofort magisch angezogen hatte. Er klappte sie auf und entdeckte gleich obenauf den Handzettel. Hansen nahm ihn heraus, schlug den Deckel zu und legte das Blatt auf die Mappe. Dann ging er hastig an seinen Platz zurück. Er hatte das Gefühl, an der richtigen Stelle zu sein. Und dieses Gefühl war plötzlich schmerzhaft . . .

Herta Färber setzte sich neben ihn auf die Lehne der Couch. Sie balancierte ihr Whiskyglas auf ihrem Oberschenkel. Es war unvermeidbar, daß Hansen öfter hinblickte, aus Angst, das Glas könnte abrutschen.

»Wollen Sie sich mit meinem Mann wieder streiten?« fragte sie. Aber es klang so, als fragte sie: Bin ich nicht hübsch? Und müssen wir uns über Medizin unterhalten, jetzt, solange wir allein sind?

Hansen sah wieder auf das leicht schwankende Glas. »Es ist schade, daß jede Begegnung mit Ihrem Gatten abrupt enden muß. Wenn man nur ein wenig tolerant sein könnte . . .«

»Nehmen Sie mit der Toleranz seiner Frau vorlieb.« Herta Färber beugte sich zu Hansen herunter. Auch er bekommt schon weiße Fäden in sein dunkles Haar, dachte sie. »Wie ich Sie kenne, sind Sie doch ein Mann des Ausgleichs.«

»Wie gut Sie mich kennen, gnädige Frau. Ich bin tatsächlich nicht dafür, so am Rande zu balancieren. Der Erfolg entspricht oft nicht dem Wagnis.«

Das war deutlich. Herta nahm das Whiskyglas und stellte es hart auf die Rauchtischplatte. »Ihnen fehlt es doch sonst nicht an Courage.« Sie lächelte, und Hansen wandte unwillkürlich sein Gesicht ab. Er saß steif in der Couch, aber noch bevor er antworten konnte, klappte die Tür des Zimmers. Sie hatten weder einen Wagen noch das Aufschließen der Haustür bemerkt.

Dr. Hubert Färber warf seinen Mantel über die Lehne eines Sessels. Groß, breit, gesund, lachte er Hansen zu, der sein Glas auf den Tisch stellte.

»Prost, Herr Kollege!«

»Du bist schon zurückgekommen?« Hertas Stimme klang völlig unbefangen. Sie ging auf Färber zu, stellte sich auf die Zehenspitzen und gab ihm einen Kuß. Ihr Mann ließ die Zärtlichkeit über sich ergehen. Ihm war es unangenehm. Herta kannte in Gegenwart anderer weniger Hemmungen.

»Ich kam bei Ihnen vorbei, Herr Färber, um etwas zu erfahren.« Hansen erhob sich.

Färber strich sich über die Haare, er schien noch etwas außer Atem zu sein. »Ich bin gespannt, Herr Kollege.«

Färber stand am Schreibtisch, stutzte, sah den auf der Ledermappe liegenden Handzettel, sah zu Hansen hinüber, zu Herta, nahm das Papier und schob es wieder zurück in die Mappe.

Hansens Gesicht war hart. »Über diesen Wisch, den Sie da gerade wegsteckten, wollte ich mit Ihnen sprechen, Herr Färber.«

»Ach — Sie haben ihn auch bekommen?«

»Nein. Ich bin vermutlich der einzige, der keine Kenntnis von diesem ... Merkblatt oder wie Sie es nennen wollen, hatte. Woher haben Sie es?«

»Es kam mit der Post.« Färber steckte sich eine Zigarette an. Er nahm Hertas Glas und trank den Whisky aus. Hansen beobachtete ihn genau. Die Hand zitterte nicht ein bißchen. Entweder sprach Färber die Wahrheit, oder er hatte sich so in der Gewalt, daß er mit Eleganz lügen konnte. »Was da geschrieben ist, gehört doch zu den Binsenweisheiten: Überweisungen an den Facharzt, wenn der Fall die eigene Praxis sprengt. Dafür sind wir ja da! Oder regt Sie dieser Artikel auch wieder auf, Herr Kollege?«

»Er wurde in 5000 Exemplaren nur in meinem Bezirk verteilt. Hier in der Stadt, in den ganzen umgebenden Gemeinden hat man nichts gelesen. Nur in meinem Praxisbezirk.«

»Irgendwo muß man ja den Anfang machen.«

»Wissen Sie, wer der anonyme Schmierer ist?«

»Woher soll ich das wissen?!« Dr. Färber setzte sich auf die Tischkante. »Sie überschätzen einmal wieder die Dinge, Herr Hansen. Sie bringen sich noch in die Lage, bei einem Kollegen um Behandlung wegen Verfolgungswahn nachzusuchen.«

Das klang alles sehr überlegen, sehr sicher. Zu sicher, fand Hansen. Das klang nach einer Unangreifbarkeit, hinter der die blanke Gemeinheit stand.

»Es handelt sich um eine gezielte Aktion!« sagte er laut.

Färber hob die Schultern. »Ich kann Sie nicht hindern, so etwas Törichtes zu glauben. Ich habe Sie ja auch nicht daran hindern können, Unheilbares zu behandeln.«

»Leider war Herr Svensson, den Sie doch sicherlich meinen, nur ein Irrtum Ihrer Klinik.« Hansen sagte es ohne Spott, aber bei Färber traf es auf einen Nerv.

»Sie wissen, daß ich eine neue Klinik baue?« fragte Hansen, bevor Färber antworten konnte.

»Ja. Ich hörte davon. Sie wollen uns sicherlich mit Erfolgsreihen in die Knie zwingen. Warum eigentlich?« Färber drückte seine Zigarette aus.

Er hielt Herta das Glas hin. Sie goß neuen Whisky ein, den er pur mit einem Schluck hinunterstürzte. »Hören Sie auf mit Ihrem Klinikbau, Hansen! Machen Sie Ihre Praxis weiter.

Laden Sie sich nichts Unnötiges an den Hals ... wenn's brenzlich wird, Überweisung, und ab zum Facharzt. Und wenn es ganz nottut, Auto bestellt und ab ins Krankenhaus. Sie könnten doch ein so schönes, ruhiges und sorgloses Leben haben. Mit 1500 Krankenscheinen ...«

»Mein Gott ...« Dr. Hansen ging mit raschen Schritten zur Tür. »Mein Gott, Färber, verstehen Sie denn nicht ...«

Dr. Färber nahm Herta die Whiskyflasche aus der Hand und schenkte sich selbst nach. »Schwer, Herr Kollege, Sie sind ein Idealist ... Zwischen uns liegen Welten, die keine Brücke verbindet.«

Die Klinik am Plöner See wuchs. Unten am Ufer wurde ein Badehaus gebaut. Auf der neuen geteerten Zufahrtsstraße brachten Lastwagen die Einrichtungen für 70 Krankenbetten, zwei OPs, eine eigene Zahnstation, ein großes Laboratorium. Zwanzig Schwestern- und Arztwohnungen entstanden in einem Nebenhaus, Luftmatratzen, Liegestühle, Sonnenschirme, Gartenstühle und Tische wurden ausgeladen. Die Anstreicherkolonnen zogen bis auf eine Nachhut ab.

Björn Svensson war aus Kopenhagen gekommen. Er wohnte in einem der halbfertigen Zimmer und sah den Handwerkern auf die Finger.

Die Röntgenkontrollaufnahmen, die er nach einem halben Jahr hatte anfertigen lassen, waren zufriedenstellend. Keine Metastasen, keine neue Tumorbildung.

Svensson war der glücklichste Mensch. Er kam sich so vor. Gegen den Willen seiner Verwandtschaft, die mit seinem frühen Krebstod fest gerechnet und bereits über das hinterlassene Vermögen disponiert hatte, zog er noch einmal 200 000 Mark ab, um die modernste Röntgeneinrichtung zu kaufen, die es gegenwärtig auf dem Markt gab.

Im gleichen Rhythmus, in dem der Bau vollendet wurde, brach die alte Praxis Dr. Hansens zusammen. Immer mehr Patienten zogen es vor, zu Fachärzten zu gehen, wenn sie auch noch so umständlich zu erreichen waren. Oder sie fuhren gleich in die Stadt. Nur in ganz dringenden Fällen holte man noch Dr. Hansen.

Der einzige Halt in dieser Krisenzeit blieb Björn Svensson. Er sprach Hansen Mut zu, er überwachte das Geschäftliche, er half immer wieder mit neuen Zuschüssen aus, wenn Hansens Rechnung nicht aufging. Hansen konnte zuletzt nur noch an den Tag denken, an dem endlich die ersten Patienten einziehen und allem Warten, aller Ungewißheit, allem Zweifel am Gelingen ein Ende machen würden ...

Im Spätherbst, kurz vor der Fertigstellung der Klinik, rief Professor Runkel seinen Oberarzt Dr. Färber zu sich. Der Ordinarius hatte einen Stapel Bilder auf seinem Tisch liegen. Fotos von Hansens Klinik.

»Unser Don Quichotte baut sich seine Windmühlen selbst«, sagte Runkel und betrachtete die Aufnahmen mit sichtlicher

Freude. »Daß es immer wieder Menschen geben muß, die sich selbst zum Gespött machen. Fahren Sie mal hin, Herr Färber, und sehen Sie sich die Klinik an. Vielleicht kann man sie später einmal — wenn dieser Hansen pleite ist — als Kurheim erwerben.«

Dr. Färber verließ Runkel in bester Stimmung. Die Gedanken des Professors lagen offen da wie ein aufgeschlagenes Buch. Svensson und Hansen bauten ihr großes Haus, um daran zugrunde zu gehen. Hansen baute sich selbst ein Mausoleum, in dem er sich und seinen Idealismus zu Grabe tragen würde. Und Runkel würde die Konkursmasse für ein Spottgeld an sich bringen ...

Färber parkte seinen Wagen in einiger Entfernung von der Baustelle und nahm den Weg am Seeufer entlang. Am neuen Bootshaus vergaß er auf einmal weiterzugehen, so großartig und eindrucksvoll lag der Komplex der Klinik vor ihm. Er spürte etwas Achtung, ehrliche Achtung vor dem Mut dieses Hansen. Und dann empfand er plötzlich Mitleid, regelrechtes Mitleid.

Mit dem Rücken an das Bootshaus gelehnt, stand Hubert Färber da und versuchte, sich nun die Einzelheiten der Anlage einzuprägen: Das weiße Bettenhaus mit den vielen kleinen Balkons nach Süden. Die Liegeterrassen. Den Behandlungsflügel mit den beiden OPs hinter großen Mattglasfenstern. Das Ärzte- und Schwesternhaus. Mitten unter den Arbeitern aber entdeckte er Björn Svensson in einer kalkbespritzten Hose und einem schmutzigen Pullover. Der Däne lebte also immer noch. Färber konnte nur den Kopf darüber schütteln ...

»Gefällt Ihnen etwas nicht?« hörte er eine Stimme hinter sich.

Oberarzt Färber fuhr herum. Da stand Karin Hansen. Er hatte sie überhaupt nicht kommen hören. Karin streckte ihm die Hand entgegen. »Sie, Herr Dr. Färber? Bei uns ...«

»Gnädige Frau!« Diese überraschende Begegnung verschlug Färber einen Moment die Sprache. Und die Erklärung dafür, daß er hier war, fiel auch nicht sehr elegant aus. »Da Ihr Gatte, gnädige Frau, mit Mitteln der Schäfer- und Kräuterweiber Krebs kurieren will, wollte ich nur mal nachsehen, ob denn, wenn schon keine Patienten, wenigstens die Schäfer- und Kräuterweiber schon eingetroffen sind ...«

Karin sah ihn erstaunt an.

»Entschuldigen Sie bitte«, sagte Färber. »Es gehört nun einmal zu meinem Beruf, zynisch zu sein.«

»Warum reden Sie so? Muß ich Ihnen erst sagen, was Sie sind, Herr Färber ...?«

»Bestimmt nicht das, was Sie vermuten. Ich bin, wie ich bin: ein Techniker. Mich interessiert nur das Skalpell. Ein Körper, der vor mir abgedeckt auf dem OP-Tisch liegt, ist ein Fall. Oft kenne ich nicht einmal den Namen oder das Gesicht. Nur die Röntgenbilder und die Diagnose. Das genügt mir.« Dr. Färber sah hinüber zu dem weißen Klinikbau. »Ihr Gatte ist ein anderes Extrem. Die Welt hat nie etwas übrig gehabt für die großen Seelen. Sie gehorchte immer nur der Macht. Das scheint im Wesen der Menschheit zu liegen!«

Karin hakte sich bei Färber unter. Sie war blaß und schmal geworden. Die Sorge um die zurückgehende Praxis, die heimliche und auch offene Feindschaft, die ihrem Mann entgegenschlug, ertrug sie weniger standhaft als er. Sie ließ es sich nicht anmerken, aber in den Nächten lag sie wach, starrte an die Decke und begann immer wieder zu rechnen. Das elterliche Vermögen hatte die Vier-Betten-Klinik aufgesaugt. Das wenige, das geblieben war, wurde jetzt zugesetzt. Es ließ sich ziemlich genau überblicken, wann die finanziellen Sorgen akut wurden...

»Sie... Sie wissen mehr als Sie angedeutet haben«, sagte sie stockend.

Färber legte seine große Hand auf ihre Finger. Wie rührend sie ist, dachte er. Und sie glaubt so fest an ihren Mann. Man kann sie nicht wehrlos in das Unglück stolpern lassen.

»Ich weiß mehr.« Dr. Färber sah auf den sandigen Uferboden. Die Spitzen seiner italienischen Schuhe stießen einen runden Kieselstein hin und her. »Überreden Sie Ihren Gatten, aus diesem herrlichen Haus eine Rekonvaleszenzklinik zu machen. Wir belegen ihm sofort alle Betten. Er könnte das sorgloseste Leben haben. Professor Runkel sogar würde sich mit seinem Namen vor die Klinik stellen. Nur eines sollte er nicht tun: Eine Krebsklinik aufmachen, in der man mit wissenschaftlich fragwürdigen Methoden experimentiert. Er hetzt sich die gesamte Schulmedizin auf den Hals. Wissen Sie, was das bedeutet? Das ist sein fachlicher Tod!«

»Er weiß es.« Kläglich klang das. Karin hatte den Kopf gesenkt. Färber hatte das Empfinden, daß sie gegen die Tränen ankämpfte. Er legte den Arm um ihre Schulter. Nichts rechtfertigte diese intime Geste, aber er konnte in diesem Augenblick nicht anders.

»Und was sagt er?«

»Ich gehe meinen Weg...«

»Sie wissen, wohin er geht? Halten Sie ihn davor zurück, gnädige Frau. Ich habe als Mensch eine große Achtung vor Jens. Er könnte mir ein Freund werden... aber seine Wahnidee, ein Messias der Krebskranken zu werden, dieser blühende Irrsinn trennt uns unüberbrückbar. Er will einfach nicht einsehen, daß seine Idee von der chronischen Allgemeinerkrankung des Menschen an Krebs und die damit verbundene völlige Lebensumstellung nicht durchführbar ist. Zwei Methoden, das wissen Millionen, kämpfen — so gut sie können — gegen den Krebstod: Stahl und Strahl. Glauben Sie, daß Millionen auf das ›Kehrt marsch!‹ eines einzelnen wirklich umkehren und ihm nachlaufen zu Rohkost, Joghurt und Sauerkrautsaft?«

»Aber wenn Jens beweisen könnte, daß er Krebs heilen kann? Daß nicht mehr jeder Fünfte davon zu sterben braucht?«

»Glauben Sie, diese Tatsache schreckt ab? Lieber gut und kürzer gelebt, als hundert Jahre alt werden und wie ein Eremit vegetieren ... das ist doch heute die Ansicht. Will Ihr Mann die ganze Welt umerziehen? Frau Karin, jeder real Denkende ist mehr als ein Phantast ... er ist ein Selbstmörder!«

Karin schwieg. Sie drückte Dr. Färber die Hand und wandte sich ab. Färber spürte, daß sie das, was sie dachte, ihm nicht sagen wollte und konnte.

Er sah ihr lange nach, bis sie im Eingang der Klinik verschwand. Dann erst ging er langsam am Ufer zurück zu seinem Wagen.

Die Begegnung mit Karin Hansen beschäftigte ihn noch auf der Heimfahrt. Konnte es sein, daß er Hansen Erfolg und Glück wünschte, nur weil sie ihm leid tat? Das konnte doch nicht sein, das konnte doch einem Zyniker wie ihm nicht passieren ...

Jens Hansen kam spät nach Hause. Er hatte in der Stadt mit dem Feinmechaniker die neuen Warmäther-Inhalatoren durchgesprochen.

Er fand die Wohnung leer. Das Wohnzimmer war dunkel, die Küche, der Wintergarten. Auch in der Vier-Betten-Klinik brannte kein Licht. Hatte sie sich umgezogen und war wieder gegangen? Sie tat es sonst nie, ohne wenigstens einen Zettel zu hinterlassen.

Kopfschüttelnd ging er ins Schlafzimmer. Als er die Deckenlampe anknipste, sah er Karin im Bett liegen. Angezogen lag sie auf der Steppdecke, das Kleid über der Brust aufgerissen, mit leichenblassem Gesicht, die Hände um den zurückgezerrten Ausschnitt verkrampft.

»Karin! Was ist denn?«

Hansen stürzte an das Bett. Als er sie berührte, war sie kalt, als habe sie stundenlang in eisigem Wind gelegen. Eine wahnsinnige Angst zuckte in Hansen auf. Er beugte sich über Karin, legte das Ohr auf ihre Brust. Ganz schwach hörte er das Herz klopfen. Unregelmäßig, flatternd, außer Rhythmus, öfters einen Schlag aussetzend. Der Puls war weich, kaum tastbar. Er zog ihre unteren Lider herab. Sie waren fast blutleer. Der Atem wehte gerade noch spürbar aus den fahlen, bläulichen Lippen.

Dr. Hansen handelte schnell. Er wußte nicht, wann der akute Herzanfall eingesetzt hatte und die Kreislaufschwäche schon andauerte. Er rannte in die Praxis, zog eine Spritze auf, rannte zurück und injizierte das Kreislaufmittel.

Langsam kehrte Karins Leben zurück. Der Puls wurde stärker, die Durchblutung normalisierte sich.

»Jens ...« sagte sie leise, noch mit geschlossenen Augen. Ihre Hände tasteten nach ihm. Er ergriff sie und hielt sie fest, ganz fest. »Bleib bei mir, Jens ...«

Er beugte sich über sie und küßte sie. »Ich bin ja da, Liebes.« Seine Stimme schwankte. »Ich bin ja da. Sag mir, wie ist das alles gekommen ...«

Sie warf plötzlich die Arme um seinen Nacken und preßte seinen Kopf gegen ihre Brust. Eine solche Stärke war in diesem Griff, eine solche Verzweiflung, daß Hansen stillhalten mußte.

»Du sollst hierbleiben!« flüsterte sie. »Geh nicht weg... nie... Geh nicht an den See... Laß uns hierbleiben, Jens, ganz allein, für uns... ich bitte dich, Jens... bleib hier...«

Hansen konnte nicht sprechen, er rang nach Luft. Sein Gesicht lag auf Karins kalter, glatter Haut. Ihre Arme preßten seinen Kopf an sie wie eine eiserne Zwinge.

Ihr Herz klopft wieder, dachte er nur. Unter seinem Ohr hörte er es hämmern, die Brust zitterte unter den Schlägen. Ihr Herz klopft wieder...

Karin, du bist bei mir...

Karin lag noch zu Bett und wurde von Hansen gepflegt, als die Nachricht aus Kopenhagen eintraf.

Svensson war erkrankt. Nicht an einem Karzinom, sondern an einer Lungenentzündung. Er war trotz der schon kalten Herbstwitterung nackt durch seinen Park gelaufen und von den Klippen ins Meer gesprungen. »Abhärten ist alles!« hatte er dem Diener zugerufen, der jammernd hinter ihm herlief, zur sichtbaren Unterscheidung von seinem Herrn mit einer Badehose bekleidet.

Während der Diener nur einen handfesten Schnupfen bekam, schüttelte Björn Svensson schon gegen Abend ein Fieberanfall. Mit klappernden Zähnen saß er am Kamin, trank heißen Melissensaft und wurde nach Eintreffen des Hausarztes sofort von ihm ins Bett gesteckt.

Gegen Morgen phantasierte Svensson bereits, er kannte seinen Diener nicht mehr und nannte ihn Wilhelm. So hieß der Vorarbeiter der Plöner Baukolonne.

Der Hausarzt traktierte ihn mit Injektionen. Der Diener rief Dr. Hansen an.

»Ich komme morgen nach Nyköbing.« Dr. Hansen sah auf Karin. Ihr ging es besser. In zwei Tagen konnte sie aufstehen. Eine Krankenschwester von der Vier-Betten-Klinik würde sie solange weiterpflegen.

»Was ist mit Björn?« fragte Karin.

»Pneumonie...«

»Ernst?« Ihre besorgte Stimme veranlaßte Hansen, zu lügen. Er zwang sich zu einem Lächeln. »Eine Lungenentzündung ist doch heute kaum noch ein Problem. Björn will mich nur um sich haben...«

In der Nacht noch fuhr Hansen nach Dänemark. Als er gegen 10 Uhr vormittags in Nyköbing eintraf, wehte an der Türklinke der großen Eingangstür der Villa ein schwarzer Schleier.

Hansen rannte die Freitreppe hinauf, durch die Halle, riß die Tür des Schlafzimmers auf... auf seinem Bett, unter einem Sauerstoffzelt, die Hände gefaltet, lag Björn Svensson. Der Hausarzt, die Verwandschaft, das Hauspersonal standen um ihn herum. Björn Svensson lag in den Kissen, als träume er vom großen Glück.

Der Hausarzt stellte Dr. Hansen vor. Er schüttelte Hände, blickte in steinerne, von keiner Trauer gezeichnete Gesichter, in

Augen, die ihn abschätzten, die ihn stumm anklagten: Du hast unserem Björn ein kleines Vermögen entzogen, das uns gehörte.

Hansen spürte die Feindschaft. Er verabschiedete sich schnell und bezog ein Hotel in Nyköbing. In der Nacht, als die Verwandtschaft schlief, ließ der Diener ihn noch einmal heimlich ins Haus. Lange saß Hansen dann vor dem aufgebahrten Leichnam, nahm Abschied von dem einzigen Freund und kam sich verlassen vor, wie ausgesetzt.

Im Park seines Schlosses, nahe den meerumrauschten Klippen, wurde Björn Svensson begraben. Er hatte es im Testament so angeordnet, und peinlich genau erfüllten es die Verwandten.

Aber nur bis zu diesem Punkt respektierten sie die letzte Bitte des Toten. Elmar Svensson, der Bruder, der die Reederei übernahm und neuer Chef der Familie wurde, sperrte sofort die Konten Björns.

Kaum war Jens Hansen wieder zu Hause, erreichte ihn die schriftliche Aufkündigung: »Da mein Bruder auf Grund seiner schweren Erkrankung vor zwei Jahren nicht voll geschäftsfähig war und zuletzt seine Handlungen nicht mehr überblickte, bedauern wir, alle Zahlungen, die mein Bruder Ihnen noch zugesagt hat, einstellen zu müssen. Ein fachärztliches Zeugnis über die Geschäftsunfähigkeit steht Ihnen bei Anforderung zur Verfügung ...«

Hansen hatte es befürchtet. Daß die Sperre des Kontos so prompt erfolgte, das traf ihn allerdings unvorbereitet. Wie benommen legte er den Brief in seinen Schreibtisch. Um keinen Preis durfte Karin etwas davon erfahren ...

VI

Karin erholte sich von ihrem Herzanfall und nervlichen Zusammenbruch nur langsam. Sie lag noch immer apathisch im Bett, als vier Wochen nach dem plötzlichen Tode Björn Svenssons das niederschmetternde Telefongespräch Hansens mit Björns Bruder in Kopenhagen stattfand.

Wieder und wieder hatte Hansen versucht, Elmar Svensson, der alle Konten und Überweisungs-Aufträge Björns gesperrt hatte, schriftlich oder telefonisch zu erreichen. Die Briefe kamen mit dem Vermerk »Annahme verweigert« zurück; und bei Anrufen befand sich Herr Svensson stets in Konferenzen, die keine Unterbrechung duldeten. Es kann doch nicht sein, daß er den Klinikbau abwürgt, das Denkmal seines großherzigen Bruders zerstört, ehe es fertig ist, hatte Hansen Tag und Nacht gegrübelt und sich überwunden und immer noch einmal Kopenhagen angemeldet ...

An diesem Tage meldete sich Elmar Svensson persönlich. Hansen erschrak. Ihm war plötzlich alles entfallen, was er sich zurechtgelegt hatte. Und als es ihm wieder gegenwärtig war, da war es zu spät. Elmar Svensson war bereits dabei, die Feindseligkeiten zu eröffnen.

»Herr Hansen oder Dr. Hansen«, sagte er, »was erdreisten Sie sich eigentlich, mich dauernd zu belästigen? Sie haben meinen Bruder schamlos ausgenommen, Sie haben ihn endlich auch ins Grab gebracht. Das müßte Ihnen doch eigentlich genügen ...«

Hansen schoß die Röte ins Gesicht. »Ich muß doch sehr bitten, Herr Svensson, ich ...«

»Bei mir gibt es ganz und gar nichts zu bitten ...«

»Sie können aber die restlichen Zuweisungen, die Ihr Bruder der Klinik zugedacht hat, unmöglich einfach kassieren!«

»Jawohl, genau das ist es, was ich kann und auch bereits getan habe. Ich habe dafür gesorgt, daß Sie sich unter Ausnutzung der Unzurechnungsfähigkeit eines Kranken wenigstens keine komplette Klinik erschleichen.«

»Ihr Bruder war in seinen letzten Jahren körperlich und geistig gesünder als je, Herr Svensson. Sie wissen es. Alle, die ihn kannten, wissen es!«

»Da sieht man, was für ein famoser Arzt Sie sind. Wer, wie mein Bruder, Millionen in ein totgeborenes Unternehmen steckt, der ist nicht mehr zurechnungsfähig, der ist schwerkrank. Muß ich als Laie Ihnen das erst sagen ...?«

»Herr Svensson ...«

»Ich wünsche nicht, unterbrochen zu werden, das bin ich nicht gewöhnt. Ich fasse zusammen: Das Klinikkonto bleibt gesperrt. Schritte wegen der bereits geleisteten Zahlungen behalte ich mir vor. Daß ich Sie nicht für das jähe Ableben meines Bruders wegen jahrelanger unsachgemäßer Behandlung Ihrerseits verantwortlich und haftbar mache, verdanken Sie ...«

Dr. Hansen entfiel der Hörer. Vor seinen Augen sah er Funken. Von fern sprach noch die Stimme aus Kopenhagen. Es erleichterte ihn unsäglich, daß er den Sinn der Worte nicht mehr verstand. Dann verstummte sie ...

Hansen wagte noch nicht, den Hörer anzufassen und auf die Gabel zurückzulegen. Er stützte den Kopf in die Hände und brütete vor sich hin. Was sollte werden, wovon sollte er die Lieferfirmen, die Handwerker bezahlen? Er selbst hatte schon längst keinen überflüssigen Pfennig mehr. Weder er noch Karin, die er Gott sei Dank bisher mit diesen Sorgen hatte verschonen können.

Vor ihm lagen die Pläne für die Klinik, die Kostenvoranschläge, Abrechnungen und ein Stapel unbezahlter Rechnungen. Er konnte es drehen und wenden wie er wollte: Bis die Klinik bezugsfähig war, mußte er noch mindestens 25 000 Mark hineinstecken. Natürlich, was sind 25 000 Mark bei einem Millionenobjekt. Aber wenn man sie nicht hat, sind auch 25 000 Mark noch viel Geld ...

Vier Tage fuhr Hansen umher. Von Banken zu Sparkassen, von Versicherungen zu privaten Kreditinstituten. Überall hörte er den gleichen lapidaren Satz: »Wir sind gerne bereit, Ihnen das Geld zu leihen. Aber nur gegen Sicherheit. Ihre werdende Klinik, verzeihen Sie, Herr Doktor, ist keine Sicherheit. Wir sehen da noch einen Erbstreit in der Luft liegen. Außerdem ...

eine private Krebsklinik ... die mit nicht anerkannten Methoden arbeitet ... Wir haben da so manches gelesen und gehört ... Aber selbstverständlich können wir ein Darlehen geben. Sie haben doch die zwei eigenen kleinen Grundstücke. Wenn Sie uns diese als Sicherheit überschreiben ...«

Es blieb keine andere Wahl, wenn sein Krebsklinik-Projekt nicht kurz vor der Vollendung scheitern sollte: Karin mußte eingeweiht werden. Schließlich war es Karins Geld gewesen, das ihm den Erwerb des Bauernanwesens für seine Vier-Betten-Klinik ermöglicht hatte.

Er hatte ein sehr schlechtes Gewissen, als er sich zu Karin ans Bett setzte. »Karin ...« sagte er gedehnt. »Der Tod Björns ...« Er stockte und sah auf seine Hände. Karin ahnte, was kam.

»Sie sperren die Gelder?« sagte sie ruhig.

Hansen sah überrascht auf. »Du weißt es, Karin?«

»Ich habe mit diesem Elmar Svensson gesprochen. Er rief an, als du in der Stadt warst.«

»Und ...?«

»Ich habe ihm gesagt: Wir brauchen Ihr Geld nicht mehr.«

»Karin!«

»Brauchen wir es noch, Jens?«

»25 000 Mark! Ich kann sie von allen Banken bekommen, wenn ...«

»Wenn ...?«

»Sie verlangen die Häuser als Sicherheit! Ich wollte mit dir darüber sprechen. Erstens sind sie mit deinem Geld gekauft und außerdem bist du durch unsere Gütertrennung und die Überschreibung der Häuser auf deinen Namen auch rechtlich der Besitzer. Du müßtest deine Einwilligung geben, daß eine Hypothek oder eine Grundschuld ...«

»Nein!« sagte Karin hart. Ihr blasses Gesicht wirkte gespannt und kantig.

»Nein ...?« wiederholte er leise. »Du willst nicht ...«

»Ich will ein ruhiges Leben haben, Jens. Ich verlange es von dir! Ich bitte nicht mehr darum ... ich habe keine Kraft mehr, zu bitten und zu betteln und zu warten! Ich muß es jetzt verlangen. Ruhe! Sicherheit! Vernunft! Zukunft! Sorglosigkeit. Ist das zuviel für ein Leben, wenn man es haben kann? Ist das unbescheiden, zu einem Mann zu sagen: Ich liebe dich und weil ich dich so liebe, will ich mit dir in Frieden leben?« Sie legte ihre Hand auf seinen Arm. »Ich will nicht, daß du die Klinik aufmachst. Ich will nicht! Verpachte sie ... mach von mir aus ein Hotel daraus ... ein Erholungsheim ... ein Kinderheim ... nur laß uns dieses Leben für uns leben und nicht für die Unglücksklinik ... Ich weiß es, sie wird uns nur Unglück bringen ...«

»Und die inoperablen Krebskranken, die man einfach ihrem furchtbaren Schicksal überläßt?«

»Willst du Wunder vollbringen?«

»Ich will helfen!«

»Und dich und mich dabei zugrunde richten! Dich und mich und ... und das Kind ...«

»Das — Kind?« Hansen starrte Karin verständnislos an. Dann zuckte es über sein Gesicht. Unglauben und Freude, Zweifel und Erschrecken zugleich.

»Du wünschst dir ein ...«

»Ich weiß, daß ich ein Kind haben werde, seit vier Monaten ... So wenig hast du mich bemerkt, seit die Schwierigkeiten mit der Klinik losgingen ... Ich wollte es dir anders sagen ... freudiger, glücklicher, in deinen Armen, so wie man es sich sagt und dabei außerhalb dieser Welt ist vor lauter Glück. Aber es hat nie mehr diese Stunden gegeben ... es gab in all den Monaten nur noch die Klinik, am Tag, in der Nacht, sogar im Traum ... nur die Klinik, nur die Klinik. Wie ich sie verwünsche! Mit meinen Händen könnte ich sie einreißen!«

»Karin!« rief Dr. Hansen bestürzt. Er war aufgestanden.

Er trat an das Fenster und starrte hinaus in den Garten. Der Herbstwind wehte die letzten Blätter von den Zweigen. Bald würde es schneien, in dicken, sanften Flocken und der Frost würde in die Mauern und Zimmer der Klinik ziehen ... Zweiundfünfzig Zimmer ... zwei OPs, ein Röntgenraum, eine Zahnstation, eine Diätküche, ein Labor, Büros, Ärzte- und Schwesternwohnungen, eine eigene Tischlerei ... eine ganz kleine, runde Welt für die hoffnungslos Kranken ... Sie brach zusammen in dieser Nacht unter der kämpfenden Liebe einer Frau. Einer Liebe, die so groß war, daß sie nur in ihm, Jens Hansen, allein die Erfüllung des Lebens sah und nicht gelten ließ, was dieser Liebe vielleicht eine Entsagung abforderte.

»Jetzt verachtest du mich ...« sagte Karin leise hinter seinem Rücken. Ihre Stimme zitterte. Sie war lautlos aufgestanden und stand dicht hinter ihm, als er sich schnell herumdrehte.

»Wie kannst du das glauben, Karin? Es gibt für dich das Kind. Nur das Kind! Und für das Kind willst du alle Sicherheit haben, die es auf der Welt gibt. Wer könnte es nicht verstehen ...«

»Es klingt nicht sehr teilnahmsvoll ...«

»Verzeih, Karin, aber ... Wir werden ein Kind haben. Und wir werden es lieben wie alle Eltern ihre Kinder. Wir werden glücklich auf sein Jauchzen lauschen und ängstlich am Bett sitzen, wenn es krank sein wird. Wir werden nicht anders sein als Millionen andere Väter und Mütter. Und einmal wird das Kind groß sein ... aber, Karin, soll damit unsere Lebensaufgabe wirklich erfüllt sein, daß wir ein Kind großgezogen haben? Müßten wir uns nicht immer und ewig vorwerfen, daß wir über dem gewiß Wichtigen, was wir getan haben, das Wichtigste versäumten? Jedem Menschen gibt Gott eine Idee mit auf die Welt, die er verwirklichen soll. Sie zu verwirklichen ist das Wichtigste, und wenn es das momentane Glück kostet ...«

»Hör auf!« schrie Karin. Sie hielt sich die Ohren zu. »Ich kann den verstiegenen Unsinn nicht länger anhören. Was soll denn aus unserem Kind werden, wenn du mich länger quälst ... Ich bitte dich, laß mich jetzt allein.« Sie wandte sich zitternd ab.

In dieser Nacht begriff Hansen den Sinn seines Lebens. Vor

Elmar Svensson, vor Professor Runkel, vor Dr. Färber, vor einer Welt von Feinden hätte er sich nie gebeugt ... Karins Verzweiflung konnte er nichts entgegensetzen ...

Am nächsten Morgen rief er am Plöner See an. Der Bauleiter war am Apparat.

»Stellen Sie die Arbeiten ein«, sagte er gepreßt. »Sofort einstellen. Ich ... ich bin nicht mehr zahlungsfähig. Sagen Sie allen, daß ich ihnen herzlich danke. Herzlich ...«

Im November stand Hansen allein vor seiner Klinik, die nach dem Abzug der Handwerker völlig verlassen dalag. Nur zwei Invaliden aus der Nachbarschaft staksten abwechselnd um die Gebäude. Der Nordwind pfiff um die Ecken, fegte die Terrassen vom Schnee frei und häufte ihn im Eingang des Schwesternhauses. Dort fehlten noch die Fenster. Wie würde das Haus im Frühjahr aussehen.

Hansen war heimlich nach Plön gefahren. Karin hatte sich erholt, nachdem ihr Jens versprochen hatte, den Plan seiner Krebsklinik aufzugeben. So bald wie möglich — hatte er ihr erzählt — wollte er den Bau verpachten. Eine Versicherung interessiere sich bereits dafür als Erholungsheim für Unfallverletzte.

Es war ein zermürbendes Versteckspiel vor Karin. So wenig er mit ihr über die vergangenen Wochen sprach, so stetig wuchs in ihm die Verzweiflung, die ihn immer wieder hinaustrieb an den Plöner See. Dann wanderte er einsam durch die Flure seines Kliniktraumes, durch die Behandlungsräume, saß frierend, mit hochgeschlagenem Kragen, im OP, im Röntgensaal. Wie ein Gespenst geisterte er von Zimmer zu Zimmer. 75 Hoffnungslose könnten hier Hoffnung haben, dachte er dumpf. Niemand ist einsamer als ein Mensch, der drauf und dran ist, von seiner Idee Abschied zu nehmen. Niemand war so einsam wie er, Jens Hansen ...

Als er die Klinik am See verließ und zurück zu seinem Wagen gehen wollte, sah er aus dem Eingang des Bettenhauses neben einem der Wachmänner eine dunkle, gedrungene Gestalt kommen.

Hansen erkannte den Mann. »Wottke! Was machen Sie denn hier?«

Werkmeister Franz Wottke trat unwillkürlich einen Schritt zurück und zog hastig den Hut. Sein Haar war eisgrau, sah Hansen. Der Körper, der einmal zwei Zentner wie mühelos stemmte, war gebeugt, die damals rosige, straffe Haut des runden Gesichtes war schlaff und kalkig. Damals — als seine Frau noch lebte. Heute war er nur mehr ein Schatten seiner selbst ...

»Herr Doktor!« Wottke drehte den Hut in den Händen. »Ich wollte einmal sehen, wie's wird ... So lange schon wollte ich mal 'raus. Wann wird sie denn eröffnet, die Klinik ...?«

Hansen sah an Wottke vorbei. »Nie ... Mir ist das Geld ausgegangen.«

»Bei so 'nem Bau leiht Ihnen doch jeder Geld, Herr Doktor.«

»Das habe ich auch gedacht.«

»Ach so.« Wottke nickte mehrmals. »Verstehe. Ist eigentlich eine große Sauerei, was, Herr Doktor?«

»Sprechen wir nicht mehr darüber.« Hansen zeigte auf Wottkes Hut. »Setzen Sie Ihren Hut auf. Sie werden sich erkälten. Wie geht es Ihnen denn?«

»Mir? Ach ...« Franz Wottke strich sich über das Gesicht. »Seit Erna tot ist ... ist es nichts mehr mit mir, Herr Doktor. Überall fehlt sie mir. Wenn ich nach Hause komme ... schrecklich ist das, Herr Doktor. Ich war fertig mit den Nerven, Herr Doktor. Im Betrieb hab ich manchmal einfach abgebaut. Es ging nicht mehr. Da haben sie mich entlassen. In Ehren entlassen ... mit Rente sogar. Wegen der Nerven. Man hat das so gedreht. Tja, und nun sitze ich zu Hause, bade die Kinder, sehe die Schulaufgaben durch und starre Löcher in die Wände. Und überall, wo ich hinsehe ... überall ist Erna. Ich komme nicht davon los. Können Sie das verstehen, Herr Doktor?«

»Ja.« Hansen blickte schnell hinüber zu seinem Klinikgebäude. »Man kommt nicht davon los ...«

»Und was wird nun aus der Klinik?« fragte Wottke.

»Ich werde sie verpachten.«

»Fehlt viel Geld?«

»Fünfundzwanzigtausend fürs erste.«

»Für 'n armen Mann ist das wie 'ne Million.«

»Eben.« Hansen schüttelte den Schnee von seinen Schuhen. »Wollen Sie mit mir zurückfahren, Herr Wottke?«

»Wenn ich Ihnen nicht lästig falle, Herr Doktor. Ich bin kein guter Unterhalter ...«

Sie fuhren noch einmal an der Klinik vorbei. Wottke starrte durch die Scheibe auf den großen Komplex.

»Was könnte das werden ...« sagte er langsam.

Dr. Hansen schwieg. Er trat nur das Gaspedal durch, und der Wagen schoß heulend davon.

»Hier, Herr Doktor ... das war im Moment alles, was ich rausschlagen konnte ...«

Franz Wottke saß im Sprechzimmer Dr. Hansen gegenüber und stapelte einige Päckchen Hundertmark-Scheine aufeinander.

Hansen starrte wortlos auf das Geld.

»Es sind 30 000 Mark, Herr Doktor.« Wottke wischte sich den Schweiß von der Stirn. So fest hatte er sich vorgenommen, Haltung zu bewahren, aber jetzt war gar nichts mehr damit. »Ich habe mein Haus verkauft ... ich konnte nicht mehr drin wohnen. Überall nur Erinnerungen an Erna ... Ich wollte nicht nochmal durchdrehn, Herr Doktor. Da hab ich's verkauft. Sofort ...«

»Und warum stapeln Sie mir das Geld auf den Tisch? Was soll es denn hier?«

»Es gehört Ihnen, Herr Doktor.« In Wottkes Augen kam feuchter Glanz. »Für Ihre Klinik ...«

»Sie sind wirklich verrückt, Wottke!« Dr. Hansen schob die Geldbündel wieder zu Wottke hin. »Sie haben Kinder, sechs Stück, Wottke! Sie sind wirklich verrückt!«

»Nein, Herr Doktor. Ich habe mir alles genau überlegt. Sie brauchen für Ihre Klinik einen Hausmeister. Den mache ich! Dafür kriege ich von Ihnen eine Wohnung, für mich und die Kinder, freies Essen und ein kleines Taschengeld. Und die 30 000 Mark sind ein Darlehen, das Sie mir zurückzahlen, wenn Sie's mal können. Ist alles genau überlegt . . .«

»Trotzdem. Das ist Unsinn!« Hansen sprang auf. Die Versuchung, das Geld zu nehmen, war ungeheuer. Der Weg würde frei sein. Wottke beobachtete, wie Hansen im Zimmer auf und ab rannte. Er wußte, was der Arzt dachte. Die Klinik konnte ein großer Erfolg werden. Aber sie konnte auch unter dem Neid und der Mißgunst und der Angst der Feinde zusammenbrechen, und mit ihr war das letzte Geld Wottkes verloren. Er würde arm wie ein Bettler dastehen, auf die Straße gesetzt mit sechs Kindern. Und Hansen dachte, das könne er nicht verantworten.

»Aber ich nehme das Geld nicht an!«

»Sie müssen.« Wottke holte einen Bogen Papier aus der Tasche. Er entfaltete ihn und hielt ihn Hansen hin. »Hier ist der Vertrag. Ich muß am Ersten übernächsten Monats aus dem Haus heraus. Ich habe mich dazu verpflichtet. Sie müssen mir also die Wohnung und die Stelle geben, Herr Doktor.«

»Man sollte Sie einsperren!« rief Dr. Hansen.

Wottke nickte. »In ihre Klinik . . . da mache ich gleich mit.«

»Nochmals: Nehmen Sie das Geld weg!« Hansen begann, während er weitersprach, sinnlos seine Bücher in Reih und Glied zu rücken. »Kaufen Sie sich woanders ein neues Haus und leben Sie dort mit Ihren Kindern zufrieden. Und vergessen Sie Ihre Erna! Das klingt hart . . . aber die Kinder sind wichtiger! Man lebt für die Lebenden, nicht für die Toten! Seien Sie doch vernünftig, Wottke!«

»Das bin ich, Herr Doktor.«

Hinter Hansens Rücken raschelte es. Jetzt packt er die Scheine wieder ein, dachte Hansen.

»Und ich danke Ihnen für den Rat, Herr Doktor . . .«

Die Tür klappte. Wottke hatte das Sprechzimmer verlassen. Eine ganze Weile blieb Hansen noch vor dem Bücherregal stehen. Wie er alles hin und her betrachtete — er fand, daß er richtig gehandelt hatte.

Eine plötzliche Müdigkeit überfiel ihn. Draußen im Wartezimmer saß niemand mehr, der zu ihm wollte. Wottke war der einzige gewesen heute. Er konnte Schluß machen, er konnte sich ins Bett legen, oder er konnte sich auch gleich begraben lassen.

Als er sich umdrehte, sah er das Geld noch immer auf der Schreibtischplatte liegen. Wottke hatte vorhin die Bündel anscheinend nur in gleich hohe Stapel geordnet.

Hansen stürzte zur Tür, durch das Wartezimmer in den Flur und hinaus in den Vorgarten. Über den Zaun schrie er die Straße hinab.

»Herr Wottke! Herr Wottke! Wottke!«

Karin erschien in der Diele. »Was hast du denn?« fragte sie ahnungslos. »Warum schreist du denn nach Wottke?« Sie hatte eine locker gebundene Schürze um, aber trotzdem ließ sich ihr Zustand nicht mehr ganz verbergen. In ihrem Gesicht waren unregelmäßige, gelbliche Flecken. »Es wird ein Mädchen«, hatte sie vor dem Spiegel gesagt, als sie die Flecken zum erstenmal bemerkte.

»Wottke ist verrückt geworden!« schrie Hansen. »Ich muß ihm sofort nachfahren!«

»Verrückt? Wottke?«

»Ja. Er hat mir für die Klinik dreißigtausend Mark gebracht.«

»Für die Klinik?« fragte Karin leise. »Für was für eine Klinik, um Gottes willen? Für deine Klinik?« Sie rief »Jens! Jens ...«

Hansen hörte Karins Ruf nicht mehr. Er war schon in der Garage und fuhr seinen Wagen heraus. Er sah auch nicht mehr, wie Karin langsam durch das Wartezimmer in das Sprechzimmer ging und vor dem Schreibtisch stehenblieb. Sie starrte auf die Geldbündel, und in dem Augenblick wußte sie, daß sie den Kampf um Jens und ihrer beider Glück verloren hatte.

Ein wilder Zorn überkam sie. Sie fegte die Scheine mit einer so heftigen Bewegung vom Tisch, daß sie dabei das Gleichgewicht verlor. Karin versuchte sich zu fangen, aber sie fand keinen Halt, schlug hart zu Boden und blieb auf den verstreuten blauen Geldscheinen liegen.

Mit der Fertigstellung der Klinik wurde sofort begonnen. Der Ärzte- und Schwesternbau erhielt Fenster. Die Anstreicher legten letzte Hand an. Die Tanks für die Heizung wurden gefüllt, der Ölbrenner eingebaut. Die Installateure montierten Lampen und Leuchtröhren. Und währenddessen begann eine Kolonne von Putzfrauen schon, den gesamten Klinik-Komplex zu scheuern und auf Hochglanz zu bringen.

Jens Hansen konnte sich um diese letzten Arbeiten nicht mehr kümmern. Er durfte die Aufsicht aber getrost dem neuen Hausmeister Franz Wottke überlassen, der sofort nach Anschließen der Heizung in seine Wohnung gezogen war und vom Morgengrauen bis zur Dämmerung keinen Winkel des großen Baues unbeaufsichtigt ließ.

»Unsere Klinik«, sagte Wottke stolz, wenn er von ihr sprach, und hatte damit nicht einmal ganz unrecht. Abends lief er manchmal durch die Räume und dachte: 30 000 Mark. Der OP-Tisch da, der könnte mir gehören. Oder ein Teil der Röntgenanlage ... Daß er aber fühlte, wie die alte Energie in ihm zurückkehrte, das war das, was ihn mit seinem Schicksal erst wirklich ganz wieder versöhnte.

Karin lag unterdessen in der Universitätsfrauenklinik. Der Chef der Klinik hatte noch nicht mit Dr. Hansen gesprochen. Er war dauernd besetzt oder verreist. Hansen wunderte es nicht ...

Professor Commius war Bundesbruder und ein guter Freund von Professor Runkel. Er wich dem eigensinnigen Außenseiter aus und schickte seinen Oberarzt vor.

»Wir glauben nicht«, sagte er zu Hansen, »daß wir die Schwangerschaft werden erhalten können. Natürlich versuchen wir es. Gegebenenfalls aber müssen wir ... Sie wissen schon ...«

»Ich weiß.« Dr. Hansen sah den Oberarzt aus müden, gequälten Augen an. »Ich gebe Ihnen meine Einwilligung ...«

»Sollte alles gut gehen, so haben wir die Schnittentbindung vorgesehen. Professor Commius ist der Ansicht ...«

»Warum läßt sich Commius verleugnen, Herr Kollege?«

Der Oberarzt zögerte mit der Antwort. »Sie wissen doch, wie das so ist«, sagte er dann vorsichtig. »Die Alten, die Heroen der Medizin auf dem Ordinariusstuhl ...«

»Er will mich nicht sprechen?«

Der Oberarzt legte Hansen die Hand begütigend auf den Arm. »Wenn's drauf ankommt, wird Commius Ihre Frau wie seine eigene Tochter behandeln. Sie haben ja nur eine Leidenschaft, die Alten: Sie kokettieren mit ihrem Stolz. Sie, Herr Kollege, haben mit Ihrer Krebstherapie eben einen falschen Weg genommen. Sie hätten den alten Runkel als ärztlichen Oberaufseher bitten sollen. Dann wäre vielleicht alles oder vieles anders gelaufen. Die großen Namen wollen gestreichelt werden.«

»Ich wünschte, ich hätte etwas von Ihrer Ironie«, sagte Hansen bitter.

Karin wurde operiert. Es geschah im letzten Augenblick. Professor Commius selbst führte den Kaiserschnitt aus. Aber das Kind konnte er nicht retten ....

Nach der Operation bemühte sich Dr. Hansen zwei Tage lang vergeblich, Karin zu sehen. Man ließ ihn nicht zu ihr ins Zimmer. Jedesmal fing ihn eine Schwester vorher auf dem Flur ab. Am dritten Tag, als Hansen tobend im Wartezimmer saß, kam der Oberarzt herein und bat ihn zu sich.

»Was haben Sie mit Ihrer Frau gemacht?« fragte er.

Hansen starrte ihn verständnislos an.

»Ich? Mit Karin? Aber gar nichts! Ich will sie seit drei Tagen sprechen, aber ...«

»Das ist es ja. Ihre Frau will Sie nicht sehen!«

»Sie will mich nicht ...« Hansens entgeisterter Blick suchte nach einer Erklärung in den Mienen des Oberarztes. »Aber das ist doch ... das ist ... Bitte, lassen Sie mich sofort zu ihr!«

»Wenn es nach mir ginge ... sofort. Aussprachen sind immer die beste Medizin zwischen Eheleuten. Aber ...«

»Aber?«

»Professor Commius hat strikt untersagt, daß Sie Ihre Gattin besuchen.«

Hansen sprang auf. »Das ist unerhört! Ich verlange, sofort Commius zu sprechen!« Seine Stimme war sehr laut und drang durch die Doppeltür bis auf den Flur.

»Der Chef ist verreist.« Der Oberarzt zog Hansen am Ärmel zurück auf den Stuhl. »Nun drehen Sie nicht wieder durch, Kollege! Es ist keine Schikane, glauben Sie mir. Commius ist der Ansicht, daß bei dem geschwächten Zustand Ihrer Frau jede starke Aufregung zu einem sehr ernsten Kreislaufversagen führen kann. Aber das wissen Sie selbst. Sie ... Sie könnten ja auch trotz allem zu ihr, wenn Ihre Frau sich nur ein wenig versöhnlicher äußerte. Aber sie macht Sie für den Tod des Kindes verantwortlich!«

Dr. Hansens Gesicht war bleich. »Das ist doch Unsinn ...« stotterte er.

»Das erste Opfer der Krebsklinik ... so nannte Ihre Frau das Kind ...«

Hansen schlug die Hände vor die Augen.

»Sie will Sie erst sehen, wenn Sie den Plan mit Ihrer Klinik endgültig aufgesteckt haben. Am besten ist es, Sie warten mit dieser Aussprache, bis Ihre Gattin entlassen wird.«

Es blieb Hansen nichts anderes übrig, als sich zu fügen. Er machte seine tägliche Praxis, die nur noch aus wenigen Patienten bestand, und so oft es ging, fuhr er zu seiner Klinik, zu Franz Wottke, der ihm über die Fortschritte berichtete.

»Im Februar können wir, Herr Doktor«, sagte er.

Kurz vor der Entlassung Karins lud Dr. Hansen die Presse in seine neue Klinik ein. Im großen Speisesaal gab er eine Pressekonferenz.

»Es ist zu bestreiten«, sagte er, »daß Krebs — wenn er einwandfrei diagnostiziert ist — das Todesurteil bedeuten muß! Wir glauben, auf dem Wege zu einer Therapie zu sein, die das Fortschreiten der Krankheit eindämmen, das Leben der Inoperablen verlängern, ja sogar eine Besserung und unter Umständen eine teilweise oder vollständige Heilung herbeiführen kann. Es ist also — zumal die Erfolge, die durch Operation und Strahlen erzielt werden, nicht zufriedenstellend sind — völlig unverständlich, daß jede andere Therapie konsequent abgelehnt wird. Nobelpreisträger Professor Domagk hat einmal festgestellt, daß das Krebsproblem viel zu komplex sei, um dafür eine hundertprozentige ›Patenttherapie‹ zu finden. Es müßte also ›jedes Mittel recht sein‹, um gegen den Krebs anzugehen. Auch wenn sie von der Schulmedizin als ›unwissenschaftlich‹ abgetan wird!

Ich stehe hier vor Ihnen«, sprach Hansen weiter, »wie ein Rufer in der Wüste ... ich weiß es. Ich weiß auch, daß weltberühmte Namen aufstehen werden, um mich, den kleinen Arzt, mundtot zu machen. Wenn ich den Kampf trotzdem aufnehme, so nicht, um durch Rummel einen Namen zu bekommen oder mich an der Klinik zu bereichern, sondern nur aus dem Verantwortungsbewußtsein heraus, das ich als Arzt gegenüber den Kranken habe, die als Unheilbare aufgegeben wurden. Solange ich die Möglichkeit habe, zu helfen — und sei es mit unkonventionellen Mitteln — solange versuche ich zu helfen.«

Am Abend wurden Ausschnitte der Eröffnung der ersten deutschen Krebsklinik im Rundfunk übertragen.

Karin Hansen hatte sich in ihrem Krankenhausbett aufgesetzt und hielt den Kopfhörer an das rechte Ohr. So traf sie der Oberarzt an, der kurz vor dem Nachhausegehen noch einmal bei Karin ins Zimmer blickte.

»Wer singt?« fragte er. »Gigli oder Schock?«

»Mein Mann ...«

»Was — der singt auch?« Der Oberarzt lachte, aber es klang unsicher. Die Augen Karins verhießen nichts Gutes.

»Er hat seine Klinik fertig. In vier Wochen soll sie eröffnet werden. Gerade spricht er vor der Presse ...«

»Und gibt den ehrwürdigen Herren Professoren Fußtritte, was? Ihr guter Jens tut mir leid ...«

»Mir auch. Aber er will keine Vernunft annehmen. Alle Warnungen hat er eigensinnig überhört ... Alles, was ihm bisher auf diesem geraden Weg ins Unglück widerfahren ist, war ihm anscheinend noch nicht genug, um ihm zu zeigen, daß er einem Phantom nachrennt. Sogar der Tod seines Kindes ...«

»Ihr Mann liebt Sie«, sagte der Oberarzt eindringlich. »Und der Verlust des Kindes hat ihn tief getroffen.«

»Er hat sein eigenes Kind der Klinik geopfert ...«

»Können Sie sich nicht durchringen, Frau Karin, auch daran zu denken, daß Sie vielleicht falsch oder zu impulsiv reagiert haben?«

»Nein!« Karins Gesicht war spitz und hart. »Ich habe nun einmal nicht die Größe und die Nerven, das alles zu ertragen und weiter mitzumachen. Ich kann nicht mehr! Das ist doch keine Schande ... Ich liebe Jens wie früher, vielleicht noch mehr ... aber ich kann nicht mehr neben ihm sein, weil ich weiß, daß ich es nicht aushalte! Das klingt sehr egoistisch, nicht wahr?«

Statt zu antworten, stellte der Oberarzt das Radio ab. Die Stimme Hansens brach ab. Karin zuckte zusammen. Daß sie ihn nicht mehr hörte, war ihr wie ein plötzlicher körperlicher Schmerz.

»Aber wie soll es weitergehen ...?« fragte der Oberarzt.

»Ich weiß nicht!« Karin nahm den Kopfhörer an das Ohr und drückte die Ortstaste des Radios herunter. Da war Hansens Stimme wieder.

Leise verließ der Oberarzt das Zimmer.

Frauen sind wirklich ein Rätsel, dachte er.

Am Entlassungstag holte Hansen seine Frau ab.

Es war das erstemal seit Wochen, daß er sie wiedersah. Sie begrüßten sich, als sei er gerade von einem Patientenbesuch zurückgekommen. Sie gaben sich die Hand, sahen sich lächelnd an und gingen Arm in Arm durch die Klinik und hinaus zum Parkplatz.

Vom Fenster des zweiten Stockwerkes blickte ihnen der Oberarzt nach. Er war versucht, beide Daumen zu drücken, daß die sichtbare Eintracht auch weiterhin bestehen bleibe. Als er sich vom Fenster wegwandte, stand Professor Commius hinter ihm. Auch er hatte hinausgeblickt. Der Oberarzt hatte ihn weder kommen hören noch hinter sich bemerkt.

»Das geht nicht gut«, sagte Commius. »Die kleine Frau befindet sich in einer völligen Auflösung. Sie kann diesen Hansen einfach nicht mehr verkraften. Er ist über ihre Welt hinausgewachsen ... ob zu seinem Heil, das steht nicht zur Diskussion. Auf jeden Fall geht's so nicht gut ...«

Sie sahen zu, wie Karin und Jens in den Wagen stiegen. Er half ihr beim Einsteigen, deckte sie mit einer Wolldecke zu und drückte ein weiches Kissen in ihren Rücken.

»Sie lieben sich ...« sagte der Oberarzt.

Professor Commius nickte. »Das ist es! Hansen braucht für sein Vorhaben eine nüchterne, kalte Frau. Ein solches Übermaß an Seele hält nicht durch.«

Hansen fuhr schnell durch die Stadt. Als sie die Ausfallstraße erreicht hatten, legte Karin die Hand auf Jens' Arm.

»Wohin fährst du?« fragte sie.

»Nach Hause ...«

»Aber die Straße führt nach Plön ...«

»Ich hatte noch keine Gelegenheit, es dir zu sagen: Ich bin mit unseren Siebensachen inzwischen umgezogen. Wir wohnen jetzt in einem Anbau der Klinik. Aber bestimmt wirst du dich in der neuen Heimat schnell wohlfühlen ...«

»Meine Heimat bleibt dort, wo ich glücklich mit dir war.« Ihre Stimme war ganz ruhig.

Hansen starrte geradeaus auf die vereiste Straße. »Ich sagte dir aber, Karin — alle Möbel sind bereits in der neuen Wohnung. Nur die Praxis ist noch eingerichtet. Sie wird nächste Woche abgebaut. Die Häuser sind vermietet ...«

»Ohne meine Einwilligung, Jens?«

»Ich nahm an ... sicher wirst du damit einverstanden sein, habe ich angenommen. Der Professor hat mich ja nicht zu dir gelassen ...«

Sie hob die Schultern, als friere sie trotz der sie einhüllenden dicken Decke. »Dann fahr bitte weiter nach Hamburg ...«

»Nach Hamburg?« Hansen umklammerte das Lenkrad. Er hatte zuviel Gas gegeben, der Wagen schlidderte über die vereiste Straße. Karin hielt sich an der Fensterkurbel fest.

»Zu meiner Schwester. Ich bleibe dort, bis du dich endgültig entschieden hast. Klinik oder ich! Ich und Kinder — oder Scheidung!«

»Karin! Du stellst mir ein Ultimatum! Ich bitte dich, nimm es zurück! In drei Wochen kommen die ersten Patienten. In vierzehn Tagen ziehen die Ärzte und Schwestern ein. Es gibt doch kein Zurück mehr!«

»Eben, Jens! Drum fahr mich bitte nach Hamburg.«

Sie lehnte sich zurück. Die Gleichförmigkeit, mit der sie gesprochen hatte, erschreckte Hansen tief. Er spürte das Endgültige, zu dem sich Karin in den einsamen Wochen ihrer Krankheit durchgerungen hatte.

Widerspruchslos bog er nach ein paar Kilometern ab und fuhr über den Zubringer zur Hamburger Autobahn.

Karin schwieg. Nicht einmal das »Fahr bitte nicht so schnell« sagte sie mehr.

Kurz vor der Autobahnabfahrt hielt Hansen am Seitenstreifen an. Seine Stimme schwankte.

»Karin ... gibt es denn keine Möglichkeit mehr? Wir lieben uns doch ...«

Sie drehte ihm einen langen Augenblick das Gesicht zu, dann wandte sie es wieder ab. »Fahr bitte weiter«, sagte sie, »es wird schon dunkel.«

»Soll das das Ende sein, Karin?«

»Für dich ist es ein Anfang. Ich werde beten, daß dir alles gelingt ...«

VII

Der Abschied war kurz. Karin und Jens gaben sich die Hand, als seien sie nur gute Bekannte, die ein Stück Weges zusammen gefahren waren. Karin strich sich über die Augen. »Ich bin müde, Jens«, sagte sie. »Ich lege mich gleich hin. Ich wünsche dir viel, viel Glück ...«

»Karin!« Hansens Stimme zerfiel. »Sollten wir nicht doch noch einmal über alles reden ...?«

»Warum denn, Jens?« Sie sah ihn aus großen, leeren Augen an. Dann nickte sie ihm zu, wandte sich ab und verließ langsam das Zimmer, in dem Hansen und Frau Kieling, Karins Schwester, zurückblieben. Hansen hatte Karin auf ihren Wunsch bei ihrer Schwester, die mit einem Hamburger Rechtsanwalt verheiratet war, abgesetzt und ihr Gepäck hinauf in die Wohnung gebracht.

Frau Kieling hatte sich nicht gewundert, als ihre Schwester vor der Tür stand. In den sechs Wochen, die Karin in der Klinik lag, hatte sie oft mit ihr telefoniert, hatte versucht, sie zu besänftigen, ihr gut zuzureden und ihr Mut einzuflößen. »Wenn du erst gesund bist, wirst du keine Sekunde mehr daran zweifeln, ob du mit dem, was kommt, fertig wirst.« Aber es hatte nichts gefruchtet. Der Schock saß anscheinend zu tief. Vielleicht war es verkehrt gewesen, in sie zu dringen, vielleicht war es wichtiger, daß man ihr Zeit ließ, mit allem fertig zu werden.

»Es ist nur eine Nachwirkung, glaub es mir«, sagte Frau Kieling zu ihrem Schwager Hansen. »Sie hat mir alles erzählt ... sie war nie die Robusteste von uns vier Schwestern. Verlaß dich auf mich. Du mußt nur Geduld haben, Jens ...«

»Sie kann einfach nicht verstehen, daß ich für die Kranken da bin«, sagte Hansen, »daß zuerst die Kranken kommen und dann wir und unser Leben.«

»Welche Frau könnte das in dem Maße begreifen, wie du es forderst? Ich gebe sogar zu, daß es auch mir schwerfällt. Was du mit deiner Klinik bezweckst, ist mir geradezu unheimlich.«

»Ich will helfen, weiter nichts!«

»Weiter nichts! Wie stolz das klingt! Helfen und heilen, mit Mitteln, die gegen alle Vernunft sind?«

»Was ist Vernunft in der Krebstherapie?« Dr. Hansen zog den Mantelkragen hoch. Es war, als fröre er. Überall eine Wand, gegen die ich anrenne, dachte er. Hat man das allgemeine Denken schon so schablonisiert, daß jeder freie Gedanke unerhört und bekämpfungswürdig wird?

Frau Kieling hob die Schultern. »Du bist wie Hugo, Jens, ihr schlagt euch mit unlösbaren Problemen herum ... Ich verstehe das einfach nicht ... Ist das alles deine Karin wert? Kannst du Karin dafür hergeben?«

»Sie geht, nicht ich! Wenn jetzt einer einen seelischen Halt braucht, bin ich es! Ich muß diesen Weg gehen«!

Die Schwägerin nickte. »Laß Karin bei mir, Jens. Sie soll sich hier erholen. Vielleicht wird sie zurückkommen, wenn sie sieht, daß dein Weg nicht so unüberwindlich steil ist ...«

»Vielleicht ... sagst du ...?«

»Ja. Vielleicht. Heute ist es für Karin endgültig.« Sie hielt Hansen am Mantel fest, als er mit einer plötzlichen Bewegung zum Schlafzimmer stürzen wollte. »Bitte, bleib jetzt. Dränge sie nicht. Du magst ein Genie sein — wer weiß es? —, aber von Frauen verstehst du nichts. Gar nichts!«

In der Nacht fuhr Hansen von Hamburg zurück nach Plön. Er hatte Karin nicht mehr gesehen. Schwager Hugo Kieling, der ein bekannter Hamburger Rechtsanwalt war, hatte ihm versprochen, anzurufen und von Karin zu berichten. Er war ein massiger Mann mit einer Vorliebe für alten französischen Rotwein. »Ich bring Karin schon wieder hin, Jens«, hatte er versprochen. »Idealisten wie dir fehlt die leitende Hand. Ein guter Reiter reitet mit Kandare, aber er gebraucht sie nur selten. Du kommst mir vor wie ein Anfänger, der ohne Sattel und Zaumzeug über Zweimeterricks springen will ...«

So vollgepumpt mit tröstenden Worten fuhr Hansen langsam durch die Nacht der Holsteinischen Schweiz entgegen. Beim Morgengrauen sah er den See vor sich liegen. Der Komplex der Krebsklinik schälte sich aus dem Morgendunst.

In der Wohnung Franz Wottkes brannte bereits Licht.

Hansen sah auf seine Uhr. Kaum sechs.

Am Ufer hielt er an. Der Morgenwind drang durch die Seitenscheiben. In der Klinik gingen die Lichter an. Erst in der Eingangshalle, dann in den OPs, im Treppenhaus ... Franz Wottke ging durchs Haus und kontrollierte die Heizungskörper. Ist sie Karin wert, diese Klinik, dachte Hansen. Ihn fror. Er schlug den Mantelkragen hoch und zog die Schultern zusammen. Hat dieses Haus ein Recht, mich ganz in Anspruch zu nehmen?

Aus vielen Fenstern fiel jetzt Licht. Ein Luxushotel des Leidens. Aber auch eine Oase der Hoffnung.

Hoffnung ... das zweitschönste Wort der Menschen nach dem Wort Liebe.

Hansen ließ den Wagen wieder an und fuhr in den Innenhof der Klinik.

Auf der Treppe zum Eingang lief ihm Franz Wottke, der Hausmeister, entgegen.

»Herr Doktor!« rief er. »Ich habe überall herumtelefoniert,

wo Sie sind! Haben Sie denn vergessen: Heute stellen sich doch die anderen Ärzte vor... Um zehn Uhr!«

Pünktlich um 10 Uhr ließ Hansen die Bewerber in den großen Gemeinschaftsraum der Klinik bitten. Franz Wottke stand hinter einem Epidiaskop, neben sich einige Schachteln mit Dias und Zeitschriften. An der Rückwand des Saales hing eine große Kinoleinwand.

Im weißen Kittel begrüßte Hansen die jungen Kolleginnen und Kollegen. Er gab jedem die Hand, freundlich, mit ein paar persönlichen Worten. Dabei löste sich die konventionelle Spannung, die Scheu, dem »Chef« gegenüberzustehen, die natürliche Angst und das hemmende Minderwertigkeitsgefühl, das jeder Kliniker kennt, wenn er dem »Großen« gegenübertritt.

Hansen kannte das aus seiner Krankenhauszeit. Der Chef ist der ungekrönte König, der Oberarzt sein Minister, und der kleine Assistenzarzt ein Nichts. So sollte es in der Klinik Hansens nicht sein...

Jens Hansen sah über die vor ihm sitzenden jungen Ärztinnen und Ärzte. Er stand — innerlich etwas aufgeregt — vor ihnen. Man erwartet von ihm Wundertaten, das wußte er. Und er hatte plötzlich Angst.

»Meine Damen und Herren!« Die Stimme Hansens klang trotzdem sicher durch die Stille, die im Saale lag. Sie klang klarer und forscher, als er es von sich erwartet hatte. »Ich will Ihnen an Hand einiger Bilder zeigen, welche Therapie wir in unserem Hause anwenden werden. Ich werde es verstehen, wenn einige der Kollegen danach aufstehen und weggehen werden. Unsere Arbeit wird sich aufbauen auf die Hoffnung, einen der Wege im Kampf gegen den Krebs zu beschreiten, nicht auf die Sicherheit, daß es der richtige Weg ist! Aber jeder kleinste Erfolg ist so ungeheuer wichtig für die Krebsbekämpfung, daß wir uns an ihn klammern sollten.« Er holte tief Atem: »Wir sind der Ansicht, der Krebs ist keine Lokalerkrankung. Die sichtbaren Tumore können nicht allein die Krankheit Krebs sein, sondern nur die Erscheinungsformen! So wie man ein maulwurfdurchwühltes Feld nicht reinigt, indem man die Maulwurfhügel abträgt, den Maulwurf aber in der Erde läßt, so wenig ist der Krebs zu heilen, indem man die Geschwülste entfernt, die ursächliche Krankheit aber im Körper läßt. Krebs ist für uns eine Ganzheitserkrankung des Körpers und deshalb neben der Chirurgie auch ein Therapiefeld der Inneren Medizin! In diesem Sinne begrüße ich Sie in der neuen ›See-Klinik‹, der ersten deutschen Krebsklinik interner, biologischer Kombinationstherapie...«

Nach einem Zwei-Stunden-Referat mit Bildreihen des »Falles Svensson« hatte Dr. Hansen seine Gäste vor die Entscheidung gestellt. Ein großer Teil der Ärzte verabschiedete sich mit netten Worten. Hansen hörte immer wieder heraus: »Wir können uns mit dieser Therapie nicht befreunden.« Oder: »Wir verstehen Sie nicht, Herr Hansen...« Oder: Schweigen. Ein langer

Blick beim Händedruck. Ein Blick, der das aussagte, was der Mund aus Höflichkeit verschwieg: ›Sie rennen einem Phantom nach ...‹

Nur eine Handvoll Ärzte blieb zurück. Fünf junge Mediziner und eine schwarzhaarige, mädchenhafte Kollegin mit braunen, glänzenden Augen. Sie warteten, bis die anderen Gäste den Saal verlassen hatten und von Franz Wottke bis zum Ausgang begleitet wurden.

Stumm sah Dr. Hansen die sechs Zurückgebliebenen an. Glauben sie, dachte er. Oder suchen sie nur ein Abenteuer? Habe ich sie wirklich überzeugt?

»Sie sind mutig«, sagte Dr. Hansen langsam. Die sechs zuckten zusammen.

Nacheinander traten sie vor, nannten ihre Namen.

»Peltzer.«

»Summring.«

»Adenberg.«

»Reitmayer.«

»Wüllner.«

Als letzte die junge Ärztin. Ihr Händedruck war fest, voll Vertrauen und Anerkennung.

»Marianne Pechl.«

»Sie haben wirklich Mut«, wiederholte Hansen und hielt ihre Hand fest. Dr. Marianne Pechl schüttelte den Kopf. Ihre schwarzen Locken wirbelten um das runde Gesicht.

»Ein Arzt, der keinen Mut hat, wäre besser Schriftsteller geworden.«

»Sie halten Schriftsteller nicht für mutig?«

»Wenig. Sie erleben ihre Abenteuer meist gemütlich am Schreibtsch.«

Hansen lachte. Die Spannung, die zwischen den sechs Zurückgebliebenen gelegen hatte, löste sich. Franz Wottke kam vom Eingang zurück in den leeren Saal. Er hielt seine Schirmmütze in der Hand. In seinen weißen Haaren glitzerten Eiskristalle.

»Sie sind weg, Herr — Chefarzt!« sagte er. Zum erstenmal nannte er Hansen Chefarzt. Es berührte Hansen merkwürdig. Er wandte sich zu den sechs Ärzten, die stumm herumstanden, etwas hilflos und verloren in dem großen Saal. Er hatte fast das Gefühl, glücklich zu sein ...

Am nächsten Tag zogen die Schwestern ein, die Diätköchinnen, die Krankenpfleger, die Laboranten, die Sekretärinnen. Leben kam in das etwas abseits liegende Schwestern- und Ärztehaus, ein Hauch von Gesundheit.

Dr. Hansen hatte in den vergangenen Wochen jeden Mitarbeiter gründlich ausgesucht.

Jetzt ging er durch die Zimmer und Wohnungen seiner neuen Mitarbeiter. Der Verwaltungsdirektor, aus einer großen bayerischen Privatklinik nach Plön gekommen, begleitete ihn. Sie überzeugten sich, daß das Personal zufrieden war.

Am Nachmittag wurden die Stationen eingeteilt. Der Diätplan für die nächsten vier Wochen stand bereits fest, der Behandlungsplan war in den Grundzügen durchgesprochen worden. An Hand der Röntgenbilder und der von den ersten Patienten eingeschickten Krankengeschichten waren die individuellen Therapiemaßnahmen fixiert worden. Die genauen Behandlungen mußten nach der klinikeigenen Untersuchung erst festgelegt werden.

Und dann war Jens Hansen allein. Das große Haus schlief. Nur im Ärztekasino brannte noch Licht. Dort diskutierten die jungen Assistenten. Ab und zu wehte der Wind die Klänge von Klaviermusik herüber, zerflatternde Töne einer Melodie. Marianne Pechl, dachte Hansen. Sie hat gesagt, wie gern sie Klavier spielt. Eigentlich hatte sie Pianistin werden wollen.

Jens Hansen stand am Fenster seiner Wohnung im Parterre der Klinik und legte die Stirn gegen die kalte Scheibe. Der See lag dunkel, halb zugefroren unter einem verhangenen Himmel. Vielleicht schneite es in dieser Nacht wieder, wenn es nicht zu kalt war.

Nie hatte er seine Einsamkeit so bedrückend empfunden wie jetzt. Übermorgen kamen die ersten Patienten. Noch 48 Stunden, und er trat in ein Leben ein, das Höhepunkt oder Absturz sein konnte. Jetzt, in diesen langen, unendlich schleppend dahingehenden 48 Stunden, brauchte er — Karin. Brauchte er eine Hand, die ihn hielt, brauchte ihre Nähe, wollte ihren Atem hören und den Kopf an ihre Schulter lehnen ...

Brüsk wandte sich Hansen um und ging zum Telefon. Er wählte Hamburg. Als er die polternde Stimme seines Schwagers hörte, wich der Druck, der auf ihm lag.

»Wie geht es Karin?« fragte er hastig. »Schläft sie schon?«

»Du hast Nerven! Mitten in der Nacht fragst du, ob sie schläft!« Hugo Kieling gähnte. Man hörte es klar, die Verbindung war deutlich. »Die Frauen waren heute im Kino.«

»Im Kino? Karin?«

»Wir lenken sie ab, so gut es geht. Sogar die Zeitungen verbergen wir vor ihr, in denen über die Eröffnung deiner ›See-Klinik‹ berichtet wird. Hör mal, einen besseren Namen hättest du wohl nicht finden können?! Was hältst du von: ›Krebs-Palast‹?!« Hugo Kieling lachte.

Hansen umklammerte den Telefonhörer. »Laß den Unsinn, Hugo. Ich will wissen, wie es Karin geht. Ich vermisse sie sehr ...«

»Sie dich nicht. Leider! Sie hat sich im Kino großartig amüsiert.«

»Hugo ... bitte ...«

»Mein Gott, wie ernst du alles nimmst! Warte ab, mein Junge! Die Alternative, die dir Karin gestellt hat, hast du ja beantwortet. Du hast die Klinik gewählt. Eine theoretische Frage: Würdest du in eine Scheidung einwilligen, wenn Karin wirklich ...«

»Aber das kann sie doch nicht!« Hansen stützte sich auf den Schreibtisch. »Sie kann mich doch nicht verlassen ... Ich liebe sie doch ... Sie muß doch einsehen, daß neben Karin und Jens Hansen auch noch andere Menschen auf der Welt leben ... Sie kann mich doch nicht verlassen, weil ich helfen will!«

»Alles im Leben, auch die Liebe, ist eine Nervensache, mein Junge. Der eine hat die Nerven, der andere nicht. Warte also ab, was wird ... Ich würde dir raten, gerade, weil du auch Chirurg warst, daß auch bei euch ein radikaler Schnitt am besten ...«

Hansen legte den Hörer auf. Er wollte nicht weiterhören. Karin kam nicht ... Karin ließ ihn allein. Jetzt, in dieser Stunde ... Nur das begriff er, nichts weiter. Keine Argumente, keine Versuche, sie zu verstehen. Allein ... das war ein Wort, das er Zeit seines Lebens immer gefürchtet, ja gehaßt hatte.

Mechanisch stellte er das Radio an. Tanzmusik. Sie wirkte wie Hohn. Hansen schaltete den Apparat sofort aus. Er ging zum Fenster, riß es auf. Mit dem eisigen Seewind drang die leise Klaviermusik ins Fenster. Ein Walzer, beschwingt, voller Lebensfreude ... Da schloß er das Fenster wieder und lehnte sich an die Wand, ein Gefangener seiner riesigen Klinik.

Dreimal überhörte er das Klopfen an der Tür. Als Franz Wottke schließlich eintrat und sich räusperte, fuhr er erschrokken zusammen.

»Draußen ist eine Frau.« Wottke blieb in der Tür stehen. Er sah, daß er störte. »Eigentlich ist es schon mehr eine Dame ...«

Hansen versuchte zu lächeln. »Wer ist es denn?«

»Sie wollte keinen Namen nennen. Aber sie will unbedingt zu Ihnen, Chef. Um diese Zeit ...«

»Dann laß sie kommen. Vielleicht eine Kranke ...«

»So sieht sie wieder nicht aus.« Wottke grinste. »Die fährt einen Sportwagen. Als junge Burschen haben wir bei so etwas immer durch die Zähne gepfiffen, Chef ...«

Während Wottke die späte Besucherin aus dem Empfangszimmer holte, zog Dr. Hansen seine Jacke über. Dann ging er zum Fenster und zog die Vorhänge zu.

»Guten Abend, Herr Chefarzt!«

Langsam drehte sich Hansen herum. »Guten Abend«, sagte er gedehnt und war bemüht, sich seine Überraschung nicht anmerken zu lassen. »Was machen Sie denn in Plön?«

Herta Färber zog ihren Seehundmantel aus und warf ihn über die Lehne des Schreibtischsessels. Sie trug einen engen Rock und einen flauschigen Pullover.

»Ich habe mich einer Schulfreundin erinnert, die in Malente wohnt.« Herta Färber strich sich die Haare aus der Stirn. »Die gute Magda ist heute Lehrerin. War immer unsere Klassenbeste. Und da ich mich freute, Magda wiederzusehen, hat mir Oberarzt Färber Urlaub und sogar seinen Wagen gegeben, um nach Malente zu fahren. Wie finden Sie das?«

»Nobel. Ehemänner verleihen ungern ihre Wagen.«

Sie verschränkte die Arme. »Ist das draußen kalt! Haben Sie einen Whisky hier?«

»In unserer Klinik gibt es keinen Alkohol ... außer für medizinische Zwecke.«

»Ist Unterkühlung kein medizinischer Fall?«

»Ich kann Ihnen einen Tee anbieten. Malventee, reich an Vitamin C!«

Herta Färber lächelte vielsagend. »Sie können ja sarkastisch sein, Herr Hansen! Welch ein Fortschritt! Gut, brauen Sie mir Ihren Malventee.«

Hansen ging hinaus, läutete nach Wottke und ließ ihn den Tee kochen. Bevor er in sein Zimmer zurückkehrte, blieb Hansen vor der Tür stehen. Was wollte Herta Färber? Um diese Zeit? In seiner Klinik? Hatte Färber sie reisen lassen, um auszuspionieren, wie weit Hansen war? War Herta Färber der schöne, verführerische Späher eines zu allem entschlossenen Feindes?

Hansen mahnte sich zur Vorsicht.

Herta Färber saß auf der Couch, als Hansen mit dem Tee zurückkam, ihre langen schlanken Beine seitlich ins Licht der Stehlampe geschoben.

»Darf man rauchen, Herr Chefarzt?«

»Bitte. Sie sind nicht mein Patient.«

Hansen gab ihr Feuer. Die kleine Flamme des Streichholzes reflektierte in ihren Augen.

»Auch kein ungebetener Gast?«

»Weiß Ihr Mann, daß Sie hier sind?«

Herta Färber nickte.

»Sie sind ehrlich. Er schickt Sie?«

»Nein. Der Plan, nach Plön zu fahren, stammt von mir. Hubert sah nur die Möglichkeit, damit auch das für ihn Nützliche zu verbinden. Deshalb seine Großzügigkeit, die Sie eben lobten.«

»Ich zeige Ihnen gern die Klinik.« Hansen richtete sich auf. Hertas Parfüm verwirrte ihn. »Professor Runkel wird schlaflose Nächte haben, wenn Sie berichten ...«

»Das ist nicht so wichtig.« Herta Färber sah sich um. »Ist Ihre Frau noch auf?«

Jens Hansen schüttelte stumm den Kopf.

»Schade. Ich hätte gern mit ihr geplaudert.« Hertas Augen ließen ihn nicht mehr los. »Die Ärmste. Dieses Unglück mit dem Kind ...«

»Lassen Sie die albernen Reden, bitte!« unterbrach sie Hansen brüsker als er wollte.

Herta Färber schluckte die Zurechtweisung. Hier war ein Mann, der nicht vor ihr kapitulierte. Ein Mann, der nicht zerfloß, sondern zurückschlug. Hart und mit beiden Fäusten ...

Ihre Stimme klang fast zärtlich als sie sagte: »Ihre Frau wird es übelnehmen, wenn wir sie nicht ...«

»Meine Frau ist in Hamburg.« Hansens Gesicht war kantig. Er stand mit dem Rücken zu ihr. Aber etwas, was er sich nicht erklären konnte, zwang Hansen, sich zu Herta Färber umzudrehen.

»Sie Einsamer«, sagte sie. Er hielt ihren Blick aus und spürte wieder den Duft ihres Parfüms. Das Wort hatte ihn getroffen.

Es riß eine Barriere nieder, es sprengte seine Abwehr.
»Wir werden uns scheiden lassen.«
»Hat sie Sie ...«
»Nein!« Das Wort klang lauter, als ihm bewußt war. »Ich habe sie mit der Klinik betrogen.«
Einen Augenblick lang schien es, als sei Hansen allein im Zimmer. Wenn nicht der Duft ihres Parfüms gewesen wäre — und dann ihre Stimme:
»Und jetzt halten Sie sich für einen Märtyrer?«
Er sah sie an. Ihre Hand deutete auf den Platz neben sich auf der Couch. Und diese Bewegung war so selbstverständlich, als säße sie in ihrem Haus und er wäre ihr Gast.
Er setzte sich neben sie. »Sie haben Ihren Tee nicht getrunken.«
»Den Malventee mit Vitamin C.«
Kein Spott lag in ihrer Stimme. Sie lehnte sich weit zurück, ihr Kopf lag auf der Rückenlehne der Couch, ein heller Fleck, der Hansen anzog. Leicht geöffnete Lippen, die fragten: »Gibt es eigentlich kein Vitamin H? H wie Herz?«
Noch bevor Jens wußte, ob das zynisch oder scherzhaft gemeint war, war ihr schmales Gesicht neben seinem. Ihre Augen, groß und verheißungsvoll und gar nicht mehr kühl.
Und Jens Hansen wußte plötzlich wieder, wonach er sich vorhin gesehnt hatte, wonach er sich jetzt sehnte. Und die Sehnsucht machte ihn so blind, und ihr Mund so stumm ...

Dr. Marianne Pechl war noch auf. Sie saß in ihrem Zimmer. Einem Raum, den zuvor noch nie jemand bewohnt hatte. Vor einem neuen kleinen Schreibtisch — vor einer Zukunft, die so blank war wie die leere Seite ihres Tagebuches vor ihr.
»Dr. Hansen«, schrieb sie, »ist ein seltsamer Mensch. Noch wird keiner klug aus ihm. Noch sind seine Gedanken, auch wenn sie überzeugend klingen, nicht unser Eigentum. Wahrscheinlich können sie das auch nicht. Sie sind so neu, so ganz anders, daß wir uns selbst nicht wie Ärzte, sondern eher wie Patienten vorkommen.
Dr. Friedrich Wüllner, der heute mit mir gemeinsam in der Klinik angefangen hat, scheint der netteste unter den Kollegen zu sein. Kommt aus der Ostzone, war dort vier Jahre in einer großen Klinik, die sich auch mit Krebsforschung befaßte und es muß wohl Schwierigkeiten gegeben haben, über die er nicht gern spricht. Jedenfalls ist er jetzt in der Seeklinik.
Ich freue mich auf unsere Zusammenarbeit. Er ist klug und bestimmt ein großartiger Mensch.
Bei Dr. Hansen ist noch Besuch. Ein Sportwagen parkt vor der Klinik. Wann schläft dieser Mann eigentlich? Der Hausmeister sagte, daß während der letzten Nächte immer Licht in seinem Zimmer gebrannt hat.
Ich gebe zu, daß ich ein wenig Angst habe, wenn ich an übermorgen denke. Die ersten Patienten treffen dann ein. Ich bin sechsundzwanzig Jahre alt und liebe das Leben — und ich muß von übermorgen an unter Hoffnungslosen leben ...

Und trotzdem bin ich gern hier ...«

Dr. Marianne Pechl wollte ihr Tagebuch schon zuklappen, als sie noch einen Nachsatz einschrieb:

»Er hat unwahrscheinlich blaue Augen — dieser Wüllner ...«

Neununddreißig Betten wurden belegt.

In den Labors wurden die Dunkelfeldaufnahmen gemacht, die Grade der fehlerhaften Blutzusammensetzungen festgestellt. Vier Mandelausschälungen waren gemacht worden und auf der Zahnstation herrschte Hochbetrieb. Wie bei vielen Krebskranken zeigten auch Hansens erste Patienten schwere Zahnschäden.

Die ersten therapeutischen Maßnahmen liefen an. Und für die neuen Ärzte begann die Umstellung. Was sie bisher als hoffnungslos betrachtet hatten, sollte in ihren Augen nun eine Chance, und wenn sie noch so gering sein mochte, zur Heilung haben.

Dr. Jens Hansen wußte es: Es war schwer, daran zu glauben.

»In Ihren Augen liegt ein wichtiger Teil unserer Therapie!« sagte er immer wieder. »Die Kranken sehen Sie an! Sie müssen ihnen den Glauben vorleben. Denn unser Leitgedanke ist einfach:

Großer Optimismus in der Therapie!

Scharfe Kritik am Erfolg!«

Er sah seine Mitarbeiter nacheinander an: »Erinnern Sie sich, was ich Ihnen an dem Tag gesagt habe, an dem Sie sich entschlossen haben, mit mir in der See-Klinik zu arbeiten: ›Was Sie hier erwartet, ist eine Nervenbelastung, eine Tag- und Nachtbereitschaft, wie sie kaum anderswo zu finden ist. Sie haben alles auf sich genommen — zum Wohl von Patienten, die alle Hoffnungen in Ihre Hände gelegt haben. Wir müssen einfach versuchen, sie in diesen Hoffnungen zu bestärken.«

Hansen wußte, warum er seine Ärzte darum bat: Die völlige Umstellung der Ernährung, die Ausschaltung aller schädlichen Stoffe chemischer und physikalischer Natur, warf die Patienten der See-Klinik zunächst zurück. Und auch die nach Hansens Behandlungsmethode angewandte Therapie in drei Stufen bedeutete eine Belastung der Kranken, an die sie sich erst gewöhnen mußten: Beseitigung der erkrankten Kausalfaktoren, Beeinflussung der Zweitschäden und damit des Tumors und schließlich die spezielle Einwirkung auf das Wachstum des Tumors.

Jens Hansen hatte eine große Behandlungsskala vorbereitet. Als er sie durchzuführen begann, von der ersten Bürstenabreibung am frühen Morgen bis zur letzten Diätmahlzeit, eingebaut in einen Zeitplan, der auf die Minute genau mit eiserner Disziplin durchgeführt werden mußte, da hielten sich die Ärzte, Schwestern und Laboranten an den Chef. Und sie begannen zu verstehen, worum es ihm in seiner Klinik ging.

Dr. Jens Hansen schien allen bleicher geworden als vordem, aber von seiner Idee mit einer Energie aufgeladen, die unheimlich war.

Erschrocken blickte Hansen auf, als sich die Tür zu seinem Zimmer noch spät am Abend öffnete und Herta Färber eintrat.

Sie war geblieben. Und was sie nie geglaubt hatte, daß es möglich sei, entdeckte sie jetzt von Tag zu Tag mehr an sich selbst: Sie interessierte sich für die Kranken.

Jens Hansen diktierte ihr seine persönlichen Beobachtungen und Statistiken.

Aber Herta Färber war nicht gekommen, um über Krankengeschichten zu sprechen.

»Ich habe heute an Hubert geschrieben«, begann sie und setzte sich vor seinen Schreibtisch.

Nur schwer riß sich Hansen aus seinen Gedanken, versuchte zu lächeln und wußte im gleichen Augenblick, daß es ihm mißlungen war. »Bitte, überleg es dir, Herta. Wir sollten über alles noch einmal sprechen. Ich hätte es längst tun sollen ... aber ...«

Sie unterbrach ihn. »Es gibt kaum mehr etwas zu besprechen. Ich bleibe bei dir — weil ich dich liebe. Oder glaubst du, es sei eine Laune?«

Hansen schüttelte den Kopf. »Nein, du vergißt dabei nur die Konsequenzen.«

Herta Färber stand auf. »Ich habe alles überlegt, bevor ich nach Plön kam, Jens.«

Sie ging im Zimmer auf und ab, als fiele es ihr leichter, dabei zu sprechen. »Ich habe alles auf eine Karte gesetzt. So konsequent war ich, so stark ist das, was mich zu dir geführt hat. So entschlossen übergehe ich alles, was mich von dir trennt. Ich wäre bereit, für dich ...«

»Sprich es nicht aus«, fiel ihr Hansen ins Wort. »Du wirst mir sonst noch unheimlicher, als du mir schon bist ...«

Ihr Lächeln wirkte verständnisvoll. »Das sagst du nur, weil du eines nicht kannst: bedingungslos lieben. Du denkst, wo ich fühle. Und trotzdem: gibt es eine bessere Verbindung?«

Hansen hatte Herta genau beobachtet. Er war versucht, das »Ja« auszusprechen, das ihm auf der Zunge lag. Aber Hertas Augen hielten ihn davon ab. Und so sagte er nur: »Ich habe heute eine Bitte an dich: Schick den Brief an deinen Mann nicht ab!«

Wieder das Lächeln, verständnisvoll und wissend zugleich. »Wottke hat ihn bereits zur Post gebracht, Jens.«

Sie sah, daß er betroffen auf die Papiere vor sich sah und blieb vor ihm stehen, die Hände auf die Schreibtischplatte gestützt.

»Du hast deine Klinik — und ich habe dich. Jeder kämpft um das Seine mit allen Mitteln.«

Und Jens Hansen sah ihre Hände auf dem Schreibtisch, mit den langen feingliedrigen Fingern, den schwach lackierten Nägeln — und plötzlich war die Sehnsucht wieder stärker als die Vernunft. Die Angst vor der Einsamkeit größer als die Furcht vor der Gefahr.

Dr. Hansen stand auf und trat hinter Herta. »Ich muß dich wieder fragen, warum du mich eigentlich liebst.«

»Ich weiß es nicht. Ich muß es.« Und sie wandte sich dabei nicht um...

Die Aufzeichnungen über die ersten neununddreißig Patienten der See-Klinik waren niederdrückend. Dr. Wüllner kannte die Röntgenaufnahmen. »Es ist mir ein Rätsel«, hatte er zu Dr. Marianne Pechl gesagt, »wie Hansen diese aufgegebenen Fälle behandeln will.«

Und als die Kollegin schwieg, hatte er hinzugefügt: »Wenn er nur bei einem Erfolg hat, kann er mehr als alle anderen zusammen!«

Und täglich kamen neue Fälle. Der Wettlauf um das Leben hatte eingesetzt, das Klammern an den Strohhalm, der für viele »See-Klinik Dr. Hansen« hieß.

Und genau vierzehn Tage nach der Eröffnung kam Franz Wottke in Dr. Hansens Ordinationszimmer.

Er wirkte müde und ein klein wenig ängstlich.

Wottke hatte keinen Patienten anzukündigen. Hansen wußte es, als er sein Faktotum vor sich sah.

»Ist Ihnen nicht gut, Wottke?«

»Doch, doch, Chef... aber«, er sah Hansen an, als ob er ihn um Entschuldigung bitten müsse. »Sie bekommen Besuch, Chef.«

Wottke war mit ein paar raschen Schritten wieder an der Tür. »Herr Oberarzt Dr. Färber möchte Sie sprechen!«

VIII

»Herr Färber...« Auf diesen Besuch war Hansen am wenigsten gefaßt. Was sollte er ihm erklären. Er konnte nicht mehr rückgängig machen, was geschehen war. »Ich vermute, Ihr Besuch gilt weniger meiner Klinik, als...« Oberarzt Dr. Färber setzte sich nicht, obwohl Hansen ihm einen Sessel anbot. Groß, bleich blieb er stehen und starrte Hansen an.

»Herta schrieb mir, daß sie die Scheidung will.« Es fiel Färber schwer, den Namen seiner Frau auszusprechen.

»Es geschah ohne mein Wissen und gegen meinen Willen...«

»Sie haben sich stets vor Konsequenzen gedrückt, ich weiß.«

Hansen schluckte die bösen Worte. Auf Färbers Seite stand das Recht. Ein Betrogener darf beleidigen...

»Wenn ich Ihnen erklären darf, Herr Färber...«

Dr. Färber hob beide Hände. »Bitte, keine Erklärungen! Die Motive sind für mich völlig uninteressant. Ich will nur wissen, wie Sie sich den weiteren Fortgang denken... Ich habe übrigens Ihrer Frau...«

Hansen fuhr herum. Er hatte sich abgewandt, um dem Blick Färbers zu entgehen. »Was haben Sie?« rief er entsetzt.

»Ihrer Frau die Wahrheit mitgeteilt.«

»Sie...«

»Sie betrügen Ihre Frau und haben nicht einmal das bißchen Ganovenmut, es ihr zu sagen!«

Dr. Färber drehte sich um und ging zum Fenster. »Ich habe sie angerufen. Sie nahm es gelassen auf. Ich möchte fast sagen: Nach ihrem Kind ist Ihre Frau das zweite Opfer Ihrer Klinik. Und das dritte — meine Frau ... Wenn das so weitergeht, sollten Sie neben Ihren Assistenzärzten auch einen Scheidungsspezialisten einstellen.« Die ganze Verbitterung Färbers lag in seinen Worten. »Ich habe nie gewußt, daß man die biologische Therapie so weit ausdehnen kann ...«

Hansen hob die Arme. Er war hilflos, er machte kein Hehl daraus.

»Ich habe Ihnen nichts entgegenzusetzen als die Liebe Hertas«, sagte er leise, »und die habe ich weder gewollt noch gesucht. Aber es ist geschehen, und ich stehe Ihnen zur Verfügung — das ist alles, was ich noch kann!«

»Zur Verfügung! Was sollen denn diese Phrasen? — Sie wollen Herta also hier behalten?«

»Sie will bleiben! Ich habe durch meine Schwachheit Herta zu Konsequenzen ermutigt, die ich nie im Sinn hatte. Ich werde sie tragen müssen ...«

»Müssen! Sagen Sie bloß noch: Sie sind ein Märtyrer! Aber das waren Sie ja immer! Märtyrer des Berufes, nun auch Märtyrer der Liebe! Wenn man Ihnen zuhört, besteht die Welt nur, damit Sie sie erleiden können. Machen Sie sich doch nicht auch noch lächerlich ...«

»Drücken Sie sich ruhig deutlich aus ...« Hansen setzte sich und starrte auf die Muster des Teppichs, der unter dem Rauchtisch des Chefzimmers lag.

»Ich habe einmal innerlich zu Ihnen gestanden, wissen Sie das? Als Runkel mich zwang, diese infamen Artikel gegen Sie zu verfassen, da habe ich mir gesagt: Dieser Hansen ist doch der Bewunderung wert. Das ist jetzt vorbei! Jetzt haben Sie einen Gegner, Hansen, der keinen Fußbreit mehr zurückweichen wird. Ich werde Sie mit allen Mitteln bekämpfen. Und ich weiß, wo ich Sie tödlich treffen kann ...«

»Sie treffen dabei die Kranken, Herr Färber. Ich habe fünf Hoffnungslose im Haus, die hier Kraft zum Weiterleben bekommen oder wenigstens die Kraft, gelassen Abschied zu nehmen ...«

»Das haben Sie sich ja wirklich fein ausgedacht: Wer mir was tut, vergreift sich an Todkranken! Daß Sie sich nicht schämen, Herr Hansen, sich hinter Ihren Patienten zu verschanzen! Daß Sie nicht vor sich selber ausspucken!«

»Herr Färber!« Hansen fuhr auf. Er hatte es hingenommen, persönlich beschimpft zu werden. Aber jetzt war Färber einen Schritt zu weit gegangen.

Doch er besann sich, bevor er von seinem Hausrecht Gebrauch machte. »Bitte, gehen Sie«, sagte Hansen leise.

»Man müßte Ihnen ...« Färber hob die Hand und ließ sie wieder fallen. Brüsk wandte er sich ab und verließ das Zimmer.

Auf dem Flur stieß er fast mit Herta zusammen. Sie schien nicht im geringsten überrascht, ihm hier zu begegnen. Mit Augen, in denen der Wille zum Kampf funkelte, sah sie ihn an. Färber kannte diesen Blick ... Er war immer gleich. Im Zorn, in der Hingabe, in der Freude, sogar im Schmerz. Herta trug einen weißen Laborantinnen-Kittel. Das Haar hatte sie zurückgekämmt und im Nacken mit einer Spange zusammengerafft. Sie sah jünger aus, als sie war.

Hubert Färber wartete darauf, daß sie das erste Wort sagte. Er wartete umsonst. Hinten auf dem Flur ging eine Tür, Stimmen kamen näher und entfernten sich wieder. Herta schwieg beharrlich, nur ihr Gesicht veränderte sich zusehends.

Da ließ Färber sie wortlos stehen und hastete zum Ausgang, als befürchtete er, sie könne ihn ansprechen.

Herta Färber sah ihrem Mann nach. In seinem Schweigen lag die ganze Verachtung, die sie von ihm erwartet hatte. Aber sie hatte damit gerechnet, ja darauf gehofft, daß er ihr die Verachtung mit heftigen Worten entgegenschleuderte. Dann wäre die Begegnung hier anders verlaufen. Sie hatte sich alle erdenklichen Argumente sorgfältig zurechtgelegt.

Herta rannte ans Fenster am Ende des Flurs und sah ihm nach, bis sein Wagen aus der Auffahrt hinausschoß auf die Straße nach Plön.

Dann ging sie zurück zu Hansens Zimmer. Er schien das Eintreten Hertas nicht bemerkt zu haben. Als sie seine Schläfen streichelte, fuhr er zusammen und hob mit einem Ruck den Kopf.

»Nun ist es vorbei«, sagte sie.

Hansen hörte den Triumph in ihrer Stimme, er schüttelte den Kopf. »Es fängt erst an. Es war falsch, daß du ihn verlassen hast und zu mir gekommen bist. Und noch falscher von mir ...«

»Ach!« Ihre Hand zog sich von seiner Schulter zurück. »Hat er dir Angst gemacht, und du bereust jetzt ... Willst du mich aufgeben, weil er es will?«

Hansen stand auf und ging zur Tür.

»Jens!« Herta lief hinter ihm her. »Ich habe nur noch dich! Ich habe alles aufgegeben ... und ich will dir sagen, warum: Ich bin damals gekommen, um zu spionieren, im Auftrag von Hubert. Das hat er dir wahrscheilich nicht verraten. Und ich bin geblieben, weil ich spürte, daß du jemanden brauchtest, der am Wendepunkt deines Lebens bei dir ist. Selbst deine Frau hatte dich verlassen. Nur Fremde waren um dich ... und du warst so verzweifelt.«

Hansen hielt die Klinke der Tür umklammert. »Ich werde heute nachmittag nach Hamburg fahren, zu Karin.«

»Zu Karin ...?« Hertas Stimme schwankte. Zum erstenmal war sie überrumpelt worden ...

»Dein Mann hat Karin angerufen und ihr alles erzählt.«

»Das ist doch ...« sagte Herta langsam. Und dann schnell hinterher: »Auch gut. Ein Grund mehr für Karin, mit der Scheidung nicht länger zu warten ...«

»Weißt du überhaupt, ob ich in eine Scheidung einwillige?« Er sprach so laut, wie nie in seinem Leben. Was sich an Erregung, Scham, an Reue und Verbitterung aufgespeichert hatte, brach aus ihm hervor. »Ich habe mich nie von Karin trennen wollen! Nie! Und auch du bringst das nicht fertig!«

Er riß die Tür auf, rannte über den langen Gang, durch die Halle und hinaus in den Schnee.

Dr. Marianne Pechl sah Hansen aus dem Haupthaus stürzen.

Hansen rannte an ihr vorbei, hinüber zur Garage.

Dr. Pechl stand mit herabgesunkenen Armen im Schnee und sah Dr. Hansen nach. Merkwürdig, dachte sie. Er hat noch nie Launen gehabt...

Ehe Hansen nach Hamburg aufbrach, wollte er für alle Fälle seinen Schwager Hugo Kieling anrufen. Er erreichte ihn gerade noch vor der Mittagspause in der Anwaltspraxis.

Hugo Kieling tat sehr erstaunt. »Wie es Karin geht? Na hör mal! Ich habe dir immer zugute gehalten, daß du ein Phantast bist, aber daß du neuerdings auch noch Paschamanieren entwickelst, das geht für mein bescheidenes Fassungsvermögen doch schon ein bißchen zu weit...«

»Ich will nach Hamburg kommen. Deshalb rufe ich an. Ich will mit Karin über alles sprechen...«

»Worüber? Du hast klare Tatbestände geschaffen. Diese Frau Färber ist bei dir...«

»Ja...«

»Was versprichst du dir da noch von einer Aussprache? Karin hat mich beauftragt, die Scheidung einzureichen. Vorher hätte Karin einen Teil der Schuld auf sich nehmen müssen. Jetzt trägst du sie allein. Das ist dir doch klar?«

»Ja. Aber...«

»Kein Aber, mein Lieber! Wenn du einen operablen Krebs siehst, überweist du ihn an die Chirurgie. Auch Karin ist noch zu retten, wenn sie radikal von dir getrennt wird. Für chirurgische Eingriffe müßtest gerade du Verständnis haben.«

Das also war der Stand der Dinge. Er hatte Karin endgültig verloren. Statt Karin war Herta Färber bei ihm, die er nie hatte gewinnen wollen...

Plötzlich befiel ihn eine panische Angst. Er spürte, daß die seelischen Belastungen über seine Kraft gingen. Von Tag zu Tag wurde er mehr von persönlichen Dingen in Anspruch genommen, abgelenkt. Konnte, durfte er sich das leisten? Er war drauf und dran, sich auch noch an seinen Patienten schuldig zu machen, die sich mit ihren letzten Hoffnungen völlig in seine Hand gegeben hatten.

Er riß seinen weißen Kittel von der Garderobe, streifte ihn hastig über und ging hinüber zum Speisesaal. Seine Patienten sollten sehen, daß er bei ihnen war, für sie da war. Gewiß kam keinem der Gedanke, daß er sich in Wirklichkeit zu ihnen geflüchtet hatte, um nicht mit seinen Qualen allein zu sein...

Im Speisesaal saß Dr. Marianne Pechl an der großen Glastür. Wie in einem Hotel waren die Tische gedeckt. Weiße Tischtücher, gefaltete Servietten, Karaffen mit Brunnenwasser oder

Fruchtsäften. Weiß gekleidete Mädchen trugen die Speisen herum. Die Patienten wirkten wie Kurgäste — wenn man nicht, wie Hansen, wußte, wie es um sie stand.

Dr. Pechl stand auf, als Hansen in den Speisesaal kam. Sie musterte ihn verstohlen. Sein Gesicht war wie eine Maske. Was hat er nur, dachte sie. Beginnen schon die Angriffe, kaum, daß wir zu arbeiten angefangen haben? Verheimlicht er uns etwas?

Hansen blickte über die Tische. Einige Stühle waren leer. Gestern saßen sie noch dort, vier Frauen und ein Mann. Daß sie jetzt fehlten, sah jeder in der großen Gemeinschaft. Jeder wußte, was dieses Fernbleiben bedeuten konnte ... »Zimmer 12, 16 und 23«, sagte Marianne Pechl leise.

»Ich sehe gleich nach.« Hansen ging durch die Tischreihen, schüttelte die Hände und setzte sich auf einen der leeren Stühle. Eines der weißgekleideten Mädchen deckte sofort den Tisch. Ein Glas Fruchtsaft, Platten mit verschiedenen Gemüsen, eine Rohkostplatte, körniger Vollreis, Salate und frisches Obst, Sauermilchkäse. Scheiben von Weizenkeimbrot. Naturreine Kost, frei von allen chemischen Zusätzen, nur gesalzen mit Meersalzen. Nicht eine einzige Reizung nahm der Körper mit diesem Essen in sich auf.

Hansen aß ein paar Bissen, weil man ihn beobachtete. Seine Erregung klang ab. Hier gehöre ich hin, fühlte er plötzlich. Mitten unter meine Kranken. Hier ist mein Platz. Alles andere ist unwichtig.

Ihm schräg gegenüber saß Emile Boncour, Oberst der französischen Armee. Er war einer der ersten Patienten, die sich gemeldet hatten. Seine Krankenberichte waren trostlos.

Ein Streit in einer französischen Zeitung über die Heilung des dänischen Reeders Svensson hatte ihn nach Plön gebracht. Er fiel durch seine vorbildliche Haltung, durch seine tadellosen Manieren sofort auf. Nach zwei Wochen bereits hatte er das Kommando beim Frühsport übernommen. Er war glücklich, wieder eine Aufgabe zu haben und ging in ihr auf.

Neben ihm hatte Fräulein Lisbeth Burker ihren Platz. Eine Schneiderin aus Bremen. Sie war ein Mauerblümchen, das im Schatten blühte und das nie einen Sonnenstrahl der großen Welt mitbekommen hatte. Fräulein Burker war arm. Ihre Schneiderei ging schlecht ... Es gab nur einen kleinen Kreis älterer Kundinnen, der bei ihr nähen ließ. Vier Geschwister legten jeden Monat zusammen, um die Behandlungen, die Operationen, die Bestrahlserien zu bezahlen ... sie hatten auch alles Geld zusammengekratzt, um Lisbeth nach Plön zu bringen. Still, wie sie immer gelebt hatte, fiel sie in der Gemeinschaft nicht auf, betrachtete jeden Tag in dem Luxushaus wie eine Gnade und betete als einzige bei Tisch, bis es die anderen bemerkten und verschämt ebenfalls die Hände falteten. Wer könnte Gott näher sein als die Hoffnungslosen ...

Nach einer Woche hatte Fräulein Burker in der Klinik zu nähen begonnen. Sie besserte Kittel aus, nähte Schürzen, Topflappen, Tischdecken, Schondecken und Sesselsitze.

Hansen sah sich weiter um.

Zwischen zwei Frauen, an einem Vierertisch, saß ein zehnjähriger Junge. Ein blonder, schmalgesichtiger Lockenkopf. Mit großen, blauen, ewig fragenden Augen. Sein ganzes Gesicht schien ein Staunen zu sein ... ein Verwundern, hier in diesem Haus zu sein, ein Nichtbegreifen, daß er überhaupt lebte.

Seine Röntgenbilder waren schrecklich. Ein großes Lungenkarzinom, das in den gesamten Bronchialraum übergriff. Verzweifelt war der Vater herumgefahren ... von Kapazität zu Kapazität, von München nach Hamburg, von Hamburg nach London, von London nach Rochester zur Mayo-Klinik, von Rochester nach Tokio. Herr Brendeis konnte das ... er besaß eine Nährmittelfabrik.

Erschöpft war er schließlich mit dem kleinen Herbert in der »See-Klinik« eingetroffen. »Können Sie helfen?« Und Hansen hatte die Röntgenplatten in den Lichtkasten gespannt und auf die zerstörte Lunge gesehen.

»Nein!« hatte er da gesagt. »Das kann Ihnen niemand mehr versprechen. Aber ich kann versuchen, das Wachstum aufzuhalten, Metastasen verhindern ... vielleicht kann ich die Möglichkeit einer Operation schaffen, die jetzt unmöglich ist. Vielleicht ...«

Herbert Brendeis war der Liebling der Patienten geworden. Vor allem Lisbeth Burker verwöhnte ihn, nähte ihm eine Hose und umschloß ihn mit ihren dünnen Armen, wenn er auf den Spaziergängen einen Erstickungsanfall bekam und hilfesuchend um sich schlug. Ihr Mutterkomplex war so groß, daß sie nachts mehrmals aufstand und hinüber in Herberts Zimmer schlich, ihn zudeckte und an seinem Bett wartete, bis seine Träume ihn nicht mehr quälten.

Dr. Wüllner hatte sie einmal dabei überrascht. Dr. Hansen, dem er es meldete, schüttelte den Kopf. »Lassen Sie sie, Wüllner, wenn sie das glücklich macht. Sie wissen doch: Die psychologische Behandlung der Krebskranken ist ein wichtiger Faktor in der Therapie. Nur zufriedene, glückliche Menschen erzeugen natürliche Abwehrstoffe auf hormonaler Basis. Man weiß heute noch viel zu wenig über die psychologische Therapie bei Krebskranken! Denken Sie an den großen Arzt Hufeland, der sagte: ›Traurigkeit, Kummer, Furcht, Angst, Kleinmut, Neid und Mißgunst erschöpfen die feinsten Lebenskräfte‹ ...«

Hansen legte seine Serviette zusammen und nickte seinen Tischnachbarn lächelnd zu, da klang die knappe Frage durch den Saal:

»Wer makt mit ein Seewanderung?«

Der französische Oberst hatte sich erhoben und sah in die Runde. Mit einer Verneigung in die Richtung Hansens fragte er: »Vous permettez, docteur?«

»Nur die Kräftigen! Und wenn es den Therapieplan nicht stört.« Hansen war ebenfalls aufgestanden. Seine Anweisung verstand sich von selbst, er hätte sie sich sparen können. Er kam sich elend vor. Übelkeit stieg in ihm hoch. Karin, dachte er.

Warum ist alles so gekommen? Wir haben uns doch immer geliebt. Und trotzdem trennen uns jetzt Klüfte, über die nicht einmal mehr unsere Stimme reicht...

Der Speisesaal hatte sich längst geleert, die Tische waren schon abgeräumt. Jens Hansen stand noch immer an seinem Platz. Dr. Marianne Pechl wartete am Ausgang auf ihn und mußte sich zum zweiten Mal ihre Gedanken über den Chef machen. Als er endlich kam, mit gesenktem Kopf, leicht vorgebeugt, machte er den Eindruck eines Mannes in den besten Jahren, der entschlossen war, es mit einer Welt von Gegnern aufzunehmen.

»Ist Ihnen nicht gut?« fragte die junge Ärztin.

Hansen hob den Kopf. »Wie kommen Sie darauf, Fräulein Pechl? Gehen wir auf Zimmer 16. Wie steht's da?«

»Eine Hirnembolie. Dr. Adenberg ist bei der Patientin.«

»Und Zimmer 32?«

»Endstadium der Kachexie. Dr. Summring ist auf dem Zimmer.«

»Kommen Sie!«

Hansen ging ihr voraus.

An der Tür von Zimmer 16 hing ein Schild. »Eintritt verboten.« Hansen drückte leise die Klinke herunter. Dr. Adenberg stand vor dem Bett und schloß die Fiebertabelle ab: Ex 13 Uhr 19.

Ein Mensch war gegangen und kam nie wieder.

Vor zwei Tagen hatte er noch im Schnee gekniet und die schmelzenden Kristalle in seinen Händen betrachtet... Hansen senkte den Blick. Der vierzehnte Todesfall innerhalb von sechs Wochen...

Über Nacht war ein warmer Wind aufgekommen, hatte den See aufgewühlt, und die letzten Eisschollen zerrieben sich aneinander. Der Schnee löste sich in Matsch und Rinnsale auf. Als der Morgen dämmerte und Wottke zum Heizungskessel ging, sah er vor dem Hauptbau schon den Rasen durchschimmern, er sah das eisfreie Ufer, die blaue Fläche des Sees und einen reinen, wolkenlosen Himmel.

Auch die Frühaufsteher unter den Kranken hatten den Wetterumschwung festgestellt. Sie standen schon auf den Balkons.

Für Oberst Boncour war der Frühling nicht so sehr ein Erlebnis wie vielmehr ein willkommener Anlaß, sich ein weiteres Betätigungsfeld zu erschließen. Er stellte Gärtnerkolonnen zusammen, die sich der Anlage und Pflege der Blumenbeete widmeten. Jeden Morgen nach dem Frühstück hielt er Geräteappell ab. Dann teilte er die Gruppen an ihre von ihm bestimmten Einsatzplätze ein, wo er endlich ihrer eigenen Initiative allen Spielraum gewährte — bis er zur Kritik erschien, bei der er manchmal mit herben Worten nicht sparte. Aber ob er Lob oder Tadel verteilte, die Patienten hatten ihren Spaß daran, und sie vergaßen darüber für eine Weile, daß sie Patienten waren...

In diesen Wochen hatte Dr. Hansen wenig Zeit für seine privaten Sorgen. Siebzig Patienten bewohnten jetzt die hellen, sonnigen, luftigen Zimmer mit den Blumenkästen und den Balkons zum See hinaus. Sie mußten Tag und Nacht versorgt, gepflegt, behandelt, betreut, angehört, beraten und getröstet werden. Für sie alle mußte er zu jeder Stunde da sein ...

Von Karin hatte Hansen gehört. Schwager Hugo Kieling hatte eine Gentleman-Scheidung vorgeschlagen. Kurz und ohne Aufsehen: Übernahme aller Schuld, Unterhaltsverpflichtung ... Hansen willigte ein. Dreimal hatte er noch versucht, mit Karin in einen persönlichen Kontakt zu kommen. Er scheiterte an der Frage Kielings: »Ist diese Färber noch bei dir?« Sooft Hansen mit einem Ja antwortete, hängte Kieling ein.

Herta Färber aber schien trotz allem zum Bleiben entschlossen zu sein. Sie klammerte sich an Hansen und die Klinik, und Hansen war nicht stark genug, gegen seine Schwäche anzugehen.

Dr. Hubert Färber hatte durch seinen Anwalt mitteilen lassen, daß er eine Scheidung ablehnte. Das war ein Gedanke von Professor Runkel, dem sich Färber anvertraut hatte.

»Scheidung? Sind Sie dumm, Färber?« hatte Runkel gesagt. »Lassen Sie Ihre Frau bei diesem Hansen! Vielleicht brauchen wir diesen Umstand noch einmal, wenn er in seinem medizinischen Irrsinn zu gefährlich wird. Eine Klinik, in der solche Privatverhältnisse zur Tagesordnung gehören, dürfte jedes Gericht als nicht tragbar ansehen. Man muß weiter denken, Färber ...«

Oberarzt Dr. Färber, der angehende Dozent, machte auch in diesem Fall die Ansicht des Chefs zu seiner eigenen. Obwohl ihm immer gewisser wurde, daß er nur das Werkzeug war, mit dem Runkel den unbequemen Hansen vernichten wollte. Ein Werkzeug — auch das wußte Färber —, das man nach Gebrauch wegwerfen würde. Man würde dann bestenfalls weggelobt.

Eines Tages bemerkte Professor Runkel, wie Färber sein inneres Gleichgewicht und sein zerbrochenes Selbstbewußtsein wieder zu erlangen suchte. Zufällig kam er dazu, wie Färber während einer Operation den Mundschutz über das Kinn herunterzog — und nach Alkohol roch.

Runkel mochte ahnen, was in Färber zerbrochen war. Wortlos schob er die erbleichenden Assistenten zur Seite und verließ wieder den OP-Saal.

Karins Scheidung hatten die Anwälte miteinander ausgehandelt. Das war eine Angelegenheit von Minuten gewesen. Was von einer zehnjährigen Ehe übrigblieb, war ein eng beschriebener Bogen Papier. Worte in nüchternem Juristendeutsch: »... da der Ehemann Hansen sich wiederholter ehelicher Verfehlungen schuldig machte, wird die Ehe ...« Unterschriften, Siegel, Beglaubigungen.

Dr. Hansen saß vor dem Scheidungsurteil und las es immer wieder durch. Es war ihm unheimlich, wie man mit ein paar nüchternen Worten einen Menschen aus dem Leben eines anderen wegreißen kann. Wie alles, was gewesen war, nicht mehr vorhanden ist. Wie eine Vergangenheit plötzlich dunkel wurde, sich zersetzte, bis nichts übrigblieb als eine Erinnerung.

Herta Färber vermied es, ihm an diesem Tag zu begegnen.
Er gehört jetzt mir, dachte sie. Er und die Klinik. Einmal wird er berühmt sein, und ich mit ihm.
Aber am Abend ging sie zu ihm. Seine Tür war abgeschlossen. Sie klopfte. Hansen öffnete nicht. Sie klopfte stärker.
Franz Wottke fuhr in seinem Bett hoch. Die Geräusche hatten ihn aus seinem besten Schlaf gerissen. Er lauschte und zog dann die Bettdecke über seinen Kopf.
Hansen dachte nicht daran aufzuschließen. Er saß am Tisch und hatte das Scheidungsurteil und eine Röntgenplatte vor sich.
Die Platte des kleinen Herbert Brendeis. Der Lungentumor des Jungen war zum Stillstand gekommen. Aufhellende Schatten zeigten, daß er sogar zusammenschrumpfte. Vielleicht war es doch noch möglich, ihn für eine Operation vorzubereiten.
Hansen schob Scheidungsurteil und Röntgenplatte zur Seite und löschte das Licht.
Ende und vielleicht Anfang ... wie nahe liegen sie beieinander. Wie verwischt sich alles im menschlichen Leben. Man sollte jede Stunde nutzen ... jede Minute freudig begrüßen, weil sie noch uns gehört.
An der Tür klopfte Herta immer noch.
Hansen stellte sich in der Dunkelheit ans Fenster und sah hinaus auf den Klinikgarten, auf das Schwesternhaus, auf den wie eine schwarze Scheibe unter ziehenden Wolken liegenden See.
Meine Klinik, dachte er. Ich will nur noch an meine Kranken denken. Nur noch an sie! Mein persönliches Leben liegt in einem Aktendeckel des Landgerichts II in Hamburg. Dort mag es verstauben ...

Am nächsten Tag ging der kleine Herbert Brendeis mit Lisbeth Burker am Seeufer spazieren und ließ flache Steine über die glatte Fläche des Wassers flitschen.
Mit einemmal warf er beide Arme hoch in die Luft und machte einige Drehungen um sich selbst. Lisbeth Burker dachte erst, es wäre Spaß, aber als sie seine starren Augen sah, durchfuhr sie ein eisiger Schreck ... sie stürzte zu ihm, sie umschloß ihn mit ihren dünnen Armen wie schon so oft, wenn er einen der bösen Hustenanfälle bekam. Es hatte ihm immer geholfen. Dieses Mal nützte es nichts mehr ...
Aus dem weit geöffneten Mund Herberts drang Blut, rann über die Arme Lisbeth Burkers. Sie schrie, schrie grell und legte den wachsbleichen Herbert ins Gras. Sie wußte sich keinen anderen Rat, und in ihrer Angst schöpfte sie Wasser in Herberts Mütze und wusch ihm das Gesicht. Viermal nahm sie die Mütze und schöpfte Wasser nach und wusch das Blut ab. Bis sie merkte, daß sie einen Toten wusch ...
Oberst Boncour hatte mit zwei anderen Patienten den Schrei vom See gehört. Sie hatten Pfleger alarmiert. Als sie bei Lisbeth Burker erschienen, kniete sie neben dem toten Herbert Brendeis.

»Laßt mich!« schrie sie und schlug dabei wie eine Rasende um sich, als die Pfleger sie mit Gewalt von dem toten Kind wegziehen wollten.

Zwei Männer hatten ihre Mühe, Lisbeth Burker, die kleine Schneiderin, zu überwältigen.

Später lag sie dann apathisch im Bett und starrte an die Decke oder auf die vor ihrem Balkon vorüberziehenden Wolken. Sie ließ die Bluttransfusionen über sich ergehen, die Krebstherapie, die keine Minute unterbrochen wurde ... aber nicht nur sie, die nicht mehr leben wollte, sondern auch Dr. Hansen wußte, daß der große seelische Schock die vergangenen Monate in einer Sekunde weggewischt hatte.

Von Tag zu Tag verfiel Lisbeth Burker, siechte dahin und sprach auf keine Mittel mehr an.

Dr. Wüllner, auf dessen Station Lisbeth Burker lag, machte den Vorschlag, die Behandlung einzustellen und sie als »Pflegefall« nach Hause zu schicken.

»Sie werden hier nie erleben, daß wir etwas aufgeben«, sagte Dr. Jens Hansen bei der täglichen Ärztebesprechung nach der Visite. »Alle, die hier bei uns sind, sind ja bereits aufgegebene Fälle.«

»Aber es hat ja keinen Sinn mehr!« rief Dr. Wüllner.

»Wissen Sie das so genau, Herr Kollege?« Hansen sah ihn groß an. Der junge Arzt wurde rot, aber er hielt dem Blick stand.

IX

»Wissen Sie das wirklich so genau, daß Lisbeth Burker nicht mehr zu retten ist, Herr Kollege?« Dr. Hansen wiederholte seine Frage, die er eben an seinen Assistenzarzt Dr. Wüllner gerichtet hatte.

Hansen, Wüllner und Dr. Marianne Pechl standen auf der Terrasse der See-Klinik.

Dr. Wüllner blickte seinen Chef fest an. »Wir können an den Erfahrungen der Klinik nicht vorbeigehen. Der Prozeß ist bei der Patientin so weit fortgeschritten, daß ...«

»Natürlich können wir nicht daran vorbeigehen, Wüllner«, sagte Hansen. »Aber immer mehr häufen sich die Beweise, daß eine Rückbildung der bösartigen Geschwülste eintreten kann unter Bedingungen, die völlig rätselhaft sind. Die These der Pathologie, daß Krebs etwas Unwiderrufliches sei, ist in letzter Zeit erschüttert worden. Denken Sie an die aufsehenerregenden Berichte von Dr. Everson und Dr. Cole aus der Universität von Illinois: Viele Ärzte sahen eine von Pathologen eindeutig als Krebs bezeichnete Geschwulst einschrumpfen und verschwinden! Ohne Operation, ohne Bestrahlungen ... ohne jede Therapie überhaupt. Selten, aber erwiesen.«

Dr. Hansen hob die Schultern, als er den sonderbaren Blick Wüllners sah.

»Nennen Sie es von mir aus Wunder oder Seltenheiten oder was sonst. Es gibt solche Heilungen, und da es sie gibt, dürfen wir nie und nimmer sagen: Wir tun nichts mehr! Wollen Sie verantworten, zu sagen, Kollege Wüllner, daß bei Fräulein Burker eine solche Heilung ausgeschlossen ist?«

Dr. Wüllner schwieg.

Marianne Pechl trat auf Wüllner zu: »Ich habe Ihnen angesehen, daß Sie noch so einiges auf dem Herzen hatten ...«

»Natürlich«, sagte Wüllner. »Die Klinik besteht jetzt sechs Monate. Und wieviel Heilungen haben wir bisher gehabt? Keine!«

»Das wollten Sie dem Chef sagen?« fragte Marianne erschrocken.

»Er hat mich gereizt, Kollegin.«

»Wissen Sie, was er Ihnen geantwortet hätte? Ich kann es Ihnen für ihn sagen: Lieber Wüllner — hätte er Ihnen gesagt — daß über die Hälfte unserer ersten Patienten noch lebt ... nach sechs Monaten ... das allein ist ein ungeheurer Erfolg. Theoretisch gesehen müßten sie schon seit längerer Zeit tot sein! Sie kamen zu uns mit den Prognosen: Noch vier bis sechs Wochen! Aber sie leben immer noch! Schämen Sie sich, Kollege!«

Wüllner senkte den Kopf.

»Ich will's versuchen. Falls Sie mir dabei helfen ...«

Marianne Pechl mußte laut auflachen.

»Im Ernst«, sagte Wüllner, »Sie müssen mir helfen ...«

Was er haben mag, dachte Marianne.

»Ich mache Ihnen einen Vorschlag, Kollegin. Wir nehmen uns ein Boot und fahren endlich einmal über den See ...«

»Das — das muß ich mir sehr überlegen«! Marianne Pechl verstand es meisterhaft zu verbergen, daß ihr Herz einen Sprung machte. »Aber vielleicht«, sagte sie träumerisch, »wäre es wirklich das beste, wenn ich Sie mitten auf dem See aus dem Boot werfe ...«

Sie wandte sich ab und rannte über die Terrasse, über die große, blumeneingefaßte Wiese hinüber zum Ärztehaus.

Wüllner sah ihr nach. Als er schluckte, spürte er, wie sein Hals vor Trockenheit brannte. Mein Gott, dachte er. Jetzt muß ich aber schon beinahe ernsthaft befürchten, daß ich mich verliebt habe ...

In Zimmer 37 lag der Buchhalter Ernst Wrobitsch. Er hatte ein inoperables Magenkarzinom und war nur noch ein Skelett. Er war seit vier Monaten in der »See-Klinik« und war für jeden Tag, den er lebte, so unendlich dankbar wie kaum ein anderer der siebzig Patienten. Jeden Morgen ließ er sein Bett auf den Balkon rollen. Dort blieb er unter einem großen Sonnenschirm den ganzen Tag über, sah über den See, über die Bäume, über die Gartenanlagen, die Blumen und Wege, sah die Wolken ziehen und die weißen Segel der Boote und lauschte selig dem Zwitschern der Vögel.

»Ich weiß, daß ich bald alles nicht mehr hören und sehen

werde«, sagte er einmal zu Dr. Marianne Pechl, auf deren Station er lag. »Wenn man das weiß, ist jedes Wolkenschloß, jeder Vogellaut, jedes Brummen eines Automotors etwas Wunderbares, das man nicht überhören soll ...«

Nun war sein Verfall so weit fortgeschritten, daß er selbst die Spatzen vorm Fenster nicht mehr wahrnahm. Noch ließ Dr. Hansen seine auf Breitenwirkung abgestimmte Therapie ablaufen, getreu dem Klinikgedanken: Nie aufgeben! Immer hoffen! Aber der geschwächte Körper ging nicht mehr mit. Er war müde ... er wollte ausruhen. Für immer.

Marianne Pechl saß in der Nacht am Bett Ernst Wrobitschs und wartete auf den Tod. Sie hatte Wrobitsch eine Morphiumspritze gegeben, mit Erlaubnis Hansens, der noch die Anmeldungen durchsah, die täglich eintrafen, Röntgenplatten, Krankengeschichten, Todesurteile ...

Leise öffnete sich die Tür des Zimmers 37. Dr. Friedrich Wüllner trat ein. Er nickte, als Marianne die Hand hob, und blieb stehen.

Ernst Wrobitsch hatte die Hände Dr. Pechls umklammert und sah sie aus flatternden Augen an. Er war bei vollem Verstand, und er spürte, daß es die letzten Minuten waren.

»Das Leben war so schön«, sagte er mühsam. Sein Kehlkopf in der schlaffen Halshaut sprang auf und nieder, während er redete. »Ich ... ich habe drei Kinder ... sie werden hierhin kommen ... nachher ... Sagen Sie ihnen, wie schön das Leben ist ...«

Marianne nickte. Sie sah kurz hinüber zu Dr. Wüllner. Sein ernstes Gesicht lag im Schatten des Türrahmens. Sterben und Sehnsucht in einem Raum, dachte sie.

Langsam kam Dr. Wüllner näher.

Ernst Wrobitsch drehte ihm den Kopf zu und erkannte ihn. Seine Augen, schon in der Weite des Unendlichen, in das er hinüberglitt, versuchten, zwischen Wüllner und Marianne Pechl hin und her zu blicken. Sein bis zum letzten Atemzug klarer Verstand, dieses schrecklich normal arbeitende Gehirn in einem zergehenden Körper zauberte ein mattes Lächeln auf die blaßblauen Lippen.

»Er ... er liebt sie, Doktorin ...« sagte er mühsam. Marianne schauderte zusammen. Frierend sah sie zu Wüllner empor.

»Das ... das Leben ist so schön ...« Ernst Wrobitschs Hände tasteten wieder über die Bettdecke. Sie wurden unruhiger, der Atem flog plötzlich ... als Wüllner sich niederbeugte und den Puls fühlte, fand er ihn nicht. Der Glanz in den Augen verlosch, als drehe innen im Körper jemand langsam die Lebensflamme ab. »So schön ...« Wrobitsch stöhnte und bäumte sich auf. Mit beiden Händen griff er nach Marianne Pechl, klammerte sich an sie. Dann fiel er nach hinten. Es war vorbei.

Vorsichtig, als könne es noch schmerzen, legte Wüllner seine Hand über Wrobitschs starre Augen und schob die Lider herunter. Noch immer hielt Marianne Pechl den erschlaffenden Körper umarmt ... erst, als Wüllners Hand von Wrobitschs Gesicht glitt, schien sie zu begreifen, daß es zu Ende war. Sie löste sich behutsam von Wrobitsch ...

Als sie aufblickte, stand Wüllner am Bettende, das Krankenblatt in der Hand. Er hob seine Armbanduhr an die Augen und notierte die Sterbezeit.

»Es ist gut, daß du gekommen bist«, sagte Marianne Pechl leise. »Ich habe schon viele sterben sehen ... in diesem Hause ... aber sie waren nicht wie er. Bei vollem Verstand ... und so voller Lebensfreude ...« Sie strich sich die Haare aus der Stirn.

Wüllner legte das Blatt zur Seite auf den kleinen weißen Zimmertisch. Eine Vase stand darauf, mit einem Strauß bunter Sommerblumen. Die Kinder des Buchhalters Wrobitsch hatten ihn geschickt. Erst gestern.

Gestern ... und jetzt lag dieser Ernst Wrobitsch unter der weißbezogenen Decke, die Dr. Pechl ihm über das gelbweiße Gesicht gezogen hatte. Ein langgestreckter Körper, Knochen mit Haut bespannt, ausgehöhlt von einem heimtückischen Feind, der sich zunächst als harmloses Geschwür eingenistet hatte, von dem der Hausarzt nur sagte: »Lieber Herr Wrobitsch ... ein kleines Magengeschwür! Kommt wahrscheinlich vom Ärger im Büro. Aber das kriegen wir.«

Dr. Wüllner schob die Vase mit den Sommerblumen hin und her. Marianne beobachtete ihn, seine Hände, seinen breiten Rücken, den Haaransatz seiner blonden Haare, die in den Nakken hineinwuchsen. Muß zum Friseur, dachte sie plötzlich ganz fraulich. Daß man Männer immer zum Friseur treiben muß!

»Ich bin gekommen, um dir etwas zu sagen, Marianne ...«

»Jetzt? Um diese Zeit? Hier ...?«

»Ja!« Wüllner umklammerte die Vase. »Es ist sehr wichtig und sehr eilig ...«

Marianne horchte auf, stutzte. Daß sie seinen Besuch während ihrer Wache bei dem Sterbenden nicht gleich richtig gedeutet hatte! Er liebt sie, Doktorin, hatte Wrobitsch gesagt. Daß sie nicht gleich geahnt hatte, daß er gekommen war, um es ihr zu sagen! »Marianne ...«

Sie erhob sich und trat zwei Schritte zur Wand hin zurück. Natürlich war es sehr wichtig, was er ihr sagen wollte! Und natürlich war es sehr eilig! Wrobitsch war tot. Das Leben brandete neu heran. Aber nur für diesen Augenblick. Im nächsten schon triumphierte wieder der Tod.

»Marianne ...«

Den Rücken angstvoll gegen die Wand gepreßt, stand sie neben dem Nachttisch des toten Buchhalters und sagte: »Ja, ich will ...« Sie vermied es, ihn anzusehen. »Ich will deine Frau werden, ich will alles für dich sein, was du willst ... nur es ist wirklich sehr eilig. Denn es könnte ja doch sein, daß der Tod zurückkehrt, daß er ...«

»Marianne ...« sagte Wüllner und ging auf sie zu.

Mit entsetzten Augen sah sie ihn kommen, und es war ihr, als käme in seiner geliebten Gestalt das Schicksal selbst auf sie zu. »Ich fürchte mich so ...« rief sie und lief hinaus.

Am Morgen sah alles anders aus.
Die Sonne schien warm in die Zimmer und auf die Balkons, auf die Terrasse und die Wiesen, auf denen unter dem Kommando Oberst Boncours die »Turnabteilung« ihre Freiübungen machte. Ein Gymnastiklehrer überwachte den Sport und beobachtete jeden einzelnen Patienten. So segensvoll sich die Bewegungstherapie auswirkte, so gefährlich war jede Überanstrengung. Die Gymnastik sollte kräftigen, Freude bringen, das Blut mit Luft und damit mit Sauerstoff anreichern ...

Auf dem See ruderten ein Bankbeamter und ein Studienrat für neue Sprachen in einem Boot. Sie trugen große Sonnenhüte, um die direkten Strahlen abzuschirmen. Wer sah ihnen an, daß der eine eine Lymphogranulomatose hatte und der andere einen Bronchialkarzinom?

Den Buchhalter Wrobitsch hatten sie weggefahren. Aber das Leben der Übriggebliebenen ging weiter ... ihr Leben ... und die Hoffnung ging weiter und wuchs und wuchs mit jedem schwarzen Auto, dem sie durch das Tor nachsahen ... Noch lebe ich! Noch habe ich eine Chance ... Noch kann ich laufen ... schwimmen ... Freiübungen machen ... wandern ... segeln ... essen ... sehen ... fühlen ... hoffen ... O Gott, laß es bei mir bleiben, alles, alles, was Leben heißt ...

Dr. Hansens Kampf um Lisbeth Burker war schwer, aber nicht hoffnungslos. Was es nur gab in seiner breiten Therapie, ließ Hansen bei ihr ablaufen. Er griff sogar — entgegen seiner Meinung über die Wirksamkeit des Mittels — zu einem Präparat, das der italienische Arzt und Forscher Dr. Guarnieri in seinem Krebsforschungs-Institut entwickelt hatte. Es war ein ganzheitsbiologisches Mittel, das aus der Leber, der Milz und dem Duodenum soeben geborener gesunder Schafe oder Schafembryonen gewonnen wurde. Ausschlaggebend für Dr. Guarnieri war die Beobachtung gewesen, daß bei jungen Schafen keine Karzinome festgestellt wurden und diese auch experimentell nicht in ihnen zu erzeugen sind. Zudem weiß man, daß es fast nie primäre Milzkarzinome gibt und Metastasen in der Milz zu den Seltenheiten gehören.

Dr. Hansen hatte lange gezögert, ehe er sich das umstrittene Präparat in seine »See-Klinik« schicken ließ. Er griff schließlich dazu, um auch mit dem letzten Mittel zu versuchen, Lisbeth Burker zu retten.

Lisbeth Burker ließ diese Behandlung über sich ergehen. Obwohl sie seit dem Tode ihres Lieblings Herbert Brendeis sterben wollte. Zu Hansen sagte sie einmal:

»Warum tun Sie das alles, Herr Doktor? Lassen Sie mich sterben, bitte! Wäre ich nicht so schwach auf den Beinen ... ich hätte mich längst aus dem Fenster gestürzt ...«

Lisbeth Burker wurde daraufhin umgebettet. Sie bekam ein Parterrezimmer. Tag und Nacht wurde sie überwacht.

Nach drei Monaten zeigte sich ein erstaunlicher, ja ein fast momentaner Umschwung. Lisbeth Burker nahm an Gewicht zu, die Schmerzen flauten ab, der Tumor zerfiel und stieß sich ab ...

Dr. Hansen und seine Ärzte saßen fasziniert vor den Röntgenbildern, den Blutuntersuchungen, den biologischen Befunden und Eigenuntersuchungen. Es war ein Erfolg, der das Herz jedes Arztes in der Klinik mit einem Glücksgefühl füllte.

»Ich bewundere Sie«, sagte Dr. Wüllner an einem Abend zu Dr. Hansen, als man Lisbeth Burker wieder ins Zimmer gerollt hatte, nach einem Sonnentag, den sie lachend und fröhlich auf der Terrasse verbracht hatte. »Obwohl es unbegreiflich ist ... ich bewundere Sie!«

Das Weiterleben Lisbeth Burkers war für die anderen Patienten nicht ein Wunder, sondern ein Anker ihres eigenen Glaubens. Einer aus unserer Mitte kehrt zurück ... und morgen kann es jeder von uns sein! Jeder! Wir alle haben diese Chance.

Am deutlichsten drückte es der französische Oberst Boncour aus. Als er wieder seinen täglichen Blumenstrauß brachte, legte er ihn diesesmal Lisbeth Burker in den Schoß, als sei sie ein Denkmal.

»Sie sind für mich ein Fanal!« sagte er. »Frü'er, isch marschierte 'er 'inter Fahne und Clairons ... 'eute isch marschiere 'inter Ihr wiedergekommen Leben ... Es ist 'errlich, zu leben und zu wissen, daß man kann weiterleben ...«

Im Spätsommer konnten Boncour und der Studienrat für neue Sprachen Fräulein Burker über den See rudern. Sie sah braun und gut genährt aus. Und ihre Augen lachten wieder.

An einem Oktobermorgen wurden vier Patienten entlassen. Nach dreiundvierzig Toten in einem Jahr vier vielleicht Gerettete. Oberst Boncour, der Studienrat, eine Frau, die mit einem Collumcarzinom gekommen war, und ein Mädchen mit einem Morbus Hodgkin.

Sie standen in der Halle der Klinik, umgeben von ihren Verwandten, die sie abholten. Oberst Boncour wollte eine Abschiedsrede halten. Er konnte es nicht. Die dicken Tränen liefen über seine Wangen, und er wischte sie nicht weg, er drehte sich nicht weg, er weinte vor aller Augen und schämte sich nicht. Er war stolz, daß er weinen konnte ...

»Sie müssen jedes Vierteljahr zur Nachuntersuchung wiederkommen«, sagte Dr. Hansen. Er sprach laut, burschikos ... er sah an Boncour vorbei. Der Anblick des weinenden Obersten schnürte ihm den Hals zu.

»Ich kann nicht zu Ihnen sagen: Sie sind geheilt! Erst, wenn Sie fünf Jahre ohne Rezidive und Metastasen sind, werde ich sagen können: Wir haben es geschafft. Ich kann Ihnen heute nur sagen: Sie werden weiterleben. Mehr kann ich Ihnen nicht versprechen ...«

»'err Doktor ...!« Oberst Boncour biß die Lippen zusammen. Er riß sich zusammen, kam auf Hansen zu und umarmte ihn. In der Art der französischen Offiziere küßte er den Arzt auf beide Wangen ..., dann verließ ihn die Haltung, er legte den weißhaarigen Kopf auf Hansens Schulter und weinte weiter.

Einem Triumphzug glich die Wegfahrt der vier Entlassenen. Was in der »See-Klinik« gehfähig war, begleitete die langsam fahrenden Wagen die Auffahrt hinunter, über die Seestraße bis zu dem kleinen Wäldchen, wo die Straße auf die Chaussee mündet. Dann standen die Kranken am Waldrand und winkten und winkten, bis die Kolonne der vier Wagen vom Morgendunst aufgesogen wurde.

Auch Herta Färber stand auf der Terrasse und hatte den Wagen nachgewinkt. Als sie verschwunden waren, wandte sie sich an Dr. Hansen, der nachdenklich neben ihr stand, die Hände in den Taschen seines weißen Ärztemantels. Seine typische Haltung.

»Sind Sie wirklich außer Gefahr?« fragte sie leise. »Oder hast du es ihnen bloß so gesagt ...?«

Es war Hansen, als habe er einen Schlag in den Nacken bekommen. Er senkte den Kopf, wandte sich ab und ging wortlos ins Haus zurück.

Herta war nur einen Augenblick von seiner Reaktion betroffen. Dann begriff sie, was diese vier Entlassenen für Hansen bedeuteten. Vier von der Krebslehre aufgegebene, als unheilbar erklärte Fälle. Sie hatten mit einer gewissen Wahrscheinlichkeit als Geheilte entlassen werden können. Vier Menschen, um die der Kampf entbrennen würde ... der erbarmungslose Kampf der mächtigen medizinischen Dogmatik gegen den »Außenseiter« Hansen.

Herta drehte sich um und lief ihm nach.

»Jens!« rief sie. »Jens ... bitte ... hör mich an! Es war eine dumme Frage ...«

In der leeren Halle traf sie auf Franz Wottke. Er kehrte den Boden. Die vielen Schuhe hatten Schmutz in die Klinik getragen.

»Wo ist der Chef?« fragte Herta Färber.

»In seinem Zimmer. Er hat aber den Schlüssel 'rumgedreht. Ich würde nicht wieder klopfen und so'n Theater machen. Ist nicht gut vor den Patienten ...«

Herta Färber warf den Kopf in den Nacken. »Ihr haßt mich wohl, was?« sagte sie leise. »Ihr alle haßt mich, nicht wahr? Ich spüre es ...«

»Frauen sollten sich immer auf ihr Gefühl verlassen«, sagte Wottke, nahm seinen Besen und drehte Herta kehrend den Rükken.

Sie blieb einen Augenblick stehen, zutiefst getroffen, bleich, starr. Dann drehte sie sich schroff um und ging in ihr Zimmer.

Eine Stunde später schoß ihr Wagen aus der Klinik hinaus zur Chaussee. Niemand beachtete es. Nur Hansen stand am Fenster und sah ihr nach.

Verwundert blieb Doktor Hubert Färber in der Diele seines Bungalows stehen. Schon beim Aufschließen der Haustür hatte er die Radiomusik aus dem großen Wohnzimmer gehört. Er konnte sich nicht erinnern, das Radio am Morgen vergessen zu haben abzustellen.

Er warf seinen leichten Sommerhut auf den Garderobehaken,

strich sich im runden Dielenspiegel die Haare zurecht und ging ins Zimmer, um den Apparat leiser zu drehen.

Im Sessel, am großen Fenster zum Garten, saß Herta und legte ein Magazin auf den Tisch, als er eintrat. Färber mußte sich am Türrahmen stützen.

»Du? Wie kommst du hier herein!«

»Du wirst staunen. Ich habe noch einen Schlüssel ...« Sie musterte ihn mit den Augen einer abschätzenden Auktionatorin. Hubert Färber sah gepflegt wie immer aus. Hellgrauer Anzug, Seidenhemd, einfarbiger Schlips, leichte Sommerschuhe, korrekter Haarsitz ... ein Mann aus dem Modejournal. Nur seine Augen waren anders geworden, und seine Wangen zeigten Ansätze von Aufgedunsenheit.

»Einen Schlüssel. Ach ja. Leg ihn auf den Tisch und verschwinde wieder ...«

»Du freust dich nicht, daß ich hier bin?«

»Das wäre wohl etwas zuviel verlangt.«

»Nicht einmal erstaunt bist du?«

»Man kann es eher peinlich berührt nennen! Was willst du?« Färber ging zum Wandschrank. Der Griff zur Kognakflasche war so gewohnt und selbstverständlich, daß er sie aus dem Schrank nahm und sich ein Glas eingoß, ohne hinzusehen. Er betrachtete Herta währenddessen. Sie war elegant und kühl wie immer. Von einer teuflischen Überlegenheit, die jeden unsicher machte, der ihr begegnete. Ihre langen Beine hatte sie übereinandergeschlagen.

Dr. Färber kippte das Glas Kognak hinunter. Seine Hand zitterte dabei leicht.

»Ich glaube, wir haben uns nichts mehr zu sagen. Dein Verhalten ...« Er goß sich wieder das Glas voll. Warum ist sie gekommen, dachte er. Ich habe diese Frau geliebt, keiner kann es leugnen. Ich habe sie angebetet ... ich weiß bis heute noch nicht, warum sie gegangen ist!

»Wir haben uns nichts mehr zu sagen.« Wieder ein Glas Kognak. Er sah auf die Uhr. Ein Uhr mittags. Wenn es so weiter ging, würde er um 15 Uhr wieder — wie häufig in letzter Zeit — betrunken sein, und die Abendvisite vom 2. Oberarzt machen lassen. »In eine Scheidung willige ich nicht ein, das weißt du!«

»Lassen wir das Private, Hubert!« Färber zuckte zusammen, als Herta ihn bei seinem Vornamen nannte. »Ich bin rein geschäftlich hier.«

»Geschäftlich?«

»Heute sind aus der ›See-Klinik‹ vier Patienten als geheilt entlassen worden! Nach neunmonatiger Behandlung mit Hansens biologischer Therapie!«

Dr. Färber stellte mit einem lauten Schlag die Kognakflasche auf den Schreibtisch.

»Unsinn ...« sagte er.

»Eben nicht!« sagte sie. »Und ich bitte dich um weiter nichts, als daß du dich nach diesen Erfolgen als Arzt damit befaßt. Du bist Dozent geworden ... ich gratuliere dir. Bald wirst du eine Professur haben, und wie ich dich kenne, wirst du eines Tages Ordinarius für Chirurgie an einer Universität sein. Du hast einen klaren, kritischen Verstand, du gehörst nicht zu der Generation der großen Ärzte, die alles Neue erst einmal als Dummheit abtun, bis sie durch Erfolgsserien langsam und widerwillig überzeugt werden. Du bist ein moderner Mensch, Hubert, und du weißt sehr genau, daß die Chirurgie und die Strahlenbehandlung allein nicht den Krebs besiegen können! Hubert — ich bitte dich, vergiß alles Persönliche, denk nur an die Millionen Krebskranken, die Jahr für Jahr sterben ... Stell dich vor Hansen! Prüfe, kritisiere und erkenne an ... Nimm Stellung, Hubert! Die Hoffnung der Krebskranken ist die neue Ärztegeneration.«

Dr. Färber war blaß geworden. »Du verlangst, daß ich diesen Hansen, dieses ... dieses ... Schwein, das mir die Frau ...«

»Ich bin zu ihm gegangen, Hubert! Er wollte mich nicht! Das ist die reine Wahrheit ...«

»Ich glaube nicht an diese vier — Heilungen!«

»Du kannst die Röntgenbilder sehen!«

»Was besagen die schon! Und soll ich zu Runkel gehen und sagen: Herr Professor, Sie sind ein großer Chirurg. Sie haben Tausenden das Leben gerettet. Aber Sie sind ein Starrkopf, wenn es um Krebs geht. Ich verlasse Sie und schließe mich denen an, die es mit einer biologischen Therapie versuchen ... Das wäre das Ende meiner Karriere!«

»Ist es befriedigend, durch Feigheit Karriere zu machen? Ich kann nicht verstehen, wie ein Mann Achtung verlangt — auch von der eigenen, wenn auch weggelaufenen Frau —, wenn er so feig ist wie du!«

Herta Färber stand steif in der ins Zimmer flutenden Sonne. Das grelle Licht durchflutete ihr Kleid. Sie nahm ihre Handtasche vom Tisch und ging hochaufgerichtet an Hubert Färber vorbei zur Tür. Ihr hochmütiges Gesicht mit den hochgezogenen Augenbrauen regte Färber maßlos auf. Er packte ihren Arm und riß sie zu sich herum.

»Man sollte dich töten!« sagte er heiser.

»Warum mich? Du tötest Tausende, indem du zu Dingen schweigst, über die man reden sollte!«

Sie schlug mit der rechten Hand auf seine ihren Arm umklammernden Finger. Da ließ er sie los, hochrot im Gesicht.

»Und ich werde Hansen nie, nie unterstützen!« schrie er. Es brach aus ihm heraus wie eine Feuersäule aus einem Vulkan. »Erst soll er zertreten werden ...«

Herta sah ihren Mann lange an. Stumm, mit starren, kalten Augen. Dann wandte sie sich ab und hob leicht die Schultern.

Sie ging durch die Diele, öffnete die Haustür und trat hinaus in die Sonne, während sie die Tür hinter sich zuzog.

Vier Heilungen, dachte Färber, der immer noch an der gleichen Stelle stand, an der er gedemütigt worden war. Heilung von Inkurablen. Das ist ja lächerlich. Vier Heilungen ... und ich suche mein Gewissen und laufe vor ihm weg ...

Die Abendvisite machte der 2. Oberarzt.

Es war, als sei die Klinik plötzlich zu eng geworden. Dr. Hansen überfiel nach dem Weggang Herta Färbers eine rätselhafte Unrast. Er ließ von Franz Wottke seinen Wagen aus der Garage fahren und übergab die Leitung der Klinik für diesen Tag an Dr. Wüllner.

Dann fuhr er nach Süden, auf alten, bekannten Straßen, die er fast ein Jahr lang nicht gesehen hatte.

Zu Fuß ging er dann die Wege durch Birkenwälder und Wacholdergruppen, über Heide und kaum merklich schwankenden Moorboden, bis er von weitem sein altes Haus sah — und die »Vier-Betten-Klinik!«

»Pension Karin« las er an der Front des Hauses.

Dr. Hansen blieb stehen. Karin hatte eine Pension aufgemacht. Schwager Kieling hatte es nie erwähnt. Er hatte nur immer gesagt: »Karin geht es gut. Laß sie in Ruhe, Jens ... sie ist jetzt drüber weg!«

Er bog die Zweige der Hecke auseinander und sah auf die Rasenflächen. Ein Minigolfplatz war dort angelegt worden. Vier sommerlich angezogene Gäste spielten mit Begeisterung. Auf der Terrasse lagen zwei Mädchen in der Sonne. Die Bedienung in der weißen Schürze räumte die Tische ab.

Vom Waldrand aus beobachtete Karin den einsamen Mann hinter der Hecke. Sie hatte einen Korb voller Blumen am Arm. Als sie Jens Hansen erkannte, begann sie an allen Gliedern zu zittern ...

Warum ist er gekommen? dachte sie. Diese Färber war noch bei ihm, sie wußte es von ihrem Schwager, dem Anwalt Hugo Kieling. Welchen Sinn hat es, einen Ausflug in die Vergangenheit zu machen, wenn man sich von der Gegenwart nicht trennen kann?

Er sieht nicht glücklich aus, dachte Karin. Sie konnte es in Wahrheit nicht erkennen, aber sie war fest davon überzeugt.

Plötzlich hatte sie das Gefühl, zu ihm gehen zu müssen. Das Jahr, dieses grauenhafte Durchleben zwölf sinnloser Monate, das Durchweinen Hunderter Nächte, die Verzweiflung, aus Selbstvorwürfen geboren und deshalb doppelt zerfleischend, zerfloß in dem drängenden Gefühl: Geh zu ihm ... geh doch ... Vielleicht braucht er dich ... Vielleicht ist er gekommen, dich zu suchen ... Du kennst ihn doch, Karin ... er ist ein großer Arzt, aber vor sich selbst ist er ein kleiner hilfloser Junge ...

Karin umklammerte den schlanken, glatten, weißen Stamm der Birke, hinter der sie stand. Sie preßte den Kopf an die Rinde und hielt sich fest, um nicht zu Jens zu laufen. Nein, sagte sie sich, nein! Es ist vorbei ... vorbei ... vorbei ... Man kann nichts mehr zurückdrehen ... O Jens, wir haben keine Stimme mehr, die weit genug dringt, damit wir uns noch hören ...

Auch, wenn ich dich noch liebte. Auch dann nicht ...

Im OP I, dem »Chef-OP«, wurden die letzten Leitungen gelegt. Kabel, Scheinwerfer, Mikrophone, Verstärker, drei Filmkameras ... alles steril gemacht in stundenlanger Arbeit unter

Aufsicht zweier Klinikärzte. Professor Runkel würde operieren, und durch eine große Glaskuppel würden die Studenten ihm zusehen.

Diesmal wollte Professor Runkel eine chirurgische Glanzleistung demonstrieren: Die Stillegung eines großen Stückes der Brustaorta und die Umlenkung des Blutkreislaufes über eine neue Aorta aus Kunststoff. Die gesamte Operation sollte gefilmt werden. In allen Ländern sollten die Aufnahmen gezeigt werden, in den Hörsälen der Universitäten, in Ausschnitten in den Fernsehprogrammen. Dozent Dr. Färber sollte assistieren. Zwei Anästhesisten, zwei Internisten, sechs Assistenten und ein kleines Heer von OP-Schwestern standen zur Verfügung. Man dramatisierte den großen Eingriff etwas ... die absolute Nüchternheit einer Operation ist nicht fotogen.

Im Vorbereitungszimmer lag die 32jährige Patientin auf dem fahrbaren Bett. Sie schlief bereits fest, die Anästhesisten hatten ihr die intravenöse Zuleitungsnarkose gegeben. Jetzt bereiteten sie die Intubationsnarkose vor. Ohne Hoffnung hatte die junge Frau in die Operation eingewilligt. Prof. Runkel hatte ihr die Wahrheit gesagt. Ein Eingriff, der bisher nur im Tierversuch unternommen war. Noch nie an einem Menschen. Die Transplantierung einer ganzen Aorta. Da es die letzte Chance war, hatte sie zugestimmt. Es war nichts zu verlieren, aber alles zu gewinnen.

Im Chefzimmer standen Runkel und Färber noch einmal vor dem Leuchtkasten mit den Röntgenplatten. Runkel hatte die Goldbrille auf die Stirn geschoben und zeichnete mit einem Fettstift die Stellen an, in die er die neue Aorta einpflanzen wollte. Fast die gesamte Brust-Aorta wurde durch die neue Kunststoffader überbrückt. Eine Doppelanastomose war zu machen. Hier lag die große Schwierigkeit der ganzen Operation. In der Zeit des Eingriffes wurde der Blutkreislauf über eine Herz-Lungen-Maschine umgeleitet.

»Können wir?« fragte Runkel. Er legte den Fettstift zur Seite und schob die Röntgenplatte aus dem Lichtkasten. Färber schloß vor dem plötzlichen Licht die Augen.

»Ja, Herr Professor ...«

»Haben Sie wieder getrunken?«

»Nein, Herr Professor.« Es war beschämend, sich dies fragen zu lassen. Färber empfand es klar, aber er ließ es über sich ergehen.

»Sie werden heute im Blickfeld der Welt stehen, lieber Färber! Eine einzige Unsicherheit nur ... trauen Sie sich die Operation zu? Ich nehme es Ihnen nicht übel, wenn Sie ...«

Dozent Dr. Färber schüttelte den Kopf. Runkel sah ihn von der Seite an. Mit dem Zeigefinger schob er die Brille wieder über seine Augen. »Na, dann los! Lampenfieber?«

»Nein, Herr Professor«!

»Schade! Sie sollten es haben! So ganz gefühllos sind wir Chirurgen denn doch nicht. Ich habe Lampenfieber. Scheußliches sogar ...«

Im OP I surrten bereits die sterilen Kameras, als Runkel und Färber im Vorbereitungsraum mit den Waschungen begannen. Die Patientin war schon anästhesiert, gewaschen, abgedeckt. Seitlich von ihr war die große Herz-Lungen-Maschine hereingerollt worden. Vier Spezialärzte saßen um sie herum und warteten auf den Beginn der Operation. Blutkreislaufkontrollen und elektrische Herzschlagmessungen waren bereits angeschlossen. Während die Filmkameras den OP-Tisch, die Herz-Lungen-Maschine, die vermummten Ärzte, die Anästhesieapparate und die für einen Laien so erregende Atmosphäre eines Operationsraumes fotografierten, starrten die Augen der Ärzte und Schwestern durch die Glasscheiben hinüber zum Vorbereitungsraum. Auf den Chef. Auf den I. Oberarzt. Auf zwei Männer, die der Chirurgie eine neue Tür aufrissen.

Als sie durch die lautlos zurückgleitende Schiebetür den OP betraten, richteten sich alle Kameras auf die beiden weißen Gestalten. Professor Runkel hielt seine bloßen Hände weit vom Körper weg. Er operierte ohne Handschuhe. »Das Gefühl meiner Fingerspitzen bedeutet Leben oder Tod«, sagte er einmal in seiner etwas manirierten Sprache. »Ich muß voll tasten können . . .«

Dr. Färber setzte sich auf einen hohen Hocker neben die Patientin. Runkel stellte sich hinter ihn. Die Öffnung des Brustkorbes, die Freilegung der Aorta, das Schaffen der riesigen Wunde, das Anschließen des Blutkreislaufes an die Herz-Lungen-Maschine war Aufgabe Färbers. Erst, wenn alles bloß lag, trat der Chef heran und transplantierte seine Teflon-Aorta.

Die Assistenten standen um den Tisch. Die Instrumentenschwester hatte Skalpell und Schere bereits in der Hand. Färber sah kurz hinüber zu dem Chefinternisten. Die Herzschwingungen auf dem Schirm des Oszilloskops waren der Krankheit entsprechend normal. Auch der Chefanästhesist nickte zu Färber hin.

Alles klar.

Ein Blick zur Seite zu den vier Ärzten an der Herz-Lungen-Maschine. Alles klar.

Färbers Hand streckte sich zur Instrumentenschwester. Das Skalpell lag kalt zwischen seinen Fingern.

Der erste Schnitt, mit kühnem Schwung.

Professor Runkel starrte auf die Hand Färbers. Nein, sie zitterte nicht. Sie war wie eine gut geölte Maschine, wie die Greifhaken eines Roboters, genau auf einen Millimeter.

Die großen Scheinwerfer warfen Hitze über die weißen Gestalten. Der Geruch von Blut breitete sich aus. Mit Haken und Klammern zogen die Assistenten den Schnitt auseinander. Färber präparierte in die Tiefe. Mit weitgespreizten Armen stand Runkel hinter ihm. Von der Herz-Lungen-Maschine wurden die Kunststoffschläuche herübergereicht, durch die der Blutkreislauf in wenigen Minuten umgeleitet werden würde, durch ein künstliches Herz, durch eine künstliche Lunge, gehalten in Körpertemperatur, angereichert mit dem im Blut festgestellten CO_2-Gehalt, gereinigt in einer Rieselungsanlage.

Färber arbeitete mit einer Ruhe, die Runkel verblüffte. Welch ein Chirurg ist er doch, dachte er. Bald wird ihm die Welt offenstehen. Nur ein schwacher Mensch ist er, ein labiler Charakter ... so hart er am OP-Tisch ist, so weich ist er im Privatleben. Schade ...

Der Aneurysmensack lag bloß. Färber präparierte die Aorta auf zwei Drittel ihrer Länge frei, so wie es Runkel auf dem Röntgenbild eingezeichnet hatte. In einem sterilen, länglichen Glasgefäß lag die neue Aorta, ein gerillter, elastischer, weißer, poröser Schlauch aus Teflon.

Färber begann, den Blutkreislauf an die Herz-Lungen-Maschine anzuschließen. Wieder fing er die stummen Blicke des Chefinternisten und des Chefanästhesisten auf.

Alles in Ordnung.

Der Blutkreislauf war angeschlossen. Durch einen kleinen Elektroschock wurde das Herz zum Stillstand gebracht. Auf dem Oszilloskop erloschen die zuckenden Zacken, die den Herzschlag zeigten. Die Patientin war nach herkömmlicher Ansicht tot, das Herz stand still ... aber sie lebte weiter durch eine Maschine, die einundeinhalb Meter neben ihrem Kopf die Funktionen ihrer Lunge und ihres Herzens übernahm und das Blut weiter durch den Körper trieb. Ein Wunder der Technik ...

Professor Runkel trat vor und blickte in die Kameras. Großaufnahme. Der Chef beginnt!

Dr. Färber räumte seinen Platz und trat an die andere Seite der Patientin. Runkel trat heran, seine bloßen Hände noch immer weggestreckt, und blickte in den geöffneten Thoraxraum. Die OP-Schwester schob das Glasgefäß mit der neuen Teflonaorta über den Tisch und legte es auf die Abdecktücher.

Die Kameras griffen mit den Objektiven in den Brustraum. Großaufnahme. Die Hände Runkels. Die künstliche Schlagader. Der über den Körper gebeugte Kopf des großen Chirurgen.

Eine große Glasschale wurde herangeschoben, vier Zehn-Kubikzentimeter-Spritzen. Runkel tauchte sie in den Wundgrund und sog vierzig Kubikzentimeter Blut heraus. Das Blut spritzte er in das sterile Glasgefäß, nahm die Teflonaorta und tauchte sie einige Sekunden in das Blut. Dadurch legten sich die Blutkörperchen in die Maschen der Prothese und dichteten die Kunststoffwände ab.

Der große Augenblick war gekommen. Runkel und Färber ergriffen die Prothese mit Pinzetten und hoben sie in den Brustraum hinein. Dort, wo die Anastomose gemacht wurde, war die Aorta doppelt abgebunden. Dort pflanzte Runkel das eine Ende der Teflonader ein. Sicher, schnell, als nähe er nur zwei Schläuche aneinander. Dann nickte er. Die eine Absperrung wurde gelöst. Durch das neue Aortenstück schoß der Blutstrom und trieb die Luftblasen, die sich gebildet hatten, vor sich her und aus der Ader hinaus. Damit war eine drohende Luftembolie ausgeschlossen. Runkel ließ den Blutstrom ein paar Sekunden laufen, um ganz sicher zu gehen. Dann band er die Teflonaorta ab und machte die zweite Anastomose weit oberhalb des Aneurysmas.

Noch einmal wiederholte sich das Ausstoßen der Luft. Bevor Runkel die letzten Nähte der Anastomose knüpfte, setzte er eine weiche Klemme unterhalb der Verbindungsstelle. Auf einen Blick hin und ein kurzes Nicken wurde der Blutstrom wieder freigegeben ... mit einem Strahl schoß es aus der fast vernähten Stelle. Mit einem Sauger sog Färber das Blut sofort weg.

Runkels Hand flog zur Seite. Neue weiche Klemme. Abklemmen. Atraumatische Nadeln. Die letzten Einzelnähte. Die künstliche Aorta war eingepaßt.

Die Kameras surrten. Hinter den Suchern hockten die Kameramänner, bleich, mit zusammengebissenen Lippen. Würde die neue Aorta arbeiten? Würde das Herz wieder zu schlagen beginnen ... oder filmte man einen Tod auf dem OP-Tisch?

»Klemmen los ...« sagte Runkel mit seiner hellen Greisenstimme. Färber und die Assistenten lösten die Absperrungen.

Gebannt starrten sie auf die neue Aorta. Langsam sickerte aus den Maschen der Teflonprothese etwas Blut. Färber tupfte es weg ... zwei ... drei Mnuten lang ... es tropfte ... es tropfte ... an den Kameras zitterten die Fotografen ... dann hörte das Durchsickern plötzlich auf. Die Blutkörperchen hatten die Maschen abgeschlossen. Die Kunstaorta war dicht, umgehen von einer feinen Blutschicht. Prall, gefüllt, leise pulsend floß das Blut durch sie hindurch von der Herz-Lungen-Maschine und zurück zu ihr.

Professor Runkel legte vorsichtig seine bloßen Finger um die neue Aorta. Dann richtete er sich auf. Triumph lag in seinem Blick. Er wandte sich zu der Hauptkamera und sagte ins Mikrophon.

»Die Transplantierung ist gelungen. Oberarzt Dozent Dr. Färber wird nun die schadhafte alte Aorta mit dem Aneurysma herauslösen. Das kann jetzt geschehen, als schneide man ein schadhaftes Gummiband durch. In wenigen Minuten wird das Herz wieder schlagen. In vier Wochen kann die Patientin als gesund entlassen werden!«

Dr. Färber räumte das Aneurysma aus und resektierte die sinnlos gewordene alte Aorta. Das Herz schlug normal, kräftig, gesund. Der Puls surrte durch die Teflonader.

Er kann es nicht lassen, dachte Färber. Können Stolz und Eitelkeit einen solchen Starrsinn erzeugen ...?

Runkel drehte sich noch einmal zu Färber um. Vor allen Kameras klopfte er ihm auf die Schulter. Großaufnahme.

Färber senkte den Kopf. Runkel hebt mich empor. Hansen hat mir die Frau genommen ...

Die Berichte für die Fachblätter waren fertig. Hansen hatte drei Nächte daran geschrieben. Es waren Tatsachen, an denen niemand vorbeigehen konnte: Vier inkurable Krebskranke waren als geheilt entlassen worden. Ihre Tumore und Metastasen hatten sich zurückgebildet. In zwei oder drei Jahren würden sie ganz frei sein, wenn die interne Behandlung zu Hause streng weitergeführt wurde.

Die Rückkehr Herta Färbers hatte Hansen hingenommen wie ein Naturereignis. Er fragte nicht, wo Herta gewesen war. Sie wollte es ihm erzählen, am Abend, in einer engen Brokathose und durchsichtigen Bluse. »Ich muß arbeiten. Entschuldige bitte!« hatte Hansen gesagt und sich an seinen Arbeitstisch gesetzt...

Wüllner und Marianne Pechl waren auch bei ihm gewesen. Hand in Hand, wie vom Sandspielen zurückkehrende Kinder, kamen sie in sein Zimmer und sagten wie im einstudierten Sprechchor: »Wir wollen uns verloben, Chef...«

Hansen hatte sich darüber gefreut. Dr. Wüllner war eine wertvolle Unterstützung geworden. Zwar war er immer noch nicht frei von Zweifeln, aber er war in die Therapie jetzt so eingearbeitet, daß Hansen mit dem Gedanken spielte, Wüllner zum Oberarzt zu machen. Über siebzig Angestellte sorgten jetzt für die Patienten. Die Klinik war voll belegt. Und in den Mappen stapelten sich die Anmeldungen aus der ganzen Welt.

Herta Färber schaltete um. Sie zog sich zurück, sie dämpfte ihre Aggressivität... sie wurde ganz still, saß stumm in der Couchecke, während Hansen arbeitete, brachte ihm mit Mineralwasser vermischten Wein und kam sich wie ein beschenktes Kind vor, als Hansen ihr die durchgearbeiteten Artikel gab und sagte: »Schreib sie bitte ab... mit vier Durchschlägen...«

Einen Tag und eine ganze Nacht saß Herta Färber darauf an der Schreibmaschine und schrieb die Artikel ins reine. Ihre Müdigkeit bezwang sie mit einer bewundernswerten Energie. Als sie die fertigen Artikel vor Hansen hinlegte und ihn dabei küßte, wehrte er sich nicht, sondern streichelte ihr über das schmale Gesicht...

Die Berichte erschienen in den medizinischen Blättern. Sie fanden ein sensationelles Echo. Bei Professor Runkel schellte das Telefon unaufhörlich. Freunde riefen an, Ordinarien anderer Universitäten, Pathologen, Gynäkologen, Strahlentherapeuten. Die Aufregung war elementar wie die Behauptungen, die Dr. Hansen aufgestellt hatte.

»Dieser Mann ist eine Gefahr!« rief der Pathologe Professor Bongratzius durchs Telefon. »Der Tumor ist keine lokale Erkrankung, sondern eine sichtbare Manifestation eines chronisch erkrankten Körpers! Das können wir uns nicht gefallen lassen, Herr Kollege. Was werden Sie unternehmen?«

»Nichts!« Runkel saß in seinem ledernen Lehnstuhl und hatte die Zeitschriften mit dem rot angestrichenen Hansenartikel vor sich liegen. »In vier Tagen läuft über die Fernsehsender meine Operation an der Aorta. Ich habe ihr einige nette Worte über Krebs beigegeben. Und außerdem... wer ist dieser Hansen? Schweigen wir ihn tot... das ist das beste. Aufregung und Streitgespräche sind die beste Reklame. Man sollte sie ihm nicht frei ins Haus liefern. Nichts sagen, lieber Bongratzius... aber auch diesen Hansen nicht schreien lassen.«

»Ein überlegenswerter Vorschlag, gewiß. Wir sollten einmal alle zusammenkommen.« Professor Bongratzius schien in seinem

Terminkalender zu blättern. »Sagen wir ... in drei Wochen. In Wiesbaden. Am 27.?«

»Wenn Sie die Benachrichtigung der anderen Kollegen übernehmen wollen.« Runkel notierte sich das Datum. »Ich bin sehr angespannt in der Klinik. Ein Pathologe hat da eher Zeit ...«

Bongratzius lachte. »Gut. Ich werde die Kollegen verständigen. Es ist ja nicht auszudenken, was werden wird, wenn sich diese zweifelhaften Heilmethoden in der Öffentlichkeit herumsprechen ...«

Runkel nickte mehrmals. Dann legte er den Hörer zurück und las noch einmal einen Satz Hansens durch, als wolle er ihn auswendig lernen:

»Viele Ärzte und verantwortliche Verwaltungsangehörige stehen bedauerlicherweise noch immer auf dem Standpunkt, daß Ausgaben für Behandlung Inoperabler sinn- und zwecklos seien, weil nichts das schicksalmäßig unabwendbare Ende aufhalten könne.« (Dr. Herberger)

Und weiter: »Wann sehen Chirurgen und Strahlentherapeuten ein, daß nicht eine Zusatzbehandlung Krebskranker oder Hilfsmethoden sinnvoll sind, sondern nur eine interne *Grund*behandlung der Geschwulstkrankheiten? Hand in Hand mit der Chirurgie könnte sie die Geißel Krebs an der Wurzel packen. Nicht im Siechenhaus wird das Krebsproblem gelöst, sondern durch die Praktiken am Krankenbett! Ringen wir uns doch endlich durch, daß das Karzinomproblem kein reines Zellproblem mehr ist, sondern ein Ganzheitsproblem!«

Professor Runkel legte die Zeitschriften weg und schüttelte bedächtig den Kopf. Dann schob er seinen Terminkalender heran, rückte die Goldbrille auf die Stirn und schrieb hinter das Datum 27: »Frei halten. Alles an Färber überweisen.«

Man konnte an Dr. Hansen nicht mehr vorbeigehen ...

X

Über die Fernsehschirme flimmerte die große Aorta-Transplantation Professor Runkels. Man hatte den Film für die Öffentlichkeit etwas gekürzt. Nur in den Universitäten und auf ärztlichen Kongressen sollte er im Original gezeigt werden.

An diesem Tag war der Empfänger in der See-Klinik abgeschaltet. Nicht über Krankheit reden ... das war hier eines der obersten Gebote für Patienten. Im Chefzimmer hatten sich die wachfreien Ärzte und Schwestern um Hansens Privatapparat versammelt und starrten auf Runkel und seinen ihm assistierenden Oberarzt Dr. Färber.

Herta Färber saß ganz hinten, mit dem Rücken an der Wand. Ihr Mund war schmal, als sie ihren Mann auf dem Bildschirm sah ... mal in Großaufnahme, mal seine sicher operierenden Hände, und ab und zu seine tiefe Stimme hörte, wenn er von der Instrumentenschwester etwas verlangte. Einmal war es, als sehe er sie groß an ... da biß sie die Zähne aufeinander.

Was ist aus mir geworden, dachte sie. Dem einen bin ich weggelaufen... der andere weist mich zurück. Ich weiß nicht mehr, wo ich bin und zu wem ich gehöre...

Die Operation verlief mit unglaublicher Präzision, soviel glaubte sie davon zu verstehen. Das Herz, ein faustgroßer Kloß, klopfte jetzt in der offenen Brust. So also sah ein menschliches Herz aus, an dem Liebe und Qual zerrten. Ein Klumpen. Aus dem Apparat kam das Klopfen dieses Herzens. Oder war es ihr Puls, der so hämmerte... Ihr Blick suchte Hansen. Er saß neben Dr. Wüllner, etwas zurückgelehnt, und verfolgte die Operation mit sachlicher Aufmerksamkeit. Der Widerschein des Bildschirms lag phosphoreszierend auf seinem weiß werdenden Haar.

»Toll!« sagte Wüllner, als Runkel die Transplantation beendet hatte und der Blutkreislauf durch die Teflon-Aorta floß. »Der Runkel kann wirklich etwas...«

»Das hat niemand bestritten.« Dr. Hansen strich sich über die Stirn. »Runkel ist ein chirurgisches Genie. Da gibt es gar keinen Zweifel.«

Dann kamen die Worte Runkels, die sie alle hier wie Faustschläge trafen...

Während der Blutkreislauf wieder zum Herzen geleitet wurde, während die Internisten auf den Oszilloskopen starrten, um bei auftretendem Herzflimmern sofort eingreifen zu können, während auf der Scheibe wieder die elektrischen Zacken hochsprangen und das Leben in das Herz zurückkehrte, sagte Runkel mit heller Stimme:

»Dies ist nur eine kleine Demonstration dessen, was die Chirurgie heute vermag. Auf vielen anderen Gebieten leistet sie ebensoviel, wenn nicht mehr. Auch beim Krebs liegt die alleinige Heilchance bei Chirurgie und Strahlentherapie. Man sollte wirklich einmal in aller Schärfe gegen alle Quacksalber und Scharlatane vorgehen, die mit Kräutern, Pillen oder Tiefluftholen einen Krebs heilen wollen! Man sollte sie einfach auslachen, mehr sind sie nicht wert! Leider aber fallen auch heute noch breiteste Volksschichten auf solche Pseudowissenschaftler herein und versäumen die einzige Chance der Rettung: die Operation!«

Peinliche Stille lag im Chefzimmer, als Marianne Pechl mit zuckenden Lippen aufstand und den Apparat abstellte. Was sollte der an dieser Stelle völlig unmotivierte und deplazierte Ausfall Runkels. Herta Färber rang die Hände.

Dr. Hansen erhob sich. Er knöpfte seinen Kittel zu und sah auf seine Armbanduhr.

»Zimmer 12, 25 und 57 müssen noch ihr Säurebad bekommen. Zimmer 61 und 70 werden noch einmal schichtweise geröntgt. Gehen wir an die Arbeit...«

Stumm verließen die Ärzte und Schwestern das Chefzimmer. Nur Herta Färber blieb zurück. Wie vergessen sah sie am Rande der hintersten Stuhlreihe aus. Hansen drehte sich nach ihr um.

»Dein Mann hat eine große Zukunft...«

»Er ist ein Feigling!«

»Er ist ein anerkannter Mediziner... kein Scharlatan...«

»Jens!« Herta Färber sprang auf. »Was Runkel eben sagte, war... war gemein. Einfach gemein! Daß Hubert es duldete...«

»Er ist nur der Oberarzt. Runkel ist das Trittbrett seiner Karriere. Kannst du das nicht verstehen...«

»Nein! Du würdest es nie tun! Nie! Auch darum liebe ich dich...« Sie schluckte. Ihr schmales Gesicht hatte hellrote Flekken. »Selbst wenn du wirklich nur ein Scharlatan wärst, würde ich dich nicht weniger...«

Müde wandte sich Hansen ab und verließ das Zimmer.

Herta Färber ballte die Fäuste und schlug sich gegen die Schläfen. Was hatte sie wieder falsch gemacht? Was bloß? Wie soll ich ihm denn sagen, wie ich ihn liebe!

Als sie Hansen suchte und ihn für ihre Dummheit um Verzeihung bitten wollte, war er im Labor.

•

Lisbeth Burker war gebessert. Konnte sie als die fünfte Heilung angesehen werden? Ein sechster Fall — ein zwanzigjähriges Mädchen mit einer Lymphogranulomatose — machte Fortschritte. Sie war in hoffnungslosem Zustand in die Klinik gekommen. Als Dr. Wüllner sie untersucht hatte, wunderte er sich, daß Hansen sie überhaupt aufgenommen hatte.

»Er überschätzt sich«, hatte er zu Marianne Pechl gesagt. »So ganz dusselig bin ich doch nicht, um nicht zu sehen, daß hier die ärztliche Kunst zu Ende ist.« Jetzt schwieg er, wenn Marianne ihn darauf ansprach...

Lisbeth Burker machte jetzt schon lange Ausflüge, segelte auf dem Plöner See, hatte fünfzehn Pfund zugenommen und mit Franz Wottke, der ihr Vertrauter geworden war, den Plan ausgebrütet, für immer als Hausschneiderin in der See-Klinik zu bleiben. Wottke hätte das sehr gern gesehen, denn Lisbeth Burker hatte ihr Herz an Wottkes sechs Kinder verloren. Die Kinder spürten es, auch sie suchten die Mutter.

»Wär schön, wenn Sie hierblieben«, sagte Wottke. Er kochte dabei Kaffee.

Wottke sah bei seiner Küchentätigkeit aus den Augenwinkeln auf Lisbeth Burker. Der kleinste der Wottkes saß auf ihren Knien und blies in ein Blechsaxophon.

Nett sieht sie aus, dachte Wottke. Wie Erna. Ein Jahr ist es nun schon her, seit Erna... da denkt man lange, das Leben ist vorbei... auf einmal fängt es wieder an...

Nur die Sache mit dem Krebs... Hatte ihn das Schicksal dazu verurteilt, das alles noch mal mitzumachen?

Er nahm sich vor, bei nächster Gelegenheit mit Dr. Hansen darüber zu sprechen. Wenn der Chef sagte, daß Lisbeth gesund würde, glaubte er es. Der Chef würde ihn nicht anlügen. Und wenn er es sagte... am meisten würden sich die Kinder freuen. Bestimmt! Wie die sich freuen würden!

Und natürlich Franz Wottke auch...

Der 27. fiel auf einen Freitag.

In Wiesbaden goß es. Vor dem Weinhaus »Bacchus« stand der Portier mit einem großen Regenschirm und geleitete die Herren, die aus ihren großen Wagen stiegen, zum Eingang.

Professor Runkel wurde unter der Tür von Professor Bongratzius empfangen, der ihn mit beidhändigem Händedruck begrüßte. »Ihre Operation — grandios, einfach grandios.«

Runkel strahlte, als er den Gartensaal betrat, in dem die übrigen geladenen Kollegen bereits versammelt waren. Ordinarien, berühmte Namen, Forscher, Kliniker. Bongratzius hatte sein Organisationstalent bewiesen. Was sich hier an diesem regnerischen Freitag im Weinhaus »Bacchus« in Wiesbaden traf, war eine Auslese der medizinischen Wissenschaft.

Pünktlich um 20 Uhr eröffnete Bongratzius die Versammlung. »Liebe Kollegen ...« sagte er. Einer der Herren räusperte sich bereits diskret. Er war Geheimrat und wollte als solcher auch angesprochen werden. Bongratzius überhörte den unausgesprochenen Tadel und sprach weiter. Er kam gleich zur Sache.

»Es haben sich in letzter Zeit Elemente aufgetan, die unter dem Mantel der medizinischen Wissenschaft, ja sogar unter dem Mantel des ärztlichen Standes eines der größten Probleme der Gegenwart in leichtfertigster Weise verniedlichen und der breiten Masse mit nicht gerechtfertigtem Optimismus darstellen: Krebs! Was man in letzter Zeit von — Kollegen ... leider müssen wir es sagen, denn diese Herren sind ja Ärzte wie wir ... über das Karzinomproblem hören muß, ist so verderblich, daß wir, meine Herren, nicht länger schweigend verharren können ...«

Bongratzius sprach gewählt. Die Umständlichkeit seiner Worte entsprach der Würde der Versammlung. Zustimmung heischend, sah er die Runde der Zuhörer ab. Runkel nickte ihm zu, der Geheimrat räusperte sich wieder. Zwei Strahlentherapeuten begannen, gesammeltes Material auszupacken. Obenauf lagen die Artikel Dr. Hansens.

»Ich denke da vor allem an einen Kollegen, der kürzlich veröffentlichte, daß er vier Inkurable durch interne Therapie geheilt hat! Wir wollen nicht untersuchen, inwieweit der Ausdruck ›geheilt‹ überhaupt berechtigt ist ... Wir wollen nur feststellen, daß solche unkontrollierten Veröffentlichungen ungeheures Unheil anrichten können. Sie sind angetan, eine Krebspanik zu erzeugen. Sie fördern die Operationsverweigerung ... und Operation und Nachbestrahlung sind heute die einzigen Heilfaktoren bei Krebs! Ich sage klar: Die einzigen! Alles andere sind Versuche, sind vage Versprechungen, ja, sind Verdummungen der gläubigen, sich an jede noch so wahnsinnige Hoffnung klammernden Patienten ...«

Professor Bongratzius sprach über eine Stunde. Er zerpflückte Hansens Erfolgsbericht. Er war Pathologe. und für ihn gab es gar keine andere Erklärung, daß es sich beim Krebs nicht um eine Allgemein-Erkrankung, sondern nur um eine lokalisierte Zellenveränderung handelte.

Am Ende fiel der berühmte Satz, mit dem seit Jahrhunderten die Außenseiter der Medizin disqualifiziert wurden:

»Alle diese Therapien und Thesen sind unwissenschaftlich und schon aus diesem Grunde abzulehnen! Die wissenschaftliche Linie ist durch Chirurgie und Strahlenkunde festgelegt ...«

Die Versammlung der großen Namen beschloß nach einer kurzen Aussprache, den Vorschlag des Kollegen Runkel als intime Richtlinie des Handelns anzuerkennen: Totschweigen. Den Phantasten Hansen totschweigen. Ein Rezept, das sich, so einfach es war, in solchen Fällen noch immer bewährt hatte ...

Nach zwei Stunden fuhren die Herren wieder in ihre Hotels zurück oder in ihre Heimatorte. Nur Runkel und Bongratzius, die den weitesten Weg hatten, blieben noch bei einer Flasche zusammen.

»In vier Wochen ist ein Kongreß der bayerischen Chirurgen«, sagte Bongratius und sah in den goldgelben Wein. »Hansen hat sich zum Referat gemeldet.« Er lächelte verschmitzt. »Leider sind wir besetzt ...«

Runkel nickte zufrieden. »Professor Vollmers sagte mir eben, daß auch für die Internisten-Tagung eine Meldung Hansens vorliegt. Leider ist die Zeit auch besetzt ...«

»Na denn!« Bongratzius hob das Glas. »Auf die klaren Verhältnisse, die der heutige Abend geschaffen hat ...«

Dr. Hansen hatte eine Mappe angelegt. Eine rote Mappe, auf deren Deckel mit schwarzer Tusche geschrieben stand: Kongresse.

In dieser Mappe lagen die Absageschreiben der Kongreßvorsitzenden. Sie waren höflich, sehr kollegial, zum Teil ausgesprochen freundlich ... aber im Inhalt glichen sie sich wie ein Ei dem andern: Programm besetzt ..., zu spät eingereicht ..., Themenkreis durch andere Referate erschöpft ... Vormerkung (die dann vergessen werden würde ...).

Eine Mauer des Schweigens baute man um Dr. Hansen auf. Und man machte ihn mundtot. Hansen hatte alles erwartet, nur das nicht. Er wollte seine Ansichten und Erfahrungen vor der Fachwelt öffentlich erläutern und sich dann der Kritik stellen. Er war auf Angriffe gewappnet ... daß man ihn behandelte, als sei er gar nicht vorhanden, machte ihn hilflos.

Auch die medizinischen Zeitschriften schickten von nun an seine Artikel zurück. Plötzlich kämpfte man mit Platzmangel. Die Redaktionen, in deren wissenschaftlichem Beirat Runkel und Bongratzius saßen, legten sogar nur vorgedruckte Formulare bei mit dem Satz: »Unverlangt eingesandte Manuskripte können infolge Arbeitsüberlastung leider nicht geprüft werden ...«

Verbittert verschloß sich Hansen in seiner See-Klinik.

Nach langen Bemühungen fand er endlich einen kleinen Verlag, der bereit war, gegen Übernahme der Herstellungskosten eine Zusammenfassung der Artikel in Buchform herauszubringen.

»Wer soll das lesen?« hatte der Verleger anfänglich skeptisch gefragt. »In die medizinischen Bibliotheken kommen wir nicht 'rein. Und die Laien? Na ja ... wenn Sie's bezahlen ...«

Es wurde ein Erfolg. Mit Verwunderung konstatierte der Verleger, daß über 5000 Vorbestellungen kamen. Es war, als stürze sich die Ärzteschaft auf dieses Buch eines »Außenseiters«. Aber nirgendwo erschien eine Besprechung, nirgends auch nur eine Erwähnung ... man kaufte das Buch, las es, stellte es im Bücherschrank in die zweite Reihe ... und schwieg.

Dr. Hansen resignierte nicht. Mit Schaudern sah er nur, daß man seine Therapie nicht nur überging, sondern — bewußt oder unbewußt — auch völlig verkannte. Er hatte nie gegen eine Operation gestimmt, wenn ein Tumor noch operabel war. Solange ihm nach dem Studium der Krankengeschichte eine Operation als Mittel der Wahl die größere Chance zu haben schien, hatte er einen Patienten überhaupt nicht aufgenommen. Erst, wenn er von anderen Ärzten aufgegeben worden war, öffnete Hansen ihm die Türen seiner Klinik ...

Noch ein allerletztes Mal machte Hansen einen Versuch, eine Klärung zu erreichen. Er schrieb an Professor Runkel einen langen Brief.

Er bekam keine Antwort.

Da wandte sich Hansen an das Ausland. In englischen, französischen, amerikanischen Zeitschriften erschienen seine Arbeiten. Sie wurden von anderen Ländern übernommen. Eine Flut von Anmeldungen ergoß sich über die »See-Klinik«. Aus Frankreich und der Schweiz kamen Besichtigungs-Kommissionen ... Plötzlich beschäftigte man sich in aller Welt mit Dr. Hansen. In New York wie in Stockholm, in Johannisburg wie in Rio de Janeiro. Nur in Hamburg, München, Berlin — nur in Deutschland nicht ...

Franz Wottke hatte erst bei Dr. Marianne Pechl nachgefragt, ehe er sich beim Chef melden ließ. Statt direkt zu Hansen zu gehen, kam er ins Privat-Sekretariat zu Herta Färber und sagte: »Bitte, melden Sie mich beim Chef an ...«

»Sind Sie krank?« fragte Herta Färber.

»Sind Sie untersuchender Arzt?« fragte Wottke stur zurück.

Herta Färber drückte den Knopf der Sprechanlage herunter und wartete, bis Dr. Hansen sich meldete.

»Ja? Was ist?«

»Ein Herr Wottke möchte Sie sprechen, Herr Doktor ...«

»Wer?«

»Herr Franz Wottke.«

Hansen öffnete die Tür selbst. Er hielt es für unmöglich, daß Wottke sich anmelden ließ. Als er ihn sah, schüttelte er den Kopf und winkte.

»Komm 'rein!« sagte er. Wottke schlurfte ihm nach und wartete, bis Hansen sich wieder gesetzt hatte. »Was ist denn mit dir los?« fragte Hansen ratlos.

»Es handelt sich um eine offizielle Sache, Chef.« Wottke wischte sich mit einem großen Taschentuch den plötzlich ausbrechenden Schweiß von der Stirn. »Tja ... hab mir das lange überlegt. Und nachdem die Krankengeschichte immer besser wird ... und die Kinder haben sich so an sie gewöhnt ... und allerlei sparen kann ich auch dabei ... alles näht sie selbst, und auch Anzüge, hat sie alles gelernt ... fleißig ist sie ... ich hab's mir lange überlegt, Chef ... aber gegen die Liebe kann man ja nicht an, was?«

Wottke stockte.

»Und ...« fragte Hansen.

»Ja — und ein Jahr Witwer bin ich jetzt auch schon lange ... und es ist bestimmt nicht im Sinne Ernas, daß die Kinder weiterhin ohne Mutter ... Ist doch ein nettes Mädchen, nicht wahr, Chef ... Nun sagen Sie doch was, Chef ...«

Dr. Hansen hatte die Hände verwundert aneinandergelegt. Schon nach den ersten Worten Wottkes wußte er, welche »offizielle Sache« ihn herführte. Da lebt man jetzt über ein Jahr unter einem Dach, dachte Hansen, Hunderte Schicksale gehen durch meine Hand, und doch sieht man nicht genug.

»Du meinst Lisbeth Burker, nicht wahr?«

»Ja.« Erleichtert wedelte sich Wottke mit dem Taschentuch Luft zu. »Ich wollte fragen, Chef, ob man die Lisbeth ... ob man sie heiraten kann ...«

»Warum soll man die Lisbeth nicht heiraten können?«

»Nun ... schließlich ...« Wottke scharrte mit den Fußspitzen über den Teppich. »Erna habe ich durch den Krebs verloren. Wenn jetzt die Lisbeth ...«

»Was sagt denn Fräulein Dr. Pechl?«

Wottke lief knallrot an. Auch das Fächeln mit dem großen Taschentuch half nicht mehr. Das Wasser rann ihm nur so 'runter.

»Sie wissen alles, Chef ...?«

»Nichts weiß ich. Aber ich kenne meinen gründlichen Wottke. Ich kann nur bestätigen, was Dr. Pechl auch sagte: Lisbeth Burker geht es ganz gut. Wenn sie vernünftig lebt und die Behandlung weiterhin durchgehalten wird, sehe ich kein Hindernis. Übrigens ist Glück die beste Medizin.«

»Ich kann sie also heiraten?«

»Aber ja, Wottke.«

»Und eine tüchtige Hausschneiderin bekommen wir auch damit ...«

Hansen lachte. »Nun 'raus, Wottke! — Weiß Fräulein Burker übrigens von ihrem Glück?«

»Wo denken Sie hin, Chef? Noch weiß sie natürlich nichts. Ich ... ich muß da erst eine Gelegenheit suchen. Ich hab mir auch schon gedacht, ob vielleicht nicht Sie ... Sie kennen doch die Frauen besser als ich ...«

»Nein.« Hansen schüttelte den Kopf und schob Wottke aus der Seitentür hinaus auf den Flur. »Das mußt du schon allein machen ...«

Viermal ging er an dem Zimmer vorbei, in dem Lisbeth Burker saß und die Wäsche der Klinik kontrollierte oder vielleicht einem der sechs Wottke-Kinder gerade etwas nähte. Beim fünftenmal erinnerte sich Wottke daran, daß er als Spieß beim Kommiß schon ganz andere Situationen gemeistert hatte und drückte die Klinke der Tür herunter.

Lisbeth saß am Fenster, hatte die Balkontür weit offen und schneiderte für den mittleren Wottke, den Robert, eine Cordhose. Sie wandte den Kopf zu Franz Wottke, lächelte ihn an und hob den fertigen Teil der Hose hoch.

»Morgen kann er sie anziehen.«

»Großartig!« Franz Wottke zählte innerlich bis drei, dann sagte er laut: »Nähen Sie alles, Lisbeth?«

»Fast alles. Warum?«

»Ich meine nur so.« Es klang nicht sehr überzeugend. Er war drauf und dran, sich zu blamieren, erkannte er. Rasch nahm er einen zweiten Anlauf und schoß nun direkt aufs Ziel los. Und damit es auch ja kein Mißverständnis geben konnte, sagte er überlaut: »Willst du mich heiraten, Lisbeth?«

Lisbeth Burker wurde vor Schrecken blaß.

»Ja!« sagte sie mit zittriger Stimme, »ja ... ja doch ...«

Erst als sie das ein dutzendmal wiederholt hatte, fing sie sich allmählich. »Du kannst einen aber wirklich erschrecken ... Warum schreist du denn so ... Das kann man doch vernünftig sagen ...«

Und wie Lisbeth Burker das sagte, fühlte sie zum erstenmal in ihrem Leben, wie schrecklich glücklich ein Mensch sein kann ...

Oberarzt Dr. Färber fuhr von einem Kongreß nach Hause. Professor Runkel hatte ihn hingeschickt. »Damit Sie auch mal etwas anderes sehen und hören«, hatte er gesagt. »Wird ganz interessant werden. Die Kollegen von der Strahlenklinik werden neues Material vorlegen. Haben Sie schon mal ein modernes Strahlen-Institut besichtigt?«

»Kurz nur, Herr Professor.«

»Dann tun Sie es jetzt.«

Der Kongreß war wie alle Kongresse gewesen. Reden, Bildvorträge, zwei Filme, Neues und Altes, viel Optimismus und viel Kritik, Palaver hin, Palaver her ...

Dr. Färber hatte das alles nicht interessiert. Er konnte operieren. Das brauchte man ihm nicht mehr zu zeigen. Was ihn beschäftigte, war die große Sterblichkeit der Krebspatienten, die er von ihrem Tumor befreit hatte. Sie waren anschließend in der Strahlenklinik bestrahlt worden, und nach fünf, acht oder zehn Monaten kamen sie doch wieder zurück in die Klinik, mit Rezidiven, mit unangreifbaren Metastasen, mit einem plötzlich inoperabel gewordenen Krebs an einer ganz anderen Stelle.

An Tagen, an denen er solche niederschmetternden Feststellungen treffen mußte, war auch Dr. Färber schließlich nichts anderes als ein hilfloses Achselzucken übriggeblieben. Die Frucht einer über 2000jährigen Krebsforschung: Ein Achselzucken ...

So ungern sich Färber daran erinnerte ... in diesen Stunden war ihm in der letzten Zeit aber auch immer häufiger ein Satz in den Sinn gekommen, den Dr. Hansen in einem seiner Artikel zitierte: »Die schlimmste Belastung für den Krebskranken ist der pessimistische Arzt.«

Leicht gesagt, ein Arzt darf kein Pessimist werden ... zumal ein Arzt, der wie Dr. Färber täglich am OP-Tisch steht ... Aber eine Erkenntnis wenigstens, so negativ sie war, war vielleicht positiver zu werten: Mit dem Wegschneiden des örtlichen Tumors schien es oft tatsächlich nicht getan zu sein. Und mit der nachfolgenden Strahlentherapie auch nicht. Und selbst wenn Heilungen zu verzeichnen waren, sie waren nur allzu häufig mit Strahlenschäden erkauft ... Es mußte noch etwas anderes, mehr hinzukommen, um den dauernden Erfolg einer Operation zu sichern. Und wenn das so war, dann wollte sich Dr. Färber endlich doch einmal der Literatur der internen Krebstherapie eingehender widmen ...

Färber hatte alles erreichbare Material über dieses Kapitel der modernen Medizin heimlich gesammelt. Wie einen Schatz verschloß er die Ausschnitte, Berichte und Artikel, die er in einem dicken Aktendeckel verwahrte, in seinen Haustresor. Er wußte, daß er zum Ketzer geworden war, daß er drauf und dran war, Runkel, der in Färber seinen Nachfolger sah, in den Rücken zu fallen ...

Fast dreihundert Seiten hatte Färber zusammengetragen, dreihundert Seiten Berichte über das Für und Wider der Strahlenbehandlung, als ihn Professor Runkel auf den Kongreß schickte und ihm die Möglichkeit gab, eine moderne Strahlenklinik zu besichtigen.

Färber hatte vor einem Wunderwerk der Technik gestanden. Mit einem Aufwand von Millionen Mark hatte man eine Klinik geschaffen, aus Beton, Glas und Chrom, mit Labors, vorbildlichen Krankenzimmern, wundervollen Ordinationsräumen, verwirrend vollkommenen Geräten ... ein Treibhaus der Heilung, in dem die Zukunft wirklich schon begonnen zu haben schien.

Der Chef selbst, Professor Lücknath, hatte Runkels Oberarzt durch das riesige Haus geführt und ihm alles gezeigt. Vor dem aufgehenden Star der Chirurgie gab es nichts zu verbergen. Chirurgie und Strahlentherapie wuchsen zusammen wie Siamesische Zwillinge ... einmal würde der Zeitpunkt gekommen sein, wo in der Krebsbehandlung der eine nicht mehr auf den anderen verzichten konnte.

Mit besonderem Interesse hatte Färber die Bestrahlungsräume besichtigt. In kleinen Kabinen, die von meterdicken Betonmauern umgeben waren, nur beobachtet durch dicke Scheiben, lagen die Patienten auf den Tischen und wurden tiefenbestrahlt, Kobaltkanonen drehten sich langsam um die Körper, summend zitterten die Zeiger auf den Kontrolluhren eines 30-Millionen-Volt-Betatrons.

Zyklotrone, Rheotrone und komplizierte Apparate zur Herstellung radioaktiver Isotope demonstrierten den Fortschritt fast beklemmend ...

Färbers Beklommenheit wuchs, je länger er auf der Heimfahrt vom Kongreß an seinen Besuch in dem Strahlen-Institut dachte. Ein ungeheurer Zwiespalt war in ihm aufgerissen.

Was ist richtig? fragte er sich zum hundertstenmal. Wir operieren, wir bestrahlen, wir machen radioaktive Einlagen ... Und wie sah die Überlebensquote aus ...

Professor Runkel saß hinter seinem Schreibtisch und sah Gutachten seiner Assistenten durch. Die jungen Leute waren schlecht bezahlt, sie sollten sich etwas zuverdienen. Er teilte das Honorar, das ihm eigentlich zustand, unter sie auf.

Das war eine der guten Seiten Runkels, vielleicht die menschlichste an ihm. Er kannte die Not der jungen Ärzte aus seinen eigenen Assistentenjahren. »Nicht mit knurrendem Magen sollen die Kerle im OP stehen, sondern mit Freude!« hatte er einmal gesagt. »Wenn der Staat das nicht einsieht, müssen eben die Knechte zusammenhalten!«

Ein Ausspruch, der bereits klassisch geworden war und Runkel in akademischen Kreisen mit einem Glorienschein umgab.

Dozent Dr. Färber kam in das Chefzimmer, unter dem Arm eine dicke Akte. Runkel sah auf. Er war bester Laune.

»Schleppen Sie neuerdings Archive herum, Färber?« fragte er lachend. »Oder haben Sie Prospekte gesammelt?«

Dr. Färber hatte längst keinen Sinn mehr für Runkels Späße.

»Es sind keine Prospekte, Herr Professor«, sagte er knapp.

Verwundert musterte ihn Runkel. Das Gesicht seines Oberarztes war bleich, übernächtigt, mit umschatteten Augen. »Ich habe Material gesammelt ...«

»Material? Das klingt ja wie eine Anklage!«

»Vielleicht ist es eine ...«

Färber holte tief Luft.

»Sie haben mich gefördert, Herr Professor, wo es nur ging. Ihnen verdanke ich die Dozentur, die Stelle als Erster Oberarzt, die Möglichkeit, einen Namen zu bekommen. Ich weiß, was ich Ihnen schulde an Dank, an Ehrfurcht, an Pflichterfüllung. Aber ich weiß auch, was ich dem ärztlichen Gewissen gegenüber zu verantworten habe. Dankbarkeit und Gewissen sollten Geschwister sein ... in meinem Falle sind es erbitterte Feinde.«

Professor Runkel schob seine Brille wieder auf die Stirn. Mit seinen stechenden, kleinen Augen musterte er Färber.

»Sie haben wieder getrunken. Nicht wahr?«

»Nein — ja. Aber ich habe ...«

»Gehn Sie nach Hause und legen Sie sich ins Bett. Heute steht nichts Besonderes an. Das kann Vollmar machen. Menschenskind ... Sie müssen endlich über die Sache mit Ihrer Frau wegkommen können ...«

»Es handelt sich nicht um meine Frau, Herr Professor.« Färber legte beide Hände auf das dicke Aktenstück, auf seine Sammlung von dreihundert Seiten Versagen. »Ich habe Zweifel an unserer Krebsbehandlung ... Ich weiß nicht mehr, ob wir verantwortungsvoll genug handeln ...«

»Färber!« Professor Runkel sprang auf. »Sie sind ja besoffen!«

Dozent Dr. Färber senkte den Kopf. Er schluckte die Grobheit Runkels wie eine bittere Medizin. Ohne seinen Chef anzusehen, schlug er den Aktendeckel auf und blätterte in den Artikeln und Berichten. Runkel sah mit deutlichem Unbehagen auf die Schriftstücke.

»Kommen Sie mir nicht mit sogenanntem Material. Das ist gefärbtes Wasser! Auf hundert Meinungen gibt man zweihundert Gegenmeinungen. Und das ist sogar beweisbar! Das ist das merkwürdige in der Medizin, daß man jede gegenteilige Ansicht wissenschaftlich belegen kann! In der Mathematik ist zweimal zwei gleich vier ... aber über die Entstehung des Krebses gibt es seit den alten Ägyptern einige tausend Theorien. Und alle sind sogar beweisbar! Und alle zusammen sind nichts wert! Von diesem Paradox leben wir Ärzte!«

Runkel griff über den Tisch und klappte ostentativ die Schriftmappe wieder zu.

»Färber! Sie sind ein blendender Chirurg ... ich sage das ungern, denn euch jungen Leuten steigt das in den Kopf! Jetzt muß ich es sagen, um Sie von einem falschen Weg zurückzureißen. Bleiben Sie Chirurg, und lassen Sie den Kollegen von der Strahlenklinik ihre Strahlen und Isotope. Und lassen Sie diesem Hansen auch seine biologische Therapie. Wir sollten uns um unser Gebiet kümmern.«

»Sie rufen mich zur Toleranz auf, Herr Professor? Sie mich?« Färber spürte, wie Schweiß auf seine Stirn trat. Professor Runkel ging mit kurzen schnellen Schritten auf und ab.

»Toleranz ist auch so ein Wort, Färber! Sagen wir lieber: Wir wurschteln weiter ...«

»Herr Professor!« rief Färber entsetzt.

»Sollen wir uns etwas vormachen? Ich glaube, wir kennen uns zu gut, wir zwei. Ich habe ein Lehrbuch über die Krebsoperationen geschrieben. Nach diesem Lehrbuch unterrichte ich seit zwanzig Jahren meine Studenten. Meine Grundauffassung ist die Lehre vom lokalen Tumor, von einer Degeneration der Zelle. Einige tausend junge Mediziner habe ich so herangebildet ... in meinem Sinne, nach meiner Lehre arbeiten sie jetzt in aller Welt. Soll ich jetzt hingehen, ich, der Runkel, und vor die Welt treten und sagen: Da ist ein kleiner Arzt, Dr. Hansen heißt er, der behauptet, der Krebs sei eine chronische Allgemeinerkrankung des Körpers und deshalb in erster Linie ein Aufgabenbereich der internen Medizin. Der kleine Mann da hat recht. Ich widerrufe meine Lehre, ich habe zwanzig Jahre lang Tausende Studenten etwas Falsches gelehrt ... Kann man das von mir verlangen, Färber?«

Professor Runkel starrte Färber an, der langsam seine dicke Akte vom Schreibtisch nahm.

»Herr Professor ...« sagte Färber leise.

»Ja oder nein? Wir sind Chirurgen, Färber. Bei uns gibt es nur ein Entweder – Oder!«

»Ich denke nicht an den Ruhm oder die Ehre eines einzelnen Mannes, Herr Professor ... ich denke an die Krebskranken, die eine größere Heilchance hätten, wenn in der Medizin Einigkeit herrschte, Aufgeschlossenheit für Neues, kein Brotneid, keine Mißgunst, keine Selbstüberschätzung, keine Arroganz gegenüber den einsamen Rufern.«

Runkels Gesicht wurde rot. Er hörte die Vorwürfe heraus, und er wehrte sich dagegen, von einem Oberarzt wie ein Schuljunge abgekanzelt zu werden.

»Haben diese ›einsamen Rufer‹ jemals einen Krebs geheilt?« rief er. »Sie mögen alles mögliche geheilt haben ... hätten sie wirklich einen echten Krebs geheilt, würden sie die Wissenschaft längst zum Einschwenken gezwungen haben.«

»Wie können sie das, wenn sie seit Jahrzehnten so behandelt werden, wie wir jetzt Dr. Hansen behandeln?«

»Hat Hansen jemals einen Krebsfall geheilt?« rief Runkel. Er schlug mit der Faust auf den Tisch.

»Fünf Fälle in anderthalb Jahren ...«

»Beweise!«

»Sie liegen hier ...«

»Warten Sie ab, ob in fünf Jahren noch jemand von diesem biologischen Arzt spricht! Was mit dem Messer und den Strahlen nicht zu heilen ist, das will man mit Rohkostplatten, Mandel-Entfernungen, Spaziergängen in frischer Luft und einigen sehr umstrittenen internen Mitteln erreichen? Machen Sie sich doch nicht lächerlich, Herr Dozent!« Färber zuckte zusammen, als Runkel ihn bewußt mit Dozent anredete. »Wenn die Medizin so einfach wäre, könnte man die Kranken wie Kuhherden auf die Weide führen und sich gesund fressen und atmen lassen ...«

»Was ich in der Strahlenklinik gesehen habe«, sagte Dr. Färber leise, »was ich hier zusammengetragen habe ...«

»Stecken Sie es weg, legen Sie sich ins Bett, schlafen Sie und denken Sie, wie ich, daß unsere heutige Aussprache überhaupt nicht stattgefunden hat. Und morgen kommen Sie wieder. Ich habe drei Operationen für Sie. Drei Karzinome ... und da ist Ihr Platz: Im Operationssaal, in der vordersten Front gegen den Krebs. Nicht in der Sauermilch-Etappe ...«

»Sie verstehen mich nicht, Herr Professor«, sagte Färber heiser.

»Und Sie mich nicht ... das gleicht sich aus!« Runkel nahm seine Brille ab. »Ich muß in fünf Minuten zu einer Konferenz ...«

Dozent Dr. Färber verstand. Er verabschiedete sich. Seinen inneren Zwiespalt ertränkte er zu Hause in Alkohol.

XI

Die Hochzeit Wottkes mit der kleinen Schneiderin Lisbeth Burker war ein Ereignis, an dem die ganze Klinik teilnahm. Die sechs Kinder Wottkes hatten neue Kleider bekommen. Lisbeth hatte sie genäht und damit fast zweihundert Mark gespart. Wottke legte dieses Geld zur »Sonderkasse Hochzeit«.

»Das soll ein Fest werden!« sagte er immer wieder. »Mit einem riesigen kalten Büfett!«

Ein kaltes Büfett, das war für Wottke der Inbegriff des Reichtums und der Vornehmheit. Er wollte seine Gäste mit einem kalten Büfett überraschen. Sehr zum Mißvergnügen von Fräulein Burker übrigens.

»Wozu der Luxus? Ein guter Braten tut es auch«, sagte sie. »Sparen wir das Geld für die Kinder.«

Über das kalte Büfett war mit Franz Wottke aber nicht zu reden. »Diesen Luxus leiste ich mir und damit basta!«

Die Trauung fand in der kleinen Hauskapelle der See-Klinik statt. Fräulein Burker sah zart und zerbrechlich in ihrem weißen Kleid aus ... vier der jüngeren Wottkekinder trugen den langen Schleier. Dr. Hansen und Dr. Wüllner waren die Trauzeugen. Weinend saß die Verwandtschaft Lisbeth Burkers in der ersten Reihe, die Brüder und Schwestern, die jahrelang Pfennig um Pfennig gespart hatten, um ihrer kranken Schwester das Leben zu retten.

Der Pfarrer sprach von einem der wenigen Wunder, die Gott auch heute noch den Menschen schickt. Er sprach zu einer Gemeinde, die selbst täglich auf ein neues Wunder wartete, auf das Wunder ihrer eigenen Genesung ...

Neben der Tür der kleinen Hauskapelle stand Dr. Marianne Pechl an der Wand. Sie hatte Stationsdienst, aber sie hatte sich weggeschlichen, um schnell den Trauakt mitzuerleben. Sie sah hinüber zu Dr. Wüllner. Er stand neben der Braut. Groß, schlank, hager fast.

Das Harmonium spielte, die Kranken sangen, inbrünstig, mit gefalteten Händen. Jesu, geh voran, auf der Lebensbahn ... Wer kann es gläubiger singen als Menschen, die bereits von den Menschen aufgegeben sind?

Da geschah es mit Marianne Pechl. Sie griff um sich, hielt sich am Tisch fest, auf dem die Gesangbücher und kirchlichen Nachrichten lagen. Durch ihren Körper lief plötzlich eine bleierne Müdigkeit, auf einmal hatte sie keinen sehnlicheren Wunsch als sich umfallen zu lassen und zu schlafen.

Und warum wurde es so finster, geht die Sonne weg? dachte sie. Mit unendlicher Anstrengung drehte sie den Kopf zum Fenster. Fahl fiel das Licht in den Raum, aber draußen leuchteten die Blätter unverändert im grellen Sonnenlicht ... die jähe Verschattung, die sie beunruhigte, die vermeintliche Dunkelheit, die sie umfing, kam von innen, aus ihr selbst ...

Dann war es ebenso plötzlich wieder hell um sie. Die Sonne flutete in den Raum, die Hochzeitsgäste sangen. Nur das Harmonium schien ihr jetzt unerträglich zu dröhnen. Da riß sie die Tür der kleinen Kapelle auf, stürzte hinaus auf den Gang und hielt sich beide Ohren zu.

Wieder durchzog sie dieses Schwächegefühl. Vor ihr kreisten die Türen, die Wände, die Schwestern. Mit letzter Willenskraft ging sie in ihr Zimmer. Dort warf sie sich auf das Bett, bedeckte die Augen mit den Händen und atmete tief durch ... immer und immer wieder, als pumpe sie mit jedem Atemzug die entfliehende Kraft zurück in den schlaffen Körper.

So traf Dr. Wüllner sie an, als er nach der Trauung schnell bei Marianne Pechl hereinsah. Sie lag noch ausgestreckt da, bleich, mit eingefallenem Gesicht und dunklen Ringen unter den Augen. Wüllner setzte sich auf die Bettkante und legte die Hand auf Mariannes kalte Stirn.

»Was ist denn?« Er tastete nach dem Puls. Er war flach. «Warum läutest du nicht? Ist dir nicht gut? Da muß doch was geschehen ...«

Er wollte aufspringen, aber sie hielt ihn am Ärmel seiner Jacke fest und zog ihn zu sich zurück.

»Eine kleine Schwäche ... es ist doch nichts, Fritz ...« Sie nahm seinen Kopf in beide Hände und küßte ihn auf die Augen und auf die Nasenspitze. »Ich habe es mir eben ausgerechnet: In den letzten fünf Tagen habe ich genau 12 Stunden Schlaf gehabt. Einmal macht der Körper schlapp.«

»Das ist mehr als eine Erschöpfung, Marianne.« Wüllner sah ihre müden Augen, die schlaffe, gelbliche Haut. »Mach mir bloß keine Sorgen.«

Sie lächelte. »Nein ...«

»Kann ich etwas für dich tun?«

Sie schüttelte den Kopf. Tränen traten ihr in die Augen. »Ich bin unheilbar in dich verliebt, Fritz, das ist alles ...«

»Marianne!« sagte Wüllner, ohne auf ihren Ablenkungsversuch einzugehen. »Ich werde noch heute mit dem Chef sprechen. Du mußt ausspannen. Deine Nerven sind überanstrengt. Wenn du dich im Spiegel sehen könntest ...«

»So schlimm?« Sie lächelte krampfhaft. »Jetzt stell dir vor, wie ich in zwanzig oder dreißig Jahren aussehen werde. Ein altes, häßliches Weib. Du solltest es dir überlegen, mich zu heiraten ...«

»Welch eine Dummheit. Dann habe ich vielleicht eine Glatze, einen riesigen Bauch und schnappe asthmatisch nach Luft.« Er hielt ihre Faust fest, die nach ihm boxte. »Als ich neben Wottke und Lisbeth stand, dachte ich, wir sollten auch nicht lange zaudern ...«

»Laß uns noch ein halbes Jahr warten, Fritz.«

»Warum? Das Aufgebot ist schnell bestellt ...«

»In einem halben Jahr bekommt meine Mutter eine Versicherung ausgezahlt. 10 000 Mark. Wir sollen sie bekommen. Ich will nicht mit leeren Händen zu dir kommen.«

»Aber das ist doch Blödsinn! Verzeih das Wort, Marianne, aber es ist Blödsinn. Ich heirate doch dich, nicht deine 10 000 Mark!«

»Trotzdem, Fritz. Sechs Monate ... sie gehen ja vorüber wie sechs Wochen, sechs Tage, sechs Atemzüge ... Es liegt doch nichts zwischen uns als ein Stück Flur von fünf Meter Länge. So nah sind wir uns täglich ... Was können da sechs Monate bedeuten ...?«

Wüllner erhob sich. Er kämmte sich in Mariannes Spiegel die

zerwühlten Haare. Durch den Spiegel sah er zurück auf das Bett. Marianne lag in den Kissen wie die dreißig Kranken, die nicht mehr aufstehen konnten ...

»Ich übernehme deine Station mit«, sagte Wüllner und drehte sich zu Marianne um. »Und du bleibst im Bett!«

»Fritz ...«

»Keine Widerrede ...«

Auf dem Gang prallte er auf Dr. Hansen, der aus einem der Krankenzimmer kam.

»Nanu — so in Gedanken, Herr Kollege, wo doch heute ein Festtag für uns alle ist?«

Dr. Wüllner sah Hansen an, als bemerke er ihn erst in diesem Augenblick. Das machte Hansen stutzig.

»Ist was?« fragte er.

»Ich muß mit Ihnen sprechen, Chef«, sagte Wüllner.

»Wegen Fräulein Pechl?«

»Ja. Sie hat heute abgebaut. Ich soll es Ihnen nicht sagen, aber ich mache mir Sorgen. Sie ist nervlich völlig fertig. In fünf Tagen 12 Stunden Schlaf. Wenn wir Männer das schon spüren ... Fünfundsiebzig Schwerstkranke zu betreuen, das zehrt auch an unseren Kräften, Chef.«

»Es ginge uns besser«, sagte Hansen, »wenn wir mehr geeignete und idealistische Ärzte hätten. Leider kommen sie nicht zu uns, Wüllner. Wissen Sie schon das Neueste: Die Assistentenzeit in meiner Klinik wird nicht anerkannt! Ich habe es gestern schriftlich bekommen. Wenn Dr. Peltzner und Dr. Reitmayer noch bei uns bleiben, wäre das ein Opfer von ihnen, das wir eigentlich nicht annehmen dürften.«

»Wenn nicht hier — wo dann könnte man lernen, wie man Kranke betreut?« rief Wüllner.

»Machen Sie das draußen unseren Gegnern einmal klar ... Wir müssen uns damit abfinden, Wüllner: Redeverbot, keine Anrechnung auf die Assistentenzeit, Ablehnung aller schriftlichen Arbeiten, Nichtzulassung zu Kongressen ... Aber wir wollten über Fräulein Pechl sprechen ... Sie hat schlappgemacht?«

»Sie war völlig ermattet, als ich nach ihr sah.«

»Wenn Sie ihre Station mit übernehmen, schicke ich sie sechs Wochen zur Erholung in die Berge ...«

»Genau das wollte ich Ihnen vorschlagen, Chef.«

»Und Sie? Wenn Sie zusammenbrechen?«

»Ich bin ein zäher Bursche, Chef. Und für Marianne tue ich alles ...«

»Wann heiratet ihr?«

»In einem halben Jahr. Marianne will es so.«

Hansen lächelte. Wenn es mehr solcher Menschen gäbe wie diese beiden, dachte er.

»Ich rufe in Oberstdorf an. Fräulein Pechl kann vielleicht schon übermorgen fahren ...«

Am gleichen Tag, an dem Wottke mit seiner jungen Frau auf die Hochzeitsreise ging, in die Lüneburger Heide, »wo es ganz ruhig is und ick nur meine Lisbeth höre...«, fuhr auch Marianne.

Auf Bitten Hansens hatte man in einem großen Sanatorium in Oberstdorf ein Bett freigemacht. Weniger aus Kollegialität als aus Neugier, aus nächster Nähe eine Ärztin zu erleben, die fast zwei Jahre in einer Krebsklinik arbeitete, von der man Wunderdinge hörte.

»Paßt auf, Kinder, jetzt werden wir allerlei erfahren«, sagte der Chefarzt des Sanatoriums zu seinen Kollegen. »Dieses Fräulein Pechl werden wir nach allen Regeln der Kunst ausquetschen. Soll im Dienst zusammengebrochen sein, wie Kollege Hansen sagte. Hoffentlich ist sie keine Fanatikerin, bei solchen Frauen weiß man nie . . . na ja . . . warten wir ab.«

Die »Fanatikerin« erregte helles Entzücken, als sie mit dem Klinikwagen, der sie vom Bahnhof abholte, vorfuhr. Die Ärzte konnten es gar nicht fassen, welch ein wohlgelungenes Geschöpf ihnen dieser Dr. Hansen da ins Haus schickte.

»Miß Krebsarzt!« sagte einer der jungen Ärzte. »Wer hätte das gedacht!«

»Man sollte es nicht für möglich halten!« Der Chefarzt rückte den Schlipsknoten zurecht. »So jemand schlägt sich seit fast zwei Jahren mit hoffnungslosen Fällen herum!« sagte er kopfschüttelnd. »Jetzt bewundere ich Hansen, daß er so etwas in seinem Sterbehaus überhaupt halten kann . . .«

»Die Ruhe hier ist herrlich«, schrieb Marianne am ersten Abend an Dr. Wüllner. »Die Kollegen sind freundlich. Zwei von ihnen sehen mich — wenn sie mir begegnen — wie hungrige Hunde an. Aber keine Sorge, Fritz . . . ich habe früher gern Hunde abgerichtet und sie Männchenmachen gelehrt. Ich bin auf die erste Nacht in dieser Stille gespannt . . . seit Monaten bin ich es ja nicht mehr gewohnt, eine Nacht zu schlafen, ohne durch eine Notglocke geweckt zu werden. Im Augenblick genieße ich es, ohne Sorgen und Pflichten zu sein.«

Sie schrieb jeden zweiten Tag. Sie erholte sich prächtig.

Aber plötzlich hörten die Briefe auf. Eine ganze Woche lang kam kein Lebenszeichen aus Oberstdorf. Fast unbegreiflich nach dem jugendlichen Übermut und der Sehnsucht, die aus allen Zeilen klangen.

Wüllner bestürmte Dr. Hansen so lange, bis dieser in Oberstdorf anrief.

Es schien, als habe man darauf gewartet. Der Chefarzt war sofort am Apparat. Seine Stimme war kalt, fast feindlich.

Mit starrem Gesicht hörte Dr. Hansen an, was ihm über 700 Kilometer Entfernung schonungslos mitgeteilt wurde.

In der »See-Klinik« waren die Patienten dabei, eine neue Attraktion aufzubauen.

Nach dem Weggang des französischen Obersten Boncour hörte die sportlich-militärische Ära mit Gymnastik, Exerzieren und Wandern nach Generalstabskarte allmählich auf, und eine musische Welle setzte ein.

Die Initiative ging von einem mit einem Bronchialkarzinom

eingelieferten ehemaligen Opernregisseur aus. Bis vor einem halben Jahr hatte der Name Jos Bertil noch von allen Plakatsäulen geprangt. Als ihm dann einige Ärzte die Wahrheit nicht länger verschweigen konnten, brach er zusammen. Das war in Buenos Aires gewesen. Er ließ sich sofort in ein Krankenhaus einliefern, aber alle ärztliche Kunst konnte den Krebs nicht mehr aufhalten. »Ein Jahr noch ...« hatten ihm die Ärzte resignierend mitgeteilt.

In der chirurgischen Klinik von Buenos Aires las Jos Bertil in einer deutschen Zeitung einen kurzen Bericht über die »See-Klinik« eines Dr. Hansen. Er las es mit Zweifel. Sein eigenes Schicksal hatte ihn mißtrauisch gemacht. Aber er schrieb nach Deutschland. Er schickte Röntgenplatten und seinen Krankheitsbericht. »Wenn Sie Hoffnung haben — ich habe sie nicht mehr! —, dann schreiben Sie mir bitte. Sonst schweigen Sie bitte ... nach einem lauten Leben muß ich mich jetzt an die Stille des Weggehens gewöhnen. Ein Jahr habe ich Zeit dazu ...«

Dr. Hansen schrieb zurück. Kurz, ohne große Worte. »Kommen Sie zur Untersuchung ...«

Bertil flog sofort nach Deutschland. Als einfacher Hans Bertrich, unter seinem richtigen bürgerlichen Namen, wurde er in die »See-Klinik« aufgenommen.

Nach vier Monaten, in denen es nichts für ihn gab als Hansens Anordnungen, war er beschwerdefrei, und er begriff es einfach nicht, daß ein Mensch, zu dem man sagte: Du bist medizinisch tot! — nun doch weiterleben durfte.

»Warum pilgert nicht die ganze Welt zu Ihnen?« sagte er einmal zu Dr. Hansen. »Ich begreife es nicht ...«

»Das ist nicht so schwer zu erklären.« Dr. Hansen hatte schmerzlich gelächelt. »Die Welt ist gewöhnt, sich von links nach rechts um die Achse zu drehen ... ich drehe mich von rechts nach links ... Glauben Sie wirklich, daß Millionen einen anderen Trott einschlagen, weil einer es ihnen sagt?«

»Aber es geht doch um ihr Leben!«

»Wenn Sie wüßten, wie wenig den Menschen ihr Leben wert ist! Lieber fünfzig Jahre richtig gelebt, als achtzig Jahre wie ein Mönch ... das ist die allgemeine Ansicht, wenn man über Umstellung der Ernährung und vernünftiges Leben spricht. So ist es auch völlig sinnlos, über eine Krebsprophylaxe zu sprechen. Die Menschen wollen einfach nicht! Ich habe das einsehen gelernt. Lange genug hat es gedauert ...«

Hans Bertrich hatte sich wieder angezogen. »Sie tun mir leid, Herr Doktor«, hatte Bertrich ehrlich gesagt. »Um so bewundernswerter finde ich, daß Sie trotz aller deprimierender Erfahrungen weitermachen ...«

Mit zunehmender Gesundung bekam Bertrich auch wieder Lust, sich künstlerisch zu betätigen. Eines Tages, nach dem Abendessen, hielt er im großen Gemeinschaftsraum eine Rede.

»Wir leben hier auf einer Insel«, sagte er. »Wir sind eine große Familie, zusammengeführt durch ein gemeinsames Schicksal. Jeder von uns hat Talente. Warum sollen wir sie verkümmern lassen, warum sollen wir nicht pflegen, was in uns steckt? Was halten Sie davon, wenn wir versuchen, zu spielen und musizieren? Wenn wir eine Theatergruppe gründen? Ein Orchester?«

Der Aufruf wurde zunächst kritisch hingenommen. Aber nach zwei Wochen hatte Bertrich ein Gesangs-Ensemble von sieben Herren und vier Damen zusammen. Zehn instrumental Vorgebildete trafen sich zu einer ersten Besprechung ... drei Geiger, ein Cellist, zwei Trompeter, ein Pianist, zwei Akkordeonspieler und sogar ein Trommler.

»Das ist ein blendender Gedanke«, sagte Dr. Hansen zu seinen Ärzten. »Wir bauen eine Bühne. Musik und Theater werden beitragen, die seelischen Verkrampfungen der Kranken zu lösen.«

Nach einer langen Aussprache mit Dr. Hansen entschloß sich Hans Bertrich, als erstes Stück die Komödie von Shaw »Androklus und der Löwe« einzustudieren.

Franz Wottke übernahm sofort die aparteste Rolle: er spielte den Löwen. Dazu machte er noch den Inspizienten.

Ein Kunstmaler — er hatte ein Pankreaskarzinom — entwarf die Bühnenbilder. Lisbeth Wottke schneiderte die Kostüme. Ein Studienrat begann mit den Musikproben.

Die größte Attraktion aber war der Darsteller des Androklus. Er hieß Peter Vindrich und war Besitzer dreier großer Werke im Saargebiet. Dort bewohnte er ein Schloß, war Herr über 5000 Arbeiter. Im Hafen von St. Tropez an der Riviera schaukelte seine Jacht. Er wußte weder genau, wie viele Freundinnen er hatte noch wie groß sein Vermögen eigentlich war. Er erklärte sich bereit, den in Lumpen gehüllten verfolgten Christen zu spielen, der in der Arena von einem Löwen zerrissen wird.

Für Wottke kamen schlechte Zeiten. Lisbeth, seine Frau, war vor lauter Glück fast eine Schönheit geworden. Wottke bemerkte es, wenn er in Plön mit ihr einkaufen ging und die Männer sich nach ihr umdrehten. Das machte ihn einerseits stolz, aber andererseits auch äußerst nachdenklich. Ich bin ein alter Knopf, dachte er. Und sie ist noch so jung. Kreuzdonnerwetter — sie muß ein Kind kriegen.

Die Kostümproben mit Herrn Vindrich dauerten immer besonders lange. Wottke rannte dann wie ein echter gereizter Löwe herum und stürmte ins Zimmer, kaum daß »Androklus« das Atelier verlassen hatte.

»Det geht zu weit!« rief er. »Wat probiert der seine Lumpen stundenlang an?«

»Auch Lumpen müssen richtig sitzen.« Frau Wottke saß über der Nähmaschine und ließ die Nadel rattern. »Und wenn einer ein so stattlicher Herr ist ...«

»Stattlicher Herr!« Wottke wurde tiefrot im Gesicht. »Krebskrank ist er — sonst nichts!« schrie er.

»Du bist gemein, Franz. So gemein! Ich hätte das nicht gedacht.«

»Schöne Augen macht er dir. Gestern hat er gesagt: Ihr Haar ist wie Seide! Hat er's gesagt oder nicht?«

»Ja ...«

»Wenn einer feststellt, daß du Haare wie Seide hast, dann bin ick es! Ick ganz alleine! Dafür brauch ick keenen Fabrikanten! Lisbeth ...« Wottke ballte die Fäuste ... »ick spiel zwar nur 'n Löwen ... aber wenn der so weitermacht, freß ick'n wirklich auf!«

»Du bist verrückt, Franz.« Frau Wottke schnitt den Faden durch und betrachtete die Naht. »Eine Frau hat es gern, wenn man ihr so was sagt ...«

»Aber ick nich!« rief Wottke. »Ick kann et dir alleine sagen: Du hast Augen wie Veilchen, Haare wie 'ne Puppe, Lippen wie Rosenblätter, 'nen Hals wie 'n Schwan, Busen wie 'ne Venus ...«

»Hör auf!« Lisbeth Wottke lachte und warf Franz das Kostüm an den Kopf.

»Bei dem anderen Affen haste nich gelacht!« Wottke riß das Kostüm von seinem Kopf und warf es in eine Ecke. Er war maßlos aufgebracht, und je mehr Lisbeth lachte, um so größer wurde sein Grimm. »Ick gehe mich beim Chef beschweren! Ick sehe nich ein, daß ick meine Ehe der Klinik opfern soll ...«

»Geh hin zu deinem Chef und weine ein bißchen.« Frau Wottke schob ein neues Stoffstück in die Maschine. »Wie kann man nur so eifersüchtig sein ...«

Professor Runkel war es unangenehm, aber es ließ sich nicht länger vermeiden. Er ließ seinen I. Oberarzt dienstlich zu sich bestellen.

»Dr. Färber sofort zum Chef.«

Färber, der sich gerade im OP-Trakt aufhielt, nahm den Befehl gelassen hin. Er sah übernächtig aus, bleich, wie innerlich zerstört von einer Frage, die ihm niemand beantworten konnte und die ihn auszehrte. Zwei Tage hatte er mit sich gerungen, ob er die Universitätsklinik verlassen sollte. Aber dann war er vor den Konsequenzen weich geworden. Mit der steilen Karriere, die ihm sicher war, wäre es Essig gewesen. Und alles, was er in seinem Leben getan hatte, war doch um dieser Karriere willen geschehen. Ruhm, Anerkennung, Reichtum — alles hing daran. Und darauf wollte er auf einmal verzichten? Und nur, weil er Operation und Bestrahlung allein für die Krebsbekämpfung nicht mehr für ausreichend hielt?

Runkel erwartete seinen I. Oberarzt im Chefzimmer am Fenster stehend.

»Herr Professor?«

Runkel nickte.

»Ich hatte eben einen unangenehmen Besuch«, sagte er langsam. »Professor Lücknaht vom Strahlen-Institut ... er war sehr aufgeregt ... sehr konsterniert. Wissen Sie, was er zu mir gesagt hat? ›Wenn Sie keine Oberärzte finden ... ich kann Ihnen einige empfehlen, die mit ihren Ansichten nicht im Mittelalter stehen.‹ Das sagte er. Ich war verblüfft, Herr Färber ...«

»Ich bin es nicht, Herr Professor.« Dr. Färber drückte das Kinn an den Kragenrand. Ihm wurde es heiß. »Ich habe mit

Herrn Professor Lücknaht eine Auseinandersetzung gehabt. Verzeihen Sie, daß ich es Ihnen bei meiner Rückkehr nicht gleich mitgeteilt habe. Ich habe mir erlaubt, etwas zu fragen, was ich an der Strahlen-Behandlung unlogisch fand.«

»Sie sollten nicht fragen, Färber, sondern besichtigen. Aber Sie haben Lücknaht angegriffen. Sie haben gefragt . . .«

». . . ob er seine eigene Frau mit Isotopen behandeln würde. Jawohl!«

»Wie konnten Sie das, Färber!« Runkel stampfte auf.

»Wie kann Professor Lücknaht andere Frauen so behandeln, wenn er sich weigert, meine Frage bei seiner eigenen Frau zu beantworten!«

»Hören Sie mal zu, Färber.« Professor Runkel kam in die Mitte des Zimmers und setzte sich hinter seinen großen Schreibtisch. Er legte die Hände zusammen und sah über die Fingerspitzen auf seinen I. Oberarzt. »Sie sind Chirurg . . .«

Färber starrte auf Runkel. Jetzt stellt er mir eine Falle, dachte er. Und ich werde hineinstolpern, weil ich es mir ihm gegenüber nicht leisten kann, nicht hineinzustolpern.

»Sie schneiden auf und nähen zu, Färber, darin sind Sie ein Meister! Was vor dem Schneiden liegt, was nach dem Schneiden kommt . . . das geht Sie einen Dreck an! Ihr Arbeitsfeld ist der OP! Was, in drei Teufels Namen, kümmert es Sie, was Professor Lücknaht tut? Es ist wichtiger, wenn man uns keine Fehler nachweisen kann! Daran sollten wir denken . . .«

»Das allein genügt nicht mehr, Herr Professor!«

»Wegen Ihrer Sammlung von kritischen Artikeln, die Sie gelesen haben? Machen Sie sich doch nicht lächerlich. Wohin kämen wir, wenn wir uns von jeder Kritik aus der Fassung bringen ließen? Wir wissen, daß ein Tumor, den wir wegschneiden, auch weg ist! Das ist klare Mathematik der Medizin . . . Aber zu sagen: Mit Sauermilch oder mit Vollkornbrot oder mit Sauerstoffblutwäschen zerstören wir den Tumor . . . das ist Philosophie der Medizin! Ich habe Sie immer für einen klaren Kopf gehalten, Färber!«

Runkel schob einige Röntgenplatten, die auf dem Tisch lagen, unruhig und nervös hin und her. »Sie werden sich bei Professor Lücknaht entschuldigen . . .«

»Nein, Herr Professor.« Färbers Gesicht war starr. Runkel sah die bittere Entschlossenheit. Er senkte den Kopf.

»Ich bitte Sie darum, Färber . . .«

»Meine feste Überzeugung soll ich widerrufen?«

»Da muß ich denn doch fragen, Färber, ob Sie in der letzten Zeit überhaupt noch eine Überzeugung haben, Herr Färber. Ich jedenfalls habe manchmal nicht mehr den Eindruck . . .«

Dr. Färber wandte sich um. Über sein Gesicht zuckte es. Im Nacken fühlte er den Blick Runkels. Ich bitte Sie, hatte er gesagt. Nicht mehr befehlend, nicht herrschend, wie es seine Art war, sondern fast flehend. Es war ein Augenblick, den auch Färber jetzt tief tragisch empfand. Ein alter Mann mußte erfahren, wie sein Lieblingsschüler ihn verriet . . .

»Ich ... ich werde mich entschuldigen ...« sagte Färber tonlos. Hinter sich hörte er die Röntgenplatten rascheln. Die Stimme Runkels war wie gelöst, als er sagte:

»Ich danke Ihnen, Färber. Und morgen werden wir beide einen Magen operieren, daß unsere jungen Ärzte kopfstehen. Ich habe mir da eine neue Methode ausgedacht ...«

Grußlos, mit gesenktem Kopf, verließ Färber das Chefzimmer. Er flüchtete in die Röntgenstation, setzte sich in den Hintergrund auf einen Schemel und starrte durch die Dunkelheit auf die flimmernde Röntgenscheibe.

Ein Herz klopfte rhythmisch, die Lungen dehnten sich, fielen zusammen, dehnten sich ... kleine dunkle Punkte durchbrachen die Fläche. Tausende von kleinen Punkten. Eine Staublunge.

Dr. Färber lehnte den Kopf zurück an die Wand und schloß die Augen. Die Schwester, die an ihm vorbeiging, sah ihn verblüfft an. Runkels I. Oberarzt im Röntgenraum? Das war etwas ganz Neues.

Weit weg, wie in Watte gepackt, hörte Färber die Stimme des Röntgenarztes. Er diktierte den Befund.

Ich muß mit Hansen sprechen, dachte Färber. So sehr ich ihn hasse ... ich muß mit ihm sprechen.

Auf einem Spaziergang durch die Bergwälder war Marianne Pechl plötzlich zusammengebrochen. Der Chefarzt, der sie begleitete und überhaupt in letzter Zeit sehr viel Zeit für sie hatte, stand vor dem Phänomen, daß Marianne mitten im Gespräch um sich griff, daß sich ihre Augen weiteten, als sähen sie etwas Grauenvolles ... dann schwankte sie und fiel ohnmächtig seitlich in das Gras.

Das war alles so schnell gegangen, daß der Chefarzt sie nicht mehr hatte stützen können. Er kniete neben ihr nieder und drehte sie auf den Rücken. Der Puls war flatternd, der Herzschlag kaum hörbar, völlig unrhythmisch ... es war, als würge etwas von innen das Leben ab ...

Mit der Hilfe von drei Holzfällern wurde Marianne Pechl in das Sanatorium zurückgetragen. Sie war noch ohnmächtig, als der Chefarzt nach Herzinjektionen rief und zwei Ärzte ein Sauerstoffzelt über ihrem Bett aufbauten.

Mit aller Gründlichkeit wurde Marianne Pechl untersucht. Drei Stunden lang wurde ihr Körper abgehört, palpiert, durchleuchtet. Nichts wurde ausgelassen, keine Differentialdiagnose. Am Ende standen die Ärzte vor dem vollkommenen Rätsel. Sie fanden nichts. Erst die Melaninprobe des Urins erhellte schrecklich die Wahrheit.

»Das ist unmöglich!« sagte der Chefarzt leise. Er war plötzlich heiser. »Das muß ein Irrtum sein ...«

Es war kein Irrtum. Am nächsten Tag durchleuchtete man Marianne Pechl noch einmal, und da war der unheimliche Feind: Ein kleiner, runder Fleck auf dem Röntgenbild. Die Ärzte starrten ihn an. Sie saßen dem Tod gegenüber. Auge in Auge ... machtlos und zum Schweigen verurteilt.

Ein Melanoblastom.

Der Chefarzt zögerte, den Strom auszudrehen, so ungeheuerlich kam ihm die Entdeckung vor. Beim Aufstehen warf er den Stuhl um.

»Wir wissen jetzt genau, was Ihnen fehlt!« sagte er und atmete tief dabei, um seiner Stimme Halt zu geben. »Sie haben ein sehr labiles vegetatives Nervensystem ...«

»O Gott. Das Nervensystem! Wie gut für uns Ärzte, daß es das gibt. Darauf kann man alles schieben.« Sie sprang vom Röntgentisch auf und ordnete lachend ihre etwas zersausten Haare. Plötzlich aber wurde sie ernst und drehte sich zu den Kollegen um. Sie sah in bleiche, mitleidvolle Gesichter, die sich sofort mit einem Lächeln überzogen, als sie sie anblickte. Ein einstudiertes Lächeln, mit dem man einem Todkranken sagt, daß er bald wieder herumwandern könne.

»Warum werde ich ab und zu ohnmächtig?« fragte sie laut. »Sie verbergen mir etwas. Ich sehe es Ihnen an! Sie können mich doch nicht belügen ... Habe ich einen Hirntumor?«

»Nein!« sagte der Chef ehrlich. »Es sind wirklich nur die Nerven. Sie sollten von Hansen weggehen und hier bei uns bleiben. Die frische Luft ...«

»Die habe ich in Plön auch!«

»Die Ruhe, die bei uns ist. 75 Schwerstkranke ... tagaus, tagein, jahrelang ... das hält eine Frau nicht aus. Das hält selbst Hansen nicht aus. Sie werden es erleben.«

»Bitte, kein Wort mehr darüber.« Marianne blinzelte in die Sonne, als die Schwester die Vorhänge zurückzog und die Verdunklungsrollos hochschnellen ließ. »Wer einmal mit Hansen gearbeitet hat, verläßt ihn nicht ...«

Am Abend, als sie ihren Brief an Wüllner schreiben wollte, brach sie wieder zusammen. Ohne Ankündigung, ohne Schmerzen, ohne Vorzeichen kam es über sie, wie eine dunkle Wolke, riesig und undurchdringbar, die den Tag in tiefste Nacht verwandelt.

Sie fiel aufs Bett, mit den Fingern den Füllfederhalter umklammernd.

Sechs Tage blieb sie in einem Dämmerzustand, aß mechanisch, trank in kleinen Schlucken und fiel dann wieder zurück in einen Zustand zwischen Wachen und Ohnmacht.

Am sechsten Tag rief Dr. Hansen an. Schonungslos sagte ihm der Chefarzt die Wahrheit. Ja, er sagte noch mehr:

»Und das in einer Krebsklinik! Es ist mir unverständlich, Herr Hansen, daß Sie das nicht erkannt haben und mir Fräulein Pechl zur Erholung und Kräftigung herüberschicken. Von einem Fachmann wie Sie sollte man annehmen, daß ...«

Dr. Hansen legte auf. Ohne Antwort. Der Chefarzt warf den Hörer zurück auf die Gabel.

»Eingebildeter Fatzke!« sagte er laut. »Kommt sich vor wie der Herrgott und ist doch nicht mehr als ein Quacksalber ...«

Nach acht Wochen kam Marianne Pechl zurück in die »See-Klinik«. Sie sah braungebrannt aus, hatte etwas zugenommen und fiel Dr. Wüllner, kaum daß sie aus dem Wagen gestiegen war, um den Hals. Auf den Balkons klatschten die liegenden Patienten Beifall. Hans Bertrich und Fabrikant Vindrich schwenkten riesige Blumensträuße. »Die acht Wochen ohne Sie, Fräulein Doktor, waren verlorene Wochen«, rief Peter Vindrich.

»Rindvieh!« knurrte Wottke, der an der Tür stand. »Der Kerl mit seinen Komplimenten fällt mir auf die Nerven!«

Hansen stand am Fenster seines Arbeitszimmers und sah durch die Gardine auf die Auffahrt. Er hatte Wüllner noch nichts gesagt. Er wollte sich erst von der Richtigkeit der Oberstdorfer Diagnose überzeugen. Vielleicht war es doch nur ein Hirntumor, den man ausschälen konnte. An ein Melanom zu denken, war so fürchterlich, daß er sich dagegen wehrte, solange er nicht selbst die Wahrheit gesehen hatte und sich ihr beugen mußte.

Herta Färber saß am Schreibtisch und öffnete die Post. Neue Anfragen, ein Berg von Röntgenplatten, Krankengeschichten, Bitten. Eine Welt von Leid, die jeden Morgen in einer Posttasche hereingetragen wurde.

»Wann sagst du es ihr?« fragte Herta. Hansen zuckte zusammen und fuhr herum. Hertas kalte Augen zeigten keine Regung.

»Woher weißt du ...«

»Heute ist mit der Post der Bericht gekommen. Hier ...« Sie schob das Schreiben aus Oberstdorf über den Tisch. Hansen riß es an sich, überflog es, zerknüllte es und steckte es in die Rocktasche.

»Es bleibt ein Geheimnis, bis ich mit Sicherheit weiß, daß es wahr ist! Kein Wort, Herta! Keine Andeutung«!

»Was ist ein Melanoblastom, Jens?«

»Die furchtbarste, bösartigste Geschwulst, die es geben kann.«

»Kannst du sie heilen? Hier?«

»Ich weiß nicht ...«

»Du ... du weißt nicht?« In Hertas Augen trat ein flimmernder Glanz. Das Unheimliche, das Hansen seit einem Jahr mit Schrecken an ihr bemerkte, brach wieder aus ihr heraus. Das Leid, die Hilflosigkeit der anderen, eine Schwäche erzeugten in ihr eine lustvolle Überlegenheit.

Hansen wurde einer Antwort enthoben. Marianne und Dr. Wüllner kamen in das Zimmer.

»Hier bin ich wieder, Chef!« rief Marianne fröhlich und streckte ihm die Hand entgegen. »Fünf Jahre jünger ...«

»Sie sehen blendend aus. Tatsächlich! So erholt!« Es ging ihm von der Zunge, als sei es die Wahrheit. Er sah zu Wüllner. Sein Gesicht strahlte glücklich. In vier Monaten wollen sie heiraten, dachte Hansen. Das ganze Glück ihres jungen Lebens liegt in ihren Augen. Und niemand weiß, daß unter diesen langen, seidigen Locken der Tod sitzt ... ein pfenniggroßes, in der Hirnhaut sitzendes Melanom. Unangreifbar.

»Und wissen Sie, warum sie eine Woche lang nicht geschrieben hat?« rief Dr. Wüllner. Er hielt Marianne um die Hüfte gefaßt und an sich gedrückt. »Sie hatte einfach nichts, was sie mir schreiben konnte. Halten Sie das für möglich? Als ob sich Verliebte nicht immer was zu sagen haben ...«

Hansen nickte und zwang sich zu einem Lächeln. Er sah hinüber zu Herta. Sie starrte Marianne Pechl mit glänzenden Augen an. Ihre feuchten Lippen zitterten.

»Kommt, Kinder«, sagte Hansen und legte den Arm um Mariannes Schulter. »Sie haben sicherlich Hunger, Marianne. Man hat Ihretwegen den Speisesaal geschmückt wie zu einer Bauernhochzeit. Sie werden Augen machen ...«

Am Abend saß Hansen allein vor einer Röntgenplatte. Nur die Tischlampe brannte. Es hatte eine List gekostet, Marianne Pechl zu röntgen. Heute seien gerade die in der Klinik üblichen Kontrolluntersuchungen gemacht worden, und da wäre es doch das beste, wenn sie auch gleich . .. Nun hatte Hansen das Bild vor sich. Mit dem runden Fleck.

Als es klopfte, deckte Hansen ein Blatt Papier über die Aufnahme. Dr. Wüllner kam ins Zimmer.

»Sie haben mich rufen lassen, Chef?«

»Ja. Ich ... ich wollte eine Flasche Wein mit Ihnen trinken. Und ich möchte einmal ganz privat zu Ihnen sprechen. Kommen Sie, nehmen Sie Platz.« Hansen zeigte auf seinen Sessel. Zwei Weingläser standen auf dem Rauchtisch, eine Flasche Rheinwein, Zigaretten ... die ersten Zigaretten, die Wüllner seit fast zwei Jahren bei Hansen sah.

»Das muß ja ein besonderes Fest sein«, sagte er fröhlich und setzte sich. »Jetzt, wo ich bei Ihnen auch Zigaretten sehe, kann ich es Ihnen ja gestehen: Ich habe heimlich geraucht ...«

»Ich weiß.« Hansen lächelte schwach. »Wottke hat's erzählt. Ihre Gardinen müssen öfter gewaschen werden als die anderen.«

Er nahm die Röntgenplatte, legte sie auf die Couch und setzte sich Wüllner gegenüber. Dann goß er die Gläser voll Wein und hob sein Glas dem jungen Arzt entgegen.

»Auf ... auf unsere Kraft!« sagte er.

Wüllner stieß verwundert an. »Ein ungewöhnlicher Toast ...« Er nahm einen Schluck und sah dabei Hansen über den Glasrand an. Was soll's, dachte er dabei. Was will er?

Erst als die Flasche leer war, steuerte Hansen auf sein Ziel los.

»Sie lieben Marianne, nicht wahr, Wüllner?«

Wüllner antwortete verwundert: »Sie wissen es doch Chef ...«

»Meinen Sie, daß Ihre Liebe zu ihr auch — Belastungen erträgt?«

»Darüber habe ich noch nicht nachgedacht. Aber es ist ganz selbstverständlich ...« Er scheint keinen Wein zu vertragen, dachte Wüllner.

»Sie wollen Marianne unter allen Umständen heiraten?«

»Was heißt: Unter allen Umständen?« Wüllner faltete die Hände. Plötzlich fühlte er sich unwohl unter dem Blick Hansens. »Es gibt doch keine Umstände, die ...«

»Können Sie Marianne sofort heiraten? Sie haben doch alle Papiere hier.«

»Es fehlt noch ein Papier aus der Ostzone.«

»Telegrafieren Sie danach. Ich möchte, daß Sie sofort heiraten...«

Wüllner beugte sich weit vor. »Was... was ist... Herr Hansen... sagen Sie die Wahrheit... hier ist doch etwas los...«

»Wir haben vorhin auf unsere Kraft angestoßen, Wüllner. Wir werden sie jetzt brauchen. Nehmen Sie Ihr Herz ganz, ganz fest in beide Hände. Ich muß Ihnen etwas zeigen...«

Hansen griff zur Seite und reichte Wüllner die kleine Röntgenplatte hinüber. Der junge Arzt zögerte einen Augenblick, dann griff er zu und hob das Bild gegen das Licht der Stehlampe.

Ein Schädel... die Hirnhaut... ein runder Punkt...

Vor seinen Augen flimmerte es. »Ein Tumor...« sagte er heiser.

»Nein.« Hansen schüttelte den Kopf. »Ein... ein Melanoblastom...«

»Marianne...« Es war fast ein Schrei.

»Ja. Darum schwieg sie sechs Tage. Sie lag ohnmächtig in Oberstdorf...«

Das Röntgenbild fiel Wüllner aus der Hand. Er sprang auf, lief ans Fenster, riß es auf, klammerte sich an den Rahmen und lehnte den Kopf dagegen... So stand er eine lange Zeit stumm, nur heftig atmend...

»Keine... Hoffnung mehr...?« fragte er endlich. Es war eine fremde Stimme.

»Ehrlichkeit war immer unser oberstes Gebot. Hätte ich jetzt Sie belügen sollen, Wüllner?«

»Nein. Ich... ich danke Ihnen!« Wüllner drehte sich zu Hansen um. »Aber wollen Sie es Marianne sagen?«

»Das eben wollte ich mit Ihnen besprechen.«

»Bitte, sagen Sie es ihr nicht. Ich weiß, wie sehr sie am Leben hängt. Ich will alles tun, um sie glücklich zu machen, solange sie da ist. Wir werden sofort heiraten, ich werde ihr die Welt zeigen, ich... ich... ich...«

Er wandte sich schroff ab, trat wieder ans Fenster und begann wie ein Kind zu weinen.

Die Theatergruppe der »See-Klinik« probte weiter.

Regisseur Hans Bertrich ging systematisch vor. Er übte nicht nur den Text ein, er verband die Leseproben auch gleich mit einer Sprechschulung. Eine Stunde lang übten Wottke und Fabrikant Vindrich den berühmten Schauspielschüler-Satz: »Fischers Fritze fängt frische Fische«, bis Wottke sich hinsetzte und streikte.

»Ich spiel doch den Löwen... ich hab nur zu brüllen!« sagte er. »Und Löwen mögen auch keine Fische...«

Dabei blieb er, und Vindrich schrie allein seine Zungenbrechersätze in den leeren Aufenthaltsraum.

Die erste Kostümprobe drohte in einem handfesten Skandal zu enden. Lisbeth Wottke nähte Vindrich am angezogenen Kostüm eine Falte neu, und als ihr Vindrich dabei leicht über die Haare streichelte, explodierte Wottke mit elementarer Gewalt...

XII

Bei der ersten Kostümprobe zu »Androklus und der Löwe« war Franz Wottke explodiert. Der Millionenpatient Vindrich, der den Androklus spielte, hatte Wottkes Frau Lisbeth übers Haar gestrichen. Das hatte Wottke, der den Löwen mimte, derart aufgeregt, daß er völlig außer sich geriet.

»Ich garantiere für nischt mehr!« schrie er den Regisseur Hans Bertrich an, als er mit ihm allein in der Garderobe war. Er hielt ihm das Textbuch hin. Seine Hand zitterte vor Erregung. »Und im ersten Akt soll ick als Löwe auch noch 'n Walzer mit dem Kerl tanzen! Überhaupt der Blödsinn! 'n Löwe, der Walzer tanzt, nur weil ihm 'n Dorn aus der Zehe gezogen wird!« Wottke warf das Textbuch auf den Boden. Er glühte vor Eifersucht. »Ick ändere das Stück um! Ick tanze nich ... ick fresse den Vindrich im ersten Akt!«

»Zuerst lernen Sie mal richtig brüllen! Was Sie jetzt von sich geben, ist ein Geheule von einem lahmen Hund.« Bertrich hob das Textbuch auf und drückte es Wottke wieder zwischen die Finger. »Setzen Sie sich hin, studieren Sie Ihre Rolle, üben Sie brüllen ... so richtig voll, wie ein kraftstrotzender, wilder Löwe ... Mit Herrn Vindrich werde ich sprechen ...«

»Warnen Sie ihn!« schrie Wottke ihm nach, als Bertrich die Garderobe verließ, für die Wottke einen Abstellraum freigemacht hatte. Dann saß er auf einem Stuhl am offenen Fenster, das Rollenbuch zu »Androklus und der Löwe« in der Hand. Erster Akt, Schlußszene ... Anmerkung des Dichters: Der Dorn kommt heraus. Der Löwe brüllt auf vor Schmerz und schüttelt wütend seine Pfote ...

Wird mir nicht schwerfallen, dachte Wottke. Wütend ... brüllen vor Schmerz ... wenn er sich Lisbeth vorstellte ... was die für Augen macht, wenn dieser Lackaffe sie ansieht ...

Und so saß er am offenen Fenster und brüllte. Laut, dröhnend, langgezogen ... Im Park zuckten die promenierenden Kranken zusammen, als er richtig loslegte. Dr. Wüllner, der aus dem Labor kam, blieb für einen Moment wie erstarrt stehen. Seine Augen suchten die Fensterfront der Klinik ab. Dann beeilte er sich, ins Haus zu kommen. In der Halle traf er Dr. Summring.

»Was ist das für ein widerliches Gebrülle?« rief Wüllner.

»Wottke übt seinen Löwen!«

»Fürchterlich! Wir haben hier doch eine Klinik und keinen Rummelplatz! Was sagt denn der Chef?«

»Nichts.« Dr. Summring hob die Schultern. »Sie kennen doch seine Ansicht: Alles, was den Kranken gefällt, ist erlaubt. Sie sollen sich freuen, ganz individuell.«

Wüllner schüttelte den Kopf, rannte durch den langen Gang und riß die Tür zur Garderobe auf. Wottke saß noch immer am Fenster, das Rollenbuch in der Hand, riß den Mund weit auf und brüllte steinerweichend.

»Sind Sie nicht bei Trost, Wottke?« überschrie Wüllner das Gebrüll. Wottke sah sich um. In seinen Augen stand tiefe Traurigkeit.

»Kann schon sein, Herr Doktor ...«

Wüllner warf krachend die Tür zu.

»Mein lieber Bongratzius, so geht das auch wieder nicht«, sagte Professor Runkel. Er saß in einem tiefen Sessel im Herrenzimmer seiner Villa und rauchte eine seiner dicken blonden Zigarren.

»Wieso geht das nicht, lieber Kollege?«

»Wir verstärken unsere allgemeine Propaganda gegen die Scharlatanerie in der Krebsbehandlung und meinen in Wirklichkeit nur diesen Hansen ...«

»Aber wir waren uns doch einig, keinen Namen zu nennen, Hansen totzuschweigen, wenn ich auch allmählich fürchte, durch unser Schweigen führen wir keineswegs seinen Tod als Krebsarzt herbei. Gegen die Nennung seines Namens spricht trotz allem immer noch, daß er einer aus unseren Reihen ist, Chirurg sogar, wie ich hörte. Wer beschmutzt gern das eigene Nest ...«

Professor Runkel nickte. »Ein guter Chirurg sogar. Er hat Hunderte Krebsoperationen gemacht, bis er — nach seinen eigenen Worten — sah, daß die grobchirurgische Behandlung nur ein Teil der Krebstherapie sein kann! Sein innerer Zusammenbruch kam, als er bemerkte, daß er bei Operationen mit seinem Skalpell selbst Tumorzellen in andere Organstellen impfte und somit zum Anreger der Metastasenbildung geworden war!«

Runkel hob die Hand, als Bongratzius etwas sagen wollte: »Nein — das ist kein Umstand, den Hansen jetzt aufzuhängen! Das kommt oft vor, und wir wissen es alle: Die Instrumente der Chirurgen können während der Operation Krebszellen aussäen. Ich könnte Ihnen da einige präzise Beispiele liefern! Hansen war damals ein junger Arzt, von seinem Beruf besessen. Aber das warf ihn um. Auch die Heilquote erschütterte ihn. Und so wurde der Chirurg Hansen eben ein Außenseiter und versucht seitdem, mit unkonventionellen Mitteln den Krebs zu bekämpfen.«

Professor Bongratzius sah Runkel groß an. In seinen Augen stand Ratlosigkeit. »Wenn man Sie hört, Runkel ... sind Sie zum Anwalt dieses Hansen geworden? Sie? Ich kann mich gut erinnern, daß gerade Sie ...«

»Es gibt zwei Dinge, Kollege Bongratzius: Die menschliche Einstellung zu den Dingen und die berufliche Betrachtungsweise. Es sind oft zwei feindliche Brüder.«

»Ich sehe in Hansen eine Gefahr! Und Gefahren bekämpft man ... oder ist das auch anders geworden?« Bongratzius' Gesicht rötete sich.

»Durchaus nicht«, sagte Runkel. »Nur hat es keinen Sinn, unsere Antipropaganda, mit oder ohne Namensnennung, auf den Tenor abzustellen: Hansen ist ein Scharlatan! Das kauft uns keiner ab. Was wir brauchen, sind Beweise! Kunstfehler, die bei

Hansen passieren. Sterbefälle, die man als fahrlässige Tötung auslegen kann. Betrugsabsichten, indem er Unheilbaren Gesundheit verspricht, obwohl er weiß, daß er das nicht kann! Wir brauchen handfeste Skandale aus der ›See-Klinik‹. Dann ist es ein Spaziergang, diesen Hansen auszuschalten! — Das meinte ich vorhin damit, als ich sagte: So geht es nicht! — Wir müssen nicht reden, sondern handeln. Nicht argumentieren, sondern angreifen! Aber können wir das? Aus der ›See-Klinik‹ dringt kein Wörtchen.«

»Das Personal ...«

»Hält absolut dicht.«

»Wenn es gelänge, einen der Assistenten herüberzuziehen. Eine Oberarztstelle vielleicht ...«

»Das wäre zu auffällig. Aber mir ist etwas anderes eingefallen ... seit einiger Zeit schon ... ich weiß nur nicht recht, ob es zumutbar ist ...«

»Das klingt geheimnisvoll ...«

»Der Dozent Färber, mein erster Oberarzt, hat eine Frau. Und diese Frau ist übergewechselt zu Hansen. Sie lebt jetzt bei ihm als seine Chefsekretärin. Der gute Färber ist dadurch fast zerbrochen ... Wenn es gelänge — das ist jetzt rein theoretisch — Färber mit seiner Frau wieder zusammenzubringen ... na, Kollege Bongratzius, wäre das nichts?«

»Gut! Sehr gut!« rief Bongratzius.

»Ich fürchte nur, Färber will nicht!«

»Er wird es wollen! Im Interesse der Medizin ...«

Runkel sah Bongratzius mit seitlich geneigtem Kopf an. »Große Worte, lieber Kollege. Sehr große Worte ...«

Oberarzt Dr. Färber schloß seinen Wagen ab und sah auf die Uhr.

Neunzehn Uhr. Genau. Für neunzehn Uhr war er zu Runkel bestellt. Auf die Minute genau war er eingetroffen. Er wußte, daß Runkel einen Pünktlichkeitsfimmel hatte.

Professor Runkel empfing seinen Oberarzt wie einen guten Freund. Er nötigte ihn in den bequemsten Sessel, holte Zigaretten, zündete eine Kerze an und plauderte währenddessen mit ihm, als hätten sie sich eine Ewigkeit nicht gesehen.

Färber sah Runkel nach, wie dieser mit schnellen, kleinen Schritten im Zimmer hin und her ging, und hatte das Gefühl, etwas sehr Gefährlichem gegenüberzusitzen.

Schnell rekapitulierte er: Die letzten Operationen waren ohne Komplikationen ... angetrunken war er auch nicht mehr zum Dienst gekommen ... bei Professor Lücknaht vom Strahlen-Institut hatte er sich formell entschuldigt ... um so unbehaglicher war ihm zumute.

Als Runkel sein Geplauder plötzlich unterbrach und vor ihm stehen blieb, zuckte Färber zusammen wie unter einem Schlag.

»Ich habe Gelegenheit gehabt, mit Seiner Magnifizenz zu sprechen.« Runkel machte eine Kunstpause. Dabei sah er auf ein gerahmtes Dokument, das über seinem Schreibtisch hing. Sein

Doktordiplom. Wie lange war das her? 38 Jahre ... In Marburg ... Ein halbes Menschenleben ...

»Professor Verner geht nach Zürich«, fuhr er fort, »dadurch wird die Stelle eines a. o. Professors für Chirurgie frei. Ich sähe es gern, wenn Sie unter meinem Dekanat ...«

»Ich?« Färber sprang auf. Fast hätte er die Kerze umgeworfen, er griff danach, das Wachs schwappte über und spritzte auf die gläserne Tischplatte und erstarrte zusehends. »Eine Professur ... Ich ... ich kann das nicht ...«

»Auf einmal? Warum denn?« Runkel steckte die Hände in die Taschen seines Jacketts. »Ich wüßte keinen Geeigneteren als Sie. Sie sollen meine Lehren weitertragen, vereinigt mit den modernen Ansichten. Allerdings ...« Runkel räusperte sich und drehte sich von Färber weg ... »Es ist da noch eine Klippe, Herr Färber! Nicht beruflich, nein ... rein privat. Sie kennen die Moralgesetze unserer Universität. Ich muß Sie bitten, mit der Übernahme einer Professur auch Ihr Privatleben zu ordnen.«

Färber sah auf die Kerzenflecke. »Sie denken an eine Scheidung, Herr Professor?« fragte er.

»Wer sagt denn das? Ich dachte an eine Aussöhnung.«

Färbers Kopf flog herum. »Das ist ausgeschlossen!«

»Ausgeschlossen ist so was nie! Ein Ehebruch ist nichts Unheilbares! Wenn alles so leicht zu flicken ginge wie eine Ehe, wäre das Leben eines Chirurgen ein einziges Vergnügen. Hier geht es nicht um das Können, sondern allein nur um das Wollen ... Und Sie müssen wollen, Herr Färber! Ich verspreche Ihnen: Mit der Rückkehr Ihrer Gattin haben sie die Professur in der Tasche!«

»Ich kann meine Frau nicht zwingen! Oder soll ich mit Hansen um sie handeln?« Färber war blaß geworden. Er tat Runkel leid, wie er so dastand, groß, hager geworden, mit zerfurchtem Gesicht. »Sie können alles von mir verlangen, Herr Professor. Ich bin zu jeder Selbstaufgabe bereit ... nur das bißchen männlichen Stolz behalte ich!«

»Sie lieben Ihre Gattin doch noch ...«

»Darauf kommt es nicht an«, sagte Färber heiser.

»Aber ja ... nur darauf. Ich weiß, Sie sind ein Ehrenmann! Aber Sie sind ein bißchen zu steif, mein Lieber! Mit einer Stehkragenmoral kommt man heute nicht weiter. Muß ich alter Bursche das Ihnen sagen? Vielleicht wartet Ihre Gattin nur auf ein Zeichen ... es ist keine Preisgabe des männlichen Selbstbewußtseins, wenn man vergeben und vergessen kann. Sie haben es ja noch nie versucht.«

Färber senkte den Kopf. Er dachte an die letzte Begegnung mit Herta in der Halle der »See-Klinik«. Wortlos war er an ihr vorbeigegangen. Damals. Und wie oft hatte er es seitdem bereut. Wie sehr, hatte er sich längst eingestehen müssen, fehlte sie ihm.

»Sie wird nicht kommen!«

»Können Sie mir verraten, woher Sie das wissen?«

»Wenn sie mich auslacht ... Herr Professor ...« Seine Augen

wurden plötzlich starr, sein Atem flog. »Ich bin soweit, daß ich sie umbringe... Ich sage es Ihnen ohne Skrupel... Ich bringe sie um, wenn sie mich auslacht! Ich kann nach allem, was vorgefallen ist, nicht mehr für mich garantieren...«

»Fahren Sie!« sagte Professor Runkel hart. »Fahren Sie zu ihr...«

Der Zustand Marianne Pechls blieb unverändert. Sie tat ihren Dienst, fröhlich wie immer. Daß Dr. Hansen und Dr. Wüllner ihr die Arbeit so weit wie möglich erleichterten, indem sie die schwersten Fälle aus ihrer Station wegzogen und auf die Zimmer der anderen Assistenzärzte verlegten, geschah so geschickt, daß es ihr gar nicht auffiel. Erst als Hansen ihr verbot, nachts durch die Station zu gehen, mochte sie etwas ahnen.

»Ich bin doch nicht mehr krank!« sagte sie entrüstet.

Dr. Wüllner hatte wegen des noch fehlenden Heiratspapiers in die Ostzone geschrieben. Es ließ auf sich warten. Er hatte es schon zweimal angemahnt, ohne bis jetzt auch nur einen Vorbescheid in Händen zu haben.

»Es ist furchtbar...« sagte Wüllner zu Hansen und preßte die Lippen aufeinander. »Werden wir überhaupt noch Zeit haben zu heiraten?«

»Ich habe alle Literatur, die es über Hirnhaut-Melanoblastome gibt, studiert.« Dr. Hansen wies auf einen Stapel Bücher und Zeitschriften, die sich an einer Ecke seines Tisches auftürmten. »Ich habe meine eigene Therapie überprüft, als wäre ich mein eigener Gegner.« Er legte Wüllner die Hand auf die Schulter. Aber es war eine Geste, als suche er selber Halt. »Wir müssen es Marianne sagen. Es geht nicht anders. Wollen Sie es tun?«

»Nein! Nein... ich kann es nicht...«

»Ich werde es ihr morgen sagen...«

»Sie ist so fröhlich, so lebensfroh.« Wüllner bedeckte mit beiden Händen seine Augen. »Gestern hat sie die Wohnung im Arzthaus, die wir bekommen sollen, eingerichtet. Alle Zimmer hat sie aufgezeichnet und die Möbel hineingemalt. Sogar ein Kinderbett war dabei...« Er konnte nicht mehr weitersprechen.

»Wüllner...« sagte Hansen voll tiefsten Mitgefühls.

»Kann man denn wirklich nicht mehr operieren?« rief Wüllner. »Es muß doch möglich sein, die Geschwulst elektro-chirurgisch aus der Hirnhaut zu lösen.«

»Theoretisch geht vieles, lieber Wüllner.« Hansen ging zum Lichtkasten und schob Mariannes Röntgenplatte vor die Mattscheibe. Da war der kleine tödliche Punkt. »Es sieht so einfach aus: Trepanation, Öffnen des Schädels, Exstirpation der Geschwulst... Aber denken Sie an die dogmatischen Worte Karl-Heinz Bauers, denen wir uns hier beugen müssen: ›Eine Operation ist nur dann angezeigt, wenn das Risiko kleiner ist als das Risiko des weiteren Krankheitsverlaufes ohne Operation.‹ Hier haben wir dieses Risiko! Eine Operation nützt nichts mehr!«

»Und... und das wollen Sie Marianne sagen?«

»Ja.«

»So klar? So grausam?«
»Es muß sein, Wüllner.«
»Es wird alles nur beschleunigen ...«
Hansen schüttelte den Kopf. »Vielleicht kenne ich Marianne da besser als Sie. Sie wird die Zähne zusammenbeißen und kämpfen.«
»Wogegen?«
»Gegen die Hoffnungslosigkeit. Gegen das Grauen.« Leise fügte er hinzu: »Es ist schon viel gewonnen, wenn man gefaßt sterben kann ...«

Mitten in den Proben starb der Patient, der die Rolle des Cäsaren übernommen hatte. Es kam ganz plötzlich. Seine Leber brach innerhalb von Stunden zusammen.
Am nächsten Tag trafen die Angehörigen ein — seine Frau, sein Bruder, zwei Schwestern. Sie brachten einen Rechtsanwalt mit. Während die Hinterbliebenen in der kleinen Klinikkapelle weinend vor dem offenen Sarg standen, eröffnete der mitgebrachte Anwalt, daß die Familie Burscheidt die Bezahlung der Behandlungskosten verweigere.
»Ich betrachte es als ungerechtfertigt, pro Tag sechzig Mark von einem Kranken zu verlangen, dem doch nicht mehr zu helfen ist!« sagte der Rechtsanwalt. Dabei legte er eine Aufstellung vor Dr. Hansen hin, bedeckt mit Zahlen. »Wir haben uns die Mühe gemacht, die Mahlzeiten durchzurechnen. Bitte, der Speisezettel von drei Wochen. Der Realwert der Rohkostplatten, der Getränke und anderen Gerichte liegt wesentlich unter dem allgemeinen Verpflegungssatz. Auch die medikamentöse Behandlung dürfte gering sein, da der Kranke ja als Unheilbarer nicht mehr zu behandeln war. Eine Berechnung der Kosten kann sich also nur auf Verpflegung und Wohnen und zusätzliche Betreuung durch Ihr Personal beschränken. Dafür aber täglich sechzig Mark zu zahlen, lehnen meine Mandanten ab ...«
Dr. Hansen sah den Anwalt an, als spräche er chinesisch. Zehn Meter weiter lag im offenen Sarg Burscheidt, dessen freier Wille es gewesen war, die letzten Monate seines Lebens hier in einer glücklichen Atmosphäre zu verbringen. Dessen letzter Satz, den er Dr. Pechl zugeflüstert hatte, lautete: »Ich danke Ihnen ... für alles ... für alles ...« Und jetzt erschien ein Rechtsanwalt und focht die Kosten an, indem er den Realwert der Verpflegung berechnete und einem Arzt juristisch belegen wollte, daß Medikamente — auch wenn man sie gegeben hatte — sinnlos vergeudetes Geld gewesen seien.
Der Anwalt sah Dr. Hansen hochmütig an. »Sie ziehen es vor, die Antwort schuldig zu bleiben?«
»Wollen Sie eine andere Antwort haben als die: Das ist Idiotie!«
Der Anwalt verfärbte sich. Seine dicke Hand legte sich wie eine Tatze auf die Berechnungen.
»Ich werde Ihnen beweisen, daß Sie Ihre hilflosen Kranken ausbeuten!« sagte er heiser vor Erregung. »Was Sie für sechzig

Mark am Tag als Gegenwerte liefern, ist beschämend! Rote Rüben, Gurkensäfte, ein Fläschchen Joghurt, geschnitzelte Möhren, Leinsamentee und kaltes Wasser!«

»Bitte gehen Sie!« sagte Dr .Hansen steif. »Zwingen Sie mich nicht, meine Erziehung zu vergessen!«

»Meine Mandanten lehnen es ab . . .«

»Hinaus!« schrie Hansen plötzlich. Er verlor die Beherrschung. Er schlug mit der Faust auf den Tisch. Dann nahm er die Berechnung des Anwaltes, zerknüllte sie und warf sie auf den Boden.

»Sie können den Betrag ja einklagen!« Der Anwalt schloß mit zitternden Händen seine Aktenmappe. »Wir würden uns sogar auf diesen Prozeß freuen.« Er sah sich um, als die Tür klappte. Dr. Wüllner kam ins Chefzimmer. Am Gesicht Hansens erkannte er, daß etwas Besonderes vorgefallen sein mußte. Er wollte umkehren, aber Hansen winkte ihm zu.

»Bleiben Sie, Herr Dr. Wüllner. Sie sollen sich einmal anhören, wie manche Leute draußen über unsere Arbeit denken. Dieser Herr hier ist im Namen der Burscheidtschen Hinterbliebenen gekommen . . . Er hat uns eine genaue Aufstellung gebracht, wieviel wir für Verpflegung, für Logis und Betreuung nehmen dürfen! Unsere Leistungen sind minimal . . . ist hier berechnet worden, von diesem Herrn Rechtsanwalt. Medikamente sind sinnlos . . . sagt er, denn ein Unheilbarer braucht außer Morphium keine Medikamente mehr. Und Morphium ist billig. Und dann pro Tag sechzig Mark! Sechzig Mark! Um ein Leben zu erhalten, das ja doch nur noch ein halbes ist! Um ein halbes Leben sechs oder acht oder zwölf Monate zu verlängern und die Erben rein unnütz warten zu lassen . . .«

Hansen holte tief Atem, und dann schrie er den letzten Satz dem Anwalt ins Gesicht. »Man sollte beginnen, den Menschen zu hassen, statt ihm zu helfen!«

Dr. Wüllner kam langsam näher. Seine große Gestalt verdunkelte das Fenster. Er bückte sich und hob das zerknüllte Papier auf. Laut las er vor: »Hundert Gramm Hühnerfleisch, zweihundert Gramm Weichkäse, drei Scheiben Vollkornbrot, dreißig Gramm Pflanzenfett, Salate mit Öl pauschal, ein halber Liter Malventee, frisches Obst gemischt . . . macht zusammen drei Mark fünfundzwanzig.«

Wüllner sah auf. Er hob die Schultern.

»Was soll der Unsinn?«

»Das ist ein Abendessen!« Der Anwalt drückte die Aktenmappe an sich, als sei sie eine Maschinenpistole. »Für — runden wir auf — für drei Markt fünfzig ein Abendessen! Mittagessen ebenso, dazwischen die Kaffeestunden, na sagen wir noch zusammen alles fünfzehn Mark! Aber verlangt werden täglich sechzig! Das ist faul, meine Herren! Da weigern wir uns . . .«

Wüllner nahm das Blatt und legte es wie eine Kostbarkeit auf die Schreibtischplatte.

»Sie sehen, Wüllner«, sagte Hansen, »wir sind zu teuer! Das Sterben muß billiger werden! Viel billiger! Es ist ja auch sinnlos, daß wir 80 Angestellte für nur 75 Patienten haben ... daß wir den Versuch machen, sie zu heilen, wo sie doch unheilbar sind ... daß wir die Armen noch so quälen, wo doch der Tod eine Erlösung für sie ist ...«

Der Rechtsanwalt drehte sich auf dem Absatz um und verließ das Chefzimmer. Auf dem Flur begegnete er Herta Färber, die in ihrem weißen Kittel aus dem Sekretariat kam.

»Wo ist die Kapelle, Schwester?« fragte er.

»Am Ende des linken Ganges dort ...«

Ahnungslos ging Herta Färber weiter. Sie war es gewöhnt, von Besuchern als Schwester betrachtet zu werden.

In der Kapelle standen Burscheidts Angehörige noch um den offenen Sarg und weinten. Als der Rechtsanwalt eintrat, sahen sie sich kurz um und versanken dann wieder in Schmerz. Nur der Bruder des Toten wandte sich an den Anwalt, der sich hinter ihn gestellt hatte.

»Alles klar?« flüsterte er.

Der Anwalt nickte. »Alles klar, wir zahlen nicht!«

Mit ernstem Gesicht wandte sich der Bruder wieder dem Toten zu und faltete die Hände ...

Der Anruf erreichte Herta Färber, als sie den weißen Kittel ausgezogen hatte und am Waschbecken stand.

Mit nassen Händen ergriff sie den Hörer und meldete sich wie immer.

»See-Klinik, Sekretariat Dr. Hansen ...«

»Herta ...« sagte eine Stimme. Sie war tief, aber so leise, als spräche sie von ganz, ganz weit weg. Herta Färber umklammerte den Hörer.

»Wer ... wer ist da?« fragte sie, obwohl sie wußte, wem diese dunkle Stimme gehörte. Eine eiserne Klammer legte sich um ihr Herz und schnürte es ein.

»Kann ich dich sehen? Allein? Nur ganz kurz?« Die Stimme wurde klarer, als habe sie die erste Scheu abgeschüttelt. Herta Färber mußte sich setzen, so zitterten ihre Knie plötzlich.

»Wo ... wo bist du denn?« fragte sie stockend. Es war ihr, als sei es gar nicht sie, die da sprach.

»In Plön. Ich rufe von einer Tankstelle aus an. Wir könnten uns irgendwo außerhalb treffen. Vielleicht am See, zwischen Plön und Malente.« Und dann wurde die dunkle Stimme bittend wie die eines kranken Jungen. »Bitte ... komm, Herta.«

»Heute noch?«

»Am besten gleich, wenn das einzurichten ginge. Ich warte auf dich ... du brauchst nur die Straße nach Malente hinabzufahren ...«

»Aber es ist doch sinnlos, Hubert.«

»Nur für ein paar Minuten, Herta. Laß mich nicht vergeblich bitten. Ich verspreche dir ...«

Herta Färber sah auf die Tür. Nebenan saß Hansen an seinem Schreibtisch und wartete auf die Unterschriften. Er würde die Briefe durchlesen, sein dickes »Hansen« daruntersetzen, man würde dann zusammen essen, das Fernsehprogramm ansehen, belanglose Dinge erörtern und dann zu Bett gehen. Immer um die gleiche Stunde, aber jeder für sich.

Ein Jahr lang war das schon so. Und es würde nie anders werden, nur noch konsequenter, noch kälter, noch entehrender. Der Schatten Karins war nicht wegzuwischen.

»Ich komme«, sagte Herta Färber laut. Dann legte sie den Hörer auf und drückte die nassen Hände gegen die Schläfen.

»Ich komme ...« wiederholte sie laut zu sich selbst. »Und er ... er soll es wissen ...«

Rasch ging sie in ihr Zimmer, zog sich um, schminkte sich und holte dann die Briefe aus dem Sekretariat, um sie Hansen hinüberzutragen.

Hansen stand wieder vor dem Lichtkasten und starrte auf die Kopfaufnahme Marianne Pechls. Er drehte sich kurz um, nickte und sagte:

»Leg die Briefe bitte auf den Tisch.« Daß sie ausgehfertig angezogen war, nahm er überhaupt nicht zur Notiz. Es ärgerte sie, weil es nicht in ihr Konzept paßte. »Übrigens ...« sagte sie.

Auch mit diesem Anlauf hatte sie keinen Erfolg. Er bemerkte lediglich: »Du wirst heute allein essen müssen ... ich will noch arbeiten.«

»Das trifft sich gut, ich wollte sowieso auswärts essen ...«

Aber selbst diese überlaute Erklärung bewog ihn nicht, seine Arbeit einen Augenblick zu unterbrechen und sich mit ihr zu beschäftigen. Mit einem Fettstift zeichnete er kleine Kreise auf der Röntgenplatte. Herta Färbers hochmütiges, schmales, kühles Gesicht versteinerte.

»Ich gehe ...«

»Viel Vergnügen. Wenn du nach Plön fährst, kannst du, falls nicht schon Ladenschluß ist, drei Liter reinen Alkohol mitbringen. Er geht uns aus im Labor ...«

Darauf antwortete sie nicht mehr. Ein Dreck bin ich für ihn, dachte Herta Färber. Wut und Enttäuschung und ein bohrendes Gefühl der Rache stiegen in ihr hoch. Sie schlug die Tür hinter sich zu und ging schnell durch den langen Flur, durch die Halle hinaus zur Garage.

Dr. Marianne Pechl stand vor dem Lichtkasten und der kleinen Röntgenplatte.

Da war der pfenniggroße Fleck. Er war mit Kreisen umrandet, wie ein rundgerahmtes Bild. So sah der Tod aus, ihr Tod, und sie wußte es noch nicht, was sie vor sich hatte.

Dr. Hansen stand hinter Marianne Pechl und hatte seine Hände auf ihre Schultern gelegt. Er roch ihr Haar. Wie Jasmin duftete es. Er spürte ihre herrliche Jugend ... Es war unbegreiflich, daß dieser pfenniggroße Fleck auf dem Röntgenbild das alles zerstören konnte.

Hansen zog Marianne an sich. Es war, als wolle er sie vor dem grausamen, mitleidlosen Feind schützen. Marianne zeigte mit dem Finger auf den kleinen dunklen Fleck.

»Ein Tumor?« Sie drehte den Kopf etwas. Ihre großen blauen Augen begegneten dem leidvollen Blick Hansens. »Ein neuer Patient?«

»Ja...« sagte Hansen heiser. »Aber es ist kein Tumor im üblichen Sinne. Kein gutartiger. Es ist das Gemeinste, was es an malignem Tumor geben kann: Ein Melanom der Hirnhaut.«

»Armer Mensch...« sagte Marianne Pechl leise. »Weiß er es schon?«

»Nein...« Hansen ließ sie los und wandte sich ab.

»Wollen Sie es ihm sagen?«

»Ich werde es müssen...«

»Ist es ein Mann oder eine Frau...«

»Ein Mädchen! Ein tapferes, ein schönes Mädchen. Ein verliebtes Mädchen.«

»Schrecklich!« Marianne Pechl sah wieder auf den runden Fleck auf der Röntgenplatte. Sie verstand die Kreise, die Hansens Fettstift darum herum gemalt hatte. Sie dienten zur Orientierung, falls man eine Operation versuchen wollte. Aber Marianne erkannte auch sofort, daß solch ein Versuch sinnlos war. Wußte man, ob nicht schon Metastasen im Gehirn selbst waren, in der Leber, oder ob sich über die Lymphbahnen nicht schon Metastasen im Knochensystem gebildet hatten... und hier war die Grenze der chirurgischen Kunst.

Marianne Pechl sah zu Dr. Hansen. Ihre Stimme zitterte leicht. »Ein junges Mädchen... Es wird schwer sein, es ihr zu sagen. Und auch Sie können ihr nicht helfen...«

»Nein...«

»Soll... soll ich mit ihr reden?«

Hansen fuhr herum. In seinem Blick lag eine unendliche Qual. Er setzte mehrmals zum Sprechen an, ehe ein Ton über seine Lippen kam.

»Sie...?«

»Vielleicht geht es in diesem Fall besser, wenn ich es versuche...«

»Ja...« Und nach ein paar Sekunden sagte Hansen noch einmal: »Ja...« Es klang wie ein Stöhnen.

»Wann soll ich mit ihr sprechen?«

Hansen antwortete nicht. Er setzte sich und stützte den Kopf in beide Hände.

Seltsam berührt betrachtete Marianne den Chef. Sie wußte längst, daß ihn das Schicksal jedes Patienten traf, als wäre es sein eigenes. Aber soviel Zögern, soviel Ratlosigkeit wie heute hatte sie noch nie an ihm beobachtet.

Sie wollte sich schon entfernen, damit es ihm hinterher nicht peinlich zu sein brauchte, daß sie ihn so gesehen hatte, da erhob sich Hansen. Er schob eine kleine Mappe auf die Mitte des Schreibtisches und knipste die Lampe an. Dann kam er zu Marianne Pechl, streichelte ihr leicht über das verwunderte Gesicht und nahm alle Kraft zusammen, seiner Stimme Festigkeit zu geben.

»Dort, auf dem Tisch, liegt die Krankengeschichte des Mädchens. Lesen Sie sie durch, Marianne. Ganz ruhig ... ich ... ich lasse Sie jetzt allein. Es ist besser so ...«

Er atmete tief auf und wischte sich über die Augen. »Wenn Sie mich nachher sprechen wollen ... ich bin im OP. Ich bin immer für Sie zu sprechen ...« Dann drehte er sich abrupt um und verließ schnell das Zimmer.

Marianne Pechl wartete, bis die Tür ins Schloß klickte. Dann ging sie um den Schreibtisch herum, zog den Sessel heran, setzte sich und schlug die Mappe auf.

Im OP wartete Dr. Wüllner. Er stürzte dem eintretenden Dr. Hansen entgegen.

»Haben Sie es ihr gesagt?« Er flüsterte fast.

»Ja ... jetzt weiß sie es. In diesem Augenblick weiß sie es ...«

»Und wie hat sie es aufgenommen? Ich muß sofort zu ihr!«

Hansen hielt Dr. Wüllner am Kittel fest. »Bleiben Sie! Sie wird zu uns kommen. Wir müssen warten, bis sie von selbst kommt ... Sie muß allein sein ... auch Sie können jetzt nicht mehr helfen ...«

»Wenn sie sich etwas antut ...« In Wüllner Stimme war nichts als nackte Angst.

»Wie wenig kennen Sie Ihre Braut, Wüllner ...«

Dann saßen sie im OP, am großen Milchglasfenster, allein im großen kahlen Raum, in dessen Mitte nur der zusammengeklappte Operationstisch stand. Sie saßen fast eine halbe Stunde dort, innerlich zerwühlt, wartend, stumm ...

Als die Tür aufschwang, riß es die beiden Männer von den Stühlen. Dr. Marianne Pechl kam herein, ein wenig bleich, aber sonst unverändert, im weißen Kittel, mit langen, offenen Haaren. Sie lächelte Wüllner zu und sagte zu Hansen:

»Die Patientin von Zimmer 68 hatte einen Kollaps. Ich habe eben Coramin injiziert. Und Dr. Summring läßt Sie bitten, Chef, auf Nr. 19 zu kommen. Dem Bronchial-Ca geht es sehr schlecht ...«

»Ich komme!« Dr. Hansen stieß Wüllner in die Seite, als er sah, wie der etwas sagen wollte. »Sonst keine Vorkommnisse, Dr. Pechl? Alles klar ...?«

Marianne nickte. Ihr Lächeln war verkrampft ... aber sie konnte lächeln.

»Alles klar, Chef ...«

»Na ... dann gehn wir zu unseren Kranken ...«

Er ging voraus, und Marianne und Wüllner folgten ihm wortlos. Sie gingen Hand in Hand, wie zwei Kinder, die sich nie verlieren wollen in der großen, rauhen, lauten Welt ...

Zwischen Plön und Malente-Gremsmühlen stand der Wagen Dr. Färbers am Straßenrand. Er saß neben dem Auto auf einem Kilometerstein, rauchte nervös und hastig eine Zigarette und blickte in Abständen von fünf Minuten immer wieder auf seine goldene Armbanduhr.

Sie hatte versprochen, zu kommen. Und wenn Herta einmal etwas versprach, hatte sie es immer gehalten.

Je länger er wartete, um so größer wurde seine Unruhe. Aber es war weniger Unruhe, die ihn durchjagte, als vielmehr eine Unsicherheit vor dem, was er Herta sagen wollte. Im Augenblick wußte er überhaupt nicht, wie er es ihr sagen sollte. Vor allem vor dem ersten Satz fürchtete er sich.

Kann man ein Jahr einfach überspringen, dachte er. Kann man seiner Frau, die seit einem Jahr bei einem anderen Mann lebt, gegenübertreten, als sei nichts gewesen? Kann man einen Teil des Schicksals einfach auslöschen, so wie ein Schwamm ein paar Zahlen oder Buchstaben von einer Tafel wischt?

Er warf die Zigarette weg und zertrat sie. Im gleichen Augenblick sprang er auf.

Von Plön her kam ein Auto. Ein hellgrüner Wagen mit einem weißen Dach.

Sie ist es ... Sie hat ihr Versprechen gehalten ...

Sein Herz war plötzlich schwer wie ein Zentnergewicht.

Mit staksigen Beinen ging er dem Wagen entgegen, als er mit knirschenden Bremsen auf der anderen Straßenseite hielt ...

XIII

Herta Färber hatte die Scheibe heruntergekurbelt und sah ihrem Mann mit schmalen, prüfenden Augen entgegen. Dr. Färber blieb einen Meter vor dem Wagen stehen.

»Herta!« sagte er heiser. Sie machte keinerlei Anstalten auszusteigen. Der Motor lief noch. Hatte sie es so eilig, weiterzukommen?

»Guten Abend«, sagte Herta Färber steif. »Was gibt es so Wichtiges, daß es nicht telefonisch auszumachen ist?« Jetzt drehte sie endlich den Zündschlüssel herum, öffnete die Wagentür und kletterte heraus. Ihre langen Beine in dem engen Kostümrock waren einen Augenblick bis über die Knie sichtbar.

Er streckte ihr die Hand entgegen. »Guten Abend, Herta ... Ich will dir keine lange Rede halten ...«

Herta sah ihn spöttisch an. »Du warst nie ein Mensch, der Erklärungen abgab oder anhörte. Bei dir war immer alles so klar, wie es eben bei einem Chirurgen klar ist ... anatomisch normal gewissermaßen. Geist und Seele, Beruf und Privatleben, Liebe und Abstinenz ... alles war immer geregelt. Also bitte — ich höre. Auf der Straße zwischen zwei Autos kann man sich ja auch keine Romane erzählen.«

Färber atmete ein paarmal tief. Die Kühle Hertas wehte ihn eisig an, aber hinter dieser Kühle war noch etwas anderes, was ihn viel mehr erschreckte. Plötzlich ahnte er, was er, seit sie verheiratet waren, falsch gemacht hatte. Wenn er Herta jetzt ansah, aus der Distanz eines einsamen Jahres heraus, wußte er, was er ihr zu geben versäumt hatte. Er erkannte hinter ihrer kühlen Maske den schwelenden Vulkan, neben dem er gelebt hatte, ohne sich dessen je bewußt geworden zu sein ... selbst dessen Ausbrüche hatten ihm nicht die Augen geöffnet.

Es mußte furchtbar für sie gewesen sein, neben ihm herzuleben, immer bürgerlich brav, im Tiefsten unverstanden, unangesprochen, unerfüllt ...

»Man hat mir eine Professur angetragen ...« sagte er, als müsse er dafür um Verzeihung bitten. Herta hob die Augenbrauen. Es war das einzige Zeichen eines Interesses.

»Gratuliere. Jetzt hast du's ja erreicht. Das große Ziel des Dr. Färber: Professor der Chirurgie! Es hat sich also gelohnt, dem alten Runkel die Runzeln an den Zehen zu küssen ...«

»Herta!« Obwohl er sich dagegen wehrte, stieg in Färber Unmut und Zorn auf. »Ich habe dafür gearbeitet ... schwer gearbeitet. Du weißt es selbst ... Du ... du ... hast es ja selbst gespürt und die Konsequenzen daraus gezogen ...«

»Durchaus nicht!« Herta Färber zupfte die Jacke ihres Kostüms gerade. Der Stoff spannte sich über der Brust. »Ich war verrückt nach Hansen ...«

»Müssen wir jetzt davon sprechen?« sagte Färber gequält. »Es tut weh, das von dir zu hören. Darum habe ich dich nicht zu diesem Wiedersehen gebeten.«

»Ich dachte ...«

»Bitte, hör mich an. Ich soll Professor werden. Runkel sprach sogar davon, daß er in mir seinen Nachfolger sieht. Den zukünftigen Ordinarius ...«

»Ja ... und?«

»Herta, bitte, versteh mich. Ich habe eine schlimme Zeit hinter mir. Ich habe mir oft nicht anders zu helfen gewußt als zu trinken ... Betrunken habe ich in der Klinik operieren wollen. Der Chef hat mich nach Hause geschickt und für mich operiert ... mehr als einmal ... Er hat ein Verständnis aufgebracht, das keiner aufgebracht hätte. Und jetzt der Antrag der Professur ... Ich bin Runkel zu tiefstem Dank verpflichtet.«

»So kann man es auch nennen. Andere sagen dafür: Er ist ihm mit Haut und Haaren ausgeliefert ...«

»Macht es dir immer noch Spaß, mich zu attackieren? Kannst du nie vergessen? Versuch es wenigstens, versuch es, Herta. Ich will dafür versuchen ... Komm zurück, Herta ...«

»Hubert!« Sie trat einen Schritt zurück. »Fehlt dir was ...?«

»Du, ja, du fehlst mir ...« sagte er leise.

»Und das soll ich glauben?«

»Ich bitte dich von Herzen darum, Herta ...«

»Sentimentalität steht dir nicht, Hubert!« Herta Färbers Überlegenheit, ihre Kühle, hinter der sie ihre wahren Gedanken und Gefühle verbarg, wirkten wie ein Schock auf Dr. Färber. Mit zittrigen Fingern steckte er sich eine Zigarette an.

»Ich brauche dich, Herta«, sagte er heiser. »Ich brauche dich, weil ...«

»Weil du sonst deine Professur nicht bekommst, nicht wahr ... Ein Professor, dessen Frau auf Abwegen wandelt, unmöglich ...« Herta lachte aufreizend und lehnte sich gegen ihren Wagen. Jetzt muß ich sie umbringen, dachte Färber. Erwürgen. Einfach die Hände um diesen Hals krallen und zudrücken, bis dieses teuflische Lachen aufhört. Bis sie aufhört zu atmen. Bis sie alle Gemeinheiten ausgehaucht hat ...

Hertas Lachen brach ab, mit einem schrillen Laut. Er machte Färber nüchtern.

»Habe ich falsch getippt?« fragte sie höhnisch. Und gleich darauf in einem beinahe sanften Ernst: »Nicht wahr, Hubert, Runkel ist es, der die Aussöhnung zwischen uns wünscht?«

»Ja ...« stöhnte Färber.

»Und da kommst du und verlangst allen Ernstes, daß ich Hansen verlasse, zu dir zurückkehre und fortan die Frau Professor mime, so wie man sich in akademischen Kreisen eine Professorengattin vorstellt. Das verlangst du?«

»Ich bitte dich nur, zurückzukommen. Es wird alles ganz anders werden mit uns, Herta. Glaube mir ...«

»Wie du um deine Professur kämpfst ... Und was sollte ich Hansen sagen?«

»Was hast du mir gesagt, als du gingst? Nichts! Du bist einfach weggeblieben. Und später erst, da sagtest du: Ich liebe Jens, da kann man nichts dagegen machen ...«

»War das kein Grund zu gehen? Aber hier habe ich keinen. Oder soll ich zu Hansen sagen: Jens, ich muß für eine Weile zu Hubert, damit er Professor werden kann. Hinterher komme ich vielleicht wieder ... und noch später müßte ich allerdings noch einmal zu Hubert zurück, damit er Ordinarius werden kann ... Ich schlage vor, ihr Männer einigt euch, macht eine gemeinsame Klinik auf ... dann brauche ich nur von Zimmer zu Zimmer zu wechseln ...«

»Wie unerhört schamlos du geworden bist«, sagte Dr. Färber leise.

»So war ich immer. Du hast es nur nicht bemerkt ...«

Färber zerdrückte seine Zigarette. Der Tabak rieselte zwischen den Fingern hervor. Er warf sie weg.

»Leb wohl«, sagte er. »Ich will dich nicht mehr belästigen. Ich gebe sogar meine bisherige Weigerung auf. Mein Anwalt wird dir schreiben, daß ich mit einer Scheidung einverstanden bin ...«

Er wandte sich ab und ging über die Straße zu seinem Wagen. Mit großen Augen starrte Herta hinter ihm her.

»Und deine Professur?« rief sie ihm nach.

»Was kümmert es dich noch?« Färber hob die Schultern. »Das Leben wird weitergehen ...«

Er stieg in seinen Wagen, der Anlasser schnurrte ... dann fuhr er ab, schnell, mit durchdrehenden Rädern.

Herta Färber wartete, bis er um eine Biegung verschwunden war. Dann nahm sie ein Etui aus der Tasche, steckte sich eine Zigarette an und rauchte sie, auf der Straße stehend, an den Wagen gelehnt, langsam zu Ende. Erst dann schien sie sich schlüssig geworden zu sein, sie stieg ein, wendete und fuhr zurück nach Plön.

In der Nacht packte sie ihre Koffer und verließ die Klinik. Niemand hörte sie. Nur ein Brief blieb auf ihrem Tisch zurück. Und daneben die Schlüssel ...

Allmählich machten sich alle in der »See-Klinik« Gedanken darüber, obwohl es niemand erwähnte. Immer wieder mußte die Premiere von »Androklus und der Löwe« verschoben werden. Es schien, als würde es nie zu einer Aufführung kommen. Auch der zweite Darsteller des Cäsaren war inzwischen gestorben, dann hatte sich die Darstellerin der Megäre hingelegt... kurz vor der Premiere bekam der Darsteller des Centurio einen Blutsturz und Regisseur Hans Bertrich erlitt einen Rückfall. Allein Franz Wottke, der einzige Gesunde der Theatergruppe, schleppte von Probe zu Probe sein Löwenfell herum, bis er nur noch von Löwen träumte...

Schließlich ging es nicht mehr darum, ob das Stück »Androklus und der Löwe« überhaupt über die Bühnenbretter des großen Gemeinschaftssaales lief... es machte Spaß, Theater zu spielen, sich zu verkleiden, zu probieren... es war eine willkommene Abwechslung... es machte Freude, dem brüllenden Wottke zuzusehen, dessen verbissener Kampf gegen den Fabrikanten Vindrisch schon zu Wetten geführt hatte: Wird Wottke bei der nächsten Probe Vindrich anfallen oder nicht... diesen Vindrich, der es gewagt hatte, Wottkes Lisbeth übers Haar zu streicheln...

Die einzigen, die ein Programm fertig bekamen, waren die Musiker. Das erste Konzert des Klinik-Orchesters gestaltete sich auch zu einem richtigen Fest. Die Patientinnen und Patienten erschienen wie zu einer Gala-Premiere. Für die dienstfreien Schwestern und Ärzte hatte man die vordersten Stuhlreihen reserviert. Dr. Wüllner hielt eine Rede. Und dann spielten die krebskranken Musiker... zu Beginn einen Choral, dann Beethoven... Haydn... Schubert...

Mit geschlossenen Augen dirigierte der Musikstudienrat. Beim ersten Satz der »Unvollendeten« rannen ihm die Tränen unter den geschlossenen Lidern hervor und liefen über die Wangen..

Dr. Wüllner preßte die Hände zusammen. Sein heimlicher Blick suchte Marianne. Mit weit offenen Augen starrte sie auf die Musiker. Es war, als hätte ein Orchester nie so innig und ergreifend gespielt wie diese Gemeinschaft der Aufgegebenen.

Dr. Hansen stand ganz hinten im Saal an der Tür. In der Tasche knisterte der Brief Herta Färbers. Er hatte ihn drei Tage ungeöffnet mit sich herumgetragen. Es waren sieben neue Patienten gekommen. Sie brauchten ihn. Drei Nächte hatte er am Schreibtisch gesessen, die Untersuchungsergebnisse studiert und die Therapiepläne festgesetzt. Siebenmal verschieden... jeder Krebs ist anders, wie es auch nicht zwei völlig gleichartige Menschen gibt.

Dann erst hatte er Hertas Zeilen gelesen. Es waren nur ein paar Worte, und er hatte dann herumgerätselt:

»Hab Dank, Dank, Dank... Frage nicht warum... Wissen wir immer, warum das Leben so ist, wie es gerade ist? Ich wünsche Dir den reichsten Segen. Kein Groll sei zwischen uns... nur die Erinnerung... Und sie ist mir wie ein ewiges, unverlierbares Geschenk... Herta.«

Kein Wort, wohin sie gefahren war. Kein Wort, ob sie wiederkam. Kein Wort der Erklärung. Sie war gegangen, wie sie vor über einem Jahr gekommen war. Und merkwürdig ... es blieb keine Leere zurück.

Leise verließ Dr. Hansen den Saal und ging in sein Zimmer.

Er rief Hamburg an. Seinen Schwager Kieling. Den Rechtsanwalt, der die Scheidung von Karin so schnell und elegant geregelt hatte.

Karins Schwester kam an den Apparat. »Du, Jens?« sagte sie erstaunt. »Daß du lebst, liest man nur ab und zu aus den Zeitungen. Und zwar in immer weniger schönen Zusammenhängen. An Feinden scheint es dir ja nicht zu mangeln!«

Dr. Hansen lachte bitter. »Nein, an Feinden wahrhaftig nicht!«

»Ist etwas Besonders, Jens?«

»Warum?«

»Weil es ein ganzes Jahr her ist, daß du das letztemal angerufen hast. Seitdem kann viel vorgefallen sein ...«

»Ich möchte deinen Mann sprechen.«

»Einen Augenblick. Ich schalte zum Büro um. Er arbeitet noch. Drei Strafsachen. Dicke Fälle. Ich seh ihn kaum noch. Daß wir an Männer geraten sind, die nie Zeit für uns haben!«

Es knackte ein paarmal in der Leitung, dann meldete sich die etwas fette und asthmatische Stimme des Anwalts Kieling.

»Alter Schwede!« rief er. »Brauchst du mich? Will man dir den Hals umdrehen? Was man so über dich gehört hat, bist du wissenschaftlich ja schon ermordet.«

»Trotzdem brauche ich dich.« Hansen setzte sich vorsichtig seitlich auf die Stuhllehne. »Was macht Karin ...«

»Was soll sie machen? Sie ist glücklich in ihrer kleinen, ruhigen Welt. Sie hat eine kleine Pension für Urlauber eingerichtet und lebt davon.«

»Hat sie mal nach mir gefragt?«

»Nein! Warum sollte sie!«

»Schließlich waren wir über ein Jahrzehnt verheiratet.«

»Zehn Jahre sind nichts gegen die Enttäuschung, die sie mit dir erlebt hat. Und dann noch diese Herta ...«

»Frau Färber ist weg.«

»Weg? Was heißt weg? Hast du sie unterwegs verloren? Soll ich 'ne Suchanzeige loslassen ...?«

»Laß uns einmal vernünftig miteinander reden.« Hansen holte tief Atem. »Frau Färber ist gegangen. Für immer. Seit Monaten lebte sie bei mir als Sekretärin ...«

»Natürlich, jedes Kind muß einen Namen haben ...«

»Glaube mir. Die Entfremdung war vollkommen! Nun ist alles eigentlich wie früher ...«

»Was soll das heißen?«

»Ich möchte dich bitten, ein Zusammentreffen zu arrangieren. Zwischen Karin und mir ...«

»Hältst du mich für einen Sadisten? Karin ist mit ihrem jetzigen Leben glücklich. Soll ich sie da herausreißen?«

»Ich glaube nicht, daß sie glücklich ist. Sie liebt mich noch immer ... ich weiß es ...«

»Liest du eigentlich viel in alten Gartenlaube-Heften? Genau so klingt es! Karin denkt nicht mehr an dich. Finde dich damit ab.«

»Ich bitte dich, versuche trotzdem ein Zusammentreffen zwischen uns zu arrangieren. Ich bitte dich. Ich muß mit Karin einmal allein sprechen. Über alles. Nach einem Jahr sieht doch alles anders aus.«

»Du änderst dich nie, Jens! Und ich lehne es ab, mich für dich zu verwenden! Tschüss, und schlaf schön ...«

Rechtsanwalt Kieling hatte aufgelegt. Langsam ließ Dr. Hansen den Hörer sinken. Im Verteilerkasten klickte es hell. Verbindung aus ...

Aus dem großen Saal hörte er die Stimmen der Kranken bis zu sich dringen. Das Konzert war zu Ende. Sie hatten nicht geklatscht. Minutenlang hatten sie ergriffen, stumm gesessen, ehe sie in den alltäglichen Abend zurückfanden und die Oberschwester schließlich prosaisch in die Versammlung gerufen hatte: »Die Herrschaften für die Reizbäder bitte kommen ...«

Ich fahre zu Karin, dachte Hansen. Morgen oder übermorgen. Ich werde einfach da sein, vor der Tür stehen und klingeln. Und sie wird mir die Tür nicht vor der Nase zuschlagen ...

Die Fahrt zu Karin mußte Dr. Hansen verschieben.

Mariannes Zustand verschlechterte sich plötzlich. Eines Morgens konnte sie nicht mehr aufstehen. Sie wollte es nicht glauben, sie biß die Zähne zusammen und spannte die Muskeln an ... aber die Beine bewegten sich nicht. Nur ein wahnsinniger Schmerz durchzuckte die Wirbelsäule und schien vom Nackenwirbel aus den ganzen Kopf auseinanderzusprengen.

Sie läutete nicht um Hilfe. Schwer atmend lag sie auf dem Rücken und starrte an die weiße Decke. Da sind sie, die Rükkenmark-Metastasen, dachte sie mit einer Ruhe, die ihr selbst unheimlich war. So stand es also mit ihr. Es war jetzt alles ganz klar: Plötzliche Lähmungserscheinungen in beiden Beinen. Bei großer Anstrengung Schmerzen über die ganze Wirbelsäule. Sonstige Reflexe normal. Milz und Leber noch nicht geschwollen. Auch starker Druck auf Thoraxwand erzeugt noch keine Schmerzen. Denkfähigkeit nicht beeinträchtigt, auch nicht die Sinnesempfindungen. Noch nicht.

Dr. Wüllner kam, um nach ihr zu sehen. Die Schwester von Station III hatte angerufen, daß mit Fräulein Doktor offenbar etwas sei. Dr. Summring hatte die Morgenvisite übernommen.

»Fühlst du dich nicht wohl, Marianne?« fragte Wüllner besorgt und setzte sich an den Bettrand. »Der Chef kommt auch gleich.«

»Warum denn dieser Rummel?« Sie lächelte mit aller Tapferkeit, die sie sich vorgenommen hatte bis zuletzt zu bewahren. »Es ist doch nichts Unbekanntes.«

»Hast du Schmerzen? Im Kopf?«

»Nein, nicht mehr ... Nur ...«

»Was — nur?«

»Ich kann die Beine nicht mehr bewegen ...«

Dr. Wüllner wartete nicht lange. Er beugte sich über das Bett, und ehe es Marianne verhindern konnte, hatte er Alarm geläutet. Es läutete nicht nur auf der Wachstation, sondern auch im Zimmer Dr. Hansens.

Marianne sah Wüllner aus großen Augen an. Sie bemerkte seine Verzweiflung, die er vor ihr verbergen wollte. Als er sich nach dem Klingeln aufrichten wollte, hielt sie ihn fest, schlang die Arme um seinen Nacken und zog ihn zu sich hinab.

»Warum willst du mich heiraten, Fritz?« fragte sie leise an seinem Ohr. »Es ist doch sinnlos ...«

»Wir wollen nicht mehr darüber sprechen! Die Papiere kommen in der nächsten Woche.«

»Sei doch vernünftig, Fritz.«

»Ich will davon nichts hören!« schrie Wüllner. »Ich liebe dich ... das ist das einzige, was ich weiß!«

»Nicht so laut, Wüllner!« Dr. Hansen war in diesem Augenblick ins Zimmer getreten.

»Ich schätze, bei diesem Gespräch bin ich überflüssig ...«

»Marianne kann nicht mehr aufstehen«, sagte Wüllner.

Hansen trat mit raschen Schritten an Mariannes Bett.

»Es kam ganz plötzlich ...« sagte sie und stützte sich auf den Ellbogen auf. »Jetzt haben wir die Knochenmetastasen.«

Hansen schwieg, während er Marianne untersuchte. Wüllner telefonierte mit der Röntgenschwester. Stück für Stück des Körpers wollte man aufnehmen, die Verstecke des gnadenlosen Feindes aufspüren. Wenn es möglich war, die ausgestreuten Tochtergeschwülste zu bekämpfen, konnte man Marianne das Leben verlängern ... nur verlängern, nicht mehr ...

Die Kranken, die im Speisesaal frühstückten oder zu den einzelnen Therapieräumen gingen, blieben sprachlos stehen, als zwei Schwestern die bis zum Hals zugedeckte Ärztin über den Flur in die Röntgenstation rollten. Mit Windeseile sprach es sich in den Zimmern der Klinik herum. Zum erstenmal wurde das eiserne Gesetz der Hausordnung, nicht über Krankheit und Kranke zu sprechen, verletzt. Franz Wottke wurde bestürmt. Seine lauten Beteuerungen, er wisse auch nicht, was die kleine Ärztin habe, glaubte ihm keiner.

»Es ist Krebs ...« sagte jemand. Das Wort stand plötzlich im Raum. Krebs! Eine Krebsärztin mit Krebs ...

»Quatsch!« sagte Wottke. Aber seine Stimme klang hilflos und nicht überzeugend. Auch er spürte das Entsetzen in sich aufsteigen. »Das gibt es doch nich ...«

»Sie ist ein Mensch wie wir!« Hans Bertrich, der Regisseur, sagte es. Die Umstehenden blickten betreten zu Boden.

»Und wenn!« Wottke wuchs um einige Zentimeter. »Unser Chef wird sie heilen! Hier ist es bestimmt früh erkannt worden. Weiß ich doch! Und nu keine Panik, Herrschaften ...«

Über den Flur kamen Dr. Summring und Dr. Adenberg. Hans Bertrich hielt sie an. Er vertrat ihnen den Weg.

»Was ist mit Dr. Pechl?« fragte er laut.

Dr. Summring versuchte zu lächeln.
»Wir wissen genauso wenig wie Sie, Herr Bertrich. Ein Schwächeanfall vielleicht.«
»Sie verschweigen uns etwas ...«
»Fragen Sie den Chef.« Summring und Adenberg schoben Bertrich zur Seite und eilten weiter zur Röntgenstation. Die Patienten starrten ihnen nach. Vier Ärzte auf einmal bei der kleinen Marianne Pechl ... wegen eines Schwächeanfalls!
»Es kann ja auch 'n Herzinfarkt sein!« sagte Wottke, um die Situation zu retten. Als ihn keiner mehr beachtete, ging er brummend in seine Wohnung. Lisbeth saß wieder an der Nähmaschine und nähte für den dritten Wottkejungen eine Joppe. Aus Hirtenloden. Der Winter stand vor der Tür.
»Die ganze Klinik dreht durch«, sagte er und steckte sich eine Pfeife an.
»Sie hat wirklich Krebs ...«
Wottke fuhr herum wie gestochen.
»Jetzt fängst du auch noch an!«
»Ich weiß es. Ich habe zufällig ein Gespräch zwischen dem Chef und Dr. Wüllner gehört ...«
Wottke war blaß geworden. Er setzte sich, seine Beine verloren die Festigkeit. »Weiß det einer? Haste das schon erzählt ...«
»Für was hältst du mich eigentlich?«
»Für 'n Weib ... und Weiber quatschen! Kein Wort darüber — oder ick vergesse mir.«
»Daß du immer den starken Mann spielen mußt.« Frau Wottke ließ die Nähmaschine schnurren und zog die Joppennaht durch. »Ich möchte wetten, daß gerade du der erste bist, der die Sensation weiterposaunt ...«
Beleidigt ging Wottke in die Küche und machte sich ein Gurkenbrot. Durch das Fenster sah er, wie zwei Schwestern aus dem Ärztehaus einige Sachen brachten ... offenbar Sachen von der Pechl ...
Sie wird umgebettet, dachte er, und das Brot entfiel ihm. Sie kommt in die Klinik. Als Patientin. Sie ist keine Ärztin mehr, sie ist nur noch eine von ungezählten Tausenden, denen vielleicht nicht mehr zu helfen ist ...
»Mein Gott ...« sagte Wottke leise. »O mein Gott ...«

Dr. Färber schlief bereits, als es an der Tür klingelte. Zuerst dachte er, es sei das Telefon. Vielleicht ein Unfall, eine Komplikation, eine Blutung, die der Wachhabende nicht stillen konnte. Mit wirren Haaren setzte er sich im Bett auf und versuchte, sich den abgelaufenen Tag zu vergegenwärtigen, während er den Hörer abnahm ... aber es tickte nur das Amtszeichen. Dagegen klingelte es noch immer.
Färber sprang aus dem Bett, warf den Bademantel über und schlüpfte in seine Pantoffel. Da verwechselt mich einer mit einem praktischen Arzt, dachte er. Ich werde ihn weiterschicken zu Dr. Viebig, zweite Querstraße, erstes Haus rechts.

Er ging in die Diele, knipste das Licht an und entriegelte die Tür. Beim Aufflammen des Lichtes hatte das Klingeln aufgehört. Dr. Färber öffnete und prallte im gleichen Augenblick zurück. An der Schwelle stand Herta ...

»Herta ...« stotterte er.

»Ja, da bin ich, Hubert. Entschuldige, daß ich so spät komme. Du hast schon geschlafen ...«

»Du bist da«, sagte er immer noch fassungslos und machte einen Schritt zur Seite, damit sie eintreten konnte. Sie ging an ihm vorbei ins Haus, als sei es die selbstverständlichste Sache der Welt.

»Schön, daß bei dir geheizt ist. Ich dachte, ich würde in eine ungemütliche, kalte Junggesellenbude kommen. Ist noch was im Eisschrank? Ich habe einen dollen Durst auf Bier.«

»Ist da ...« Er war froh, daß er etwas tun konnte, er ging ihr voraus in die Küche, holte eine Flasche, spülte ein Glas frisch aus und schenkte ein.

Während sie gierig trank, sah er sie an, als sei sie ein Traumbild.

»Was ist denn los?« fragte er endlich.

Hertas Kopf flog herum. »Wieso?«

»Ich dachte ... nach unserer Aussprache ... und jetzt besuchst du mich?«

»Nein, das stimmt nicht ganz. Ich habe nicht vor, dir nur einen Besuch zu machen«, sagte sie und lachte. »Willst du nicht meine Koffer 'reinholen?«

»Die Koffer ...« Färber lehnte sich gegen den Elektroherd. »Du hast die Koffer dabei. Heißt das, daß du ...«

»Was, Hubert, sollte es wohl heißen?« Sie wollte sich jetzt ausschütten vor Lachen. »Oder muß man es dem angehenden Professor besonders erklären?«

»Ich würde ... würde es vielleicht auch dann nicht begreifen, Herta. Ich glaube, ich begreife es nie. Aber — muß ich das denn überhaupt?«

»Das ist das Klügste, was du je in deinem Leben gesagt hast, Hubert!«

Ein Kongreß der französischen Internisten hatte Dr. Hansen eingeladen, ein Referat über seine Krebs-Therapie zu halten. Hansen hatte sofort zugesagt.

Wieder mußte er seine Fahrt zu Karin verschieben. Statt zu dem kleinen Bauernanwesen fuhr er nach Versailles. Die Klinikleitung übernahm unterdessen Dr. Wüllner. Der Kongreß in Frankreich hatte einen besonderen Akzent dadurch bekommen, daß sowohl Professor Bongratzius wie auch Professor Lücknaht als Ehrengäste anwesend sein sollten.

»Hinein in die Höhle der Löwen!« hatte Wüllner gesagt, als Dr. Hansen diese Mitteilung erhielt. »Ob sie antworten werden?«

»Auf dem Kongreß? Vor der Öffentlichkeit? Nein!« Hansen blätterte in seinen Manuskripten. Er suchte eine Röntgenaufnahme. »Dieser Kampf wird aus dem Dunkeln heraus geführt. Auf eine Diskussion lassen sie sich nicht ein. Es könnte ja vorkommen, daß sie in die Enge getrieben werden, daß ihnen die Argumente ausgehen ... Nein — in unseren Kreisen ist die schleichende Verleumdung standesgemäß ...«

Am Nachmittag nach der Abreise Hansens nach Paris erlitt Marianne Pechl einen neuen Rückschlag.

Seit sich die Rückenmarkmetastasen gemeldet hatten, war sie von Lisbeth Wottke gepflegt worden. Lisbeth hatte Hansen so lange deswegen in den Ohren gelegen, bis er es erlaubt hatte. Auf Lisbeths Schulter gestützt, konnte Marianne schließlich sogar wieder die Beine bewegen.

Im übrigen hatte es für Marianne außer den Ruhestunden nichts als die Behandlung gegeben. Mit einer Präzision ohnegleichen lief die gesamte Kombinationstherapie Dr. Hansens ab. In einer Breite wie nie zuvor wurden die Metastasen angegangen. Es wurde alles versucht, was an neuen Mitteln und Methoden bekannt geworden war ... Daß es trotzdem ein Tasten im Dunkeln blieb, das Suchen eines Pfennigs in einem riesigen Kornfeld, war Dr. Hansen klar gewesen.

Dr. Wüllner hatte es in einen Freudentaumel versetzt, daß Mariannes Gehversuche nicht völlig erfolglos blieben. »Es schlägt an«, rief er, als er die ersten tastenden Schritte Mariannes melden konnte. »Ich glaube, Herr Hansen, wir schaffen es! Wenn das wahr ist, wenn wir Marianne ...« Seine Stimme brach, er setzte sich und wandte den Kopf ab. Er schämte sich, daß ihm die Tränen in die Augen schossen.

Hansen hatte geschwiegen. Er, der große Optimist, war kritisch geworden. Er kannte seinen Feind. Was bedeuten da kleine Erfolge, Stillstände, scheinbare Besserungen ... heimlich sammelte die Krankheit weitere Kraft ...

Der erneute Zusammenbruch Marianne Pechls begann mit einem Anfall wahnsinniger Schmerzen im Oberbauch. Wüllner hörte sie bis zum OP schreien ... als er in ihr Zimmer stürzte, saß Lisbeth Wottke leichenblaß neben Mariannes Bett, hielt hilflos ihre Hände und war wie erstarrt vor Entsetzen. Zu diesem Zeitpunkt lag die junge Ärztin bereits in tiefer Ohnmacht.

Zum erstenmal verlor Dr. Wüllner die Nerven. Er war allein ... der Trost, die Ruhe, die Überlegenheit, die Persönlichkeit Hansens fehlten ihm. Er stand hilflos einer Situation gegenüber, der er nicht mehr gewachsen war. Mariannes Tragödie, das elende Hinsterben einer großen Liebe ergriff ihn derart, daß er völlig den Kopf verlor. Und in dieser Verfassung tat er ausgerechnet das, was er um keinen Preis hätte tun dürfen, was an Ungeheuerlichkeit nicht mehr überbietbar war.

Er rief einen Krankenwagen an ...

Zusammen mit dem Fahrer lud er die ohnmächtige Marianne Pechl auf einer Trage liegend ein und kletterte mit in den Wagen ...

Hundert Augen starrten ungläubig durch die Fenster. War das je hier vorgekommen, daß ein schwerkranker Patient fortgebracht wurde? Wottke raufte sich die Haare und rannte Lisbeth entgegen, die aus dem Ärztehaus kam. »Wenn das der Chef wüßte!« brüllte er. »Der Wüllner ist verrückt geworden! Warum hält ihn denn keiner zurück?«

»Wer sollte das denn? Tu du es doch ...« Lisbeth hob die schmalen Schultern. »Außerdem – wer könnte denn hier noch helfen ...?«

»Aber die anderen Kranken... Sie bekommen doch einen Schock, wenn der I. Klinikarzt seine Braut wegnimmt! Das ist doch völlig unmöglich!«

Als sie auf die Hauptstraße einbogen, wollte der Fahrer von Wüllner wissen, wohin der Transport denn ginge.

»Zur Universitätsklinik ...«

»Wohin?« Der Fahrer starrte Wüllner ungläubig an.

»Zu Professor Runkel, Sie Idiot! Fahren Sie doch!«

»Aber ...«

»Fahren Sie!« schrie Wüllner. »Oder ich werfe sie 'raus und fahre allein ...«

Fast gleichzeitig erschienen Dr. Adenberg und Dr. Reitmayer am Kliniktor, um ihren Kollegen Wüllner zurückzuhalten. Die Stationsschwester hatte sie alarmiert und von den Kranken weggeholt. Sie kamen eine Minute zu spät. Der Wagen war schon nicht mehr zu sehen.

»Wir müssen sofort den Chef verständigen«, sagte Dr. Summring, der über den Flur zum Ausgang gestürzt kam. »Der Fritz hat total die Nerven verloren. Wo will er denn mit Marianne hin?«

»Na, wohin schon ...« Dr. Reitmayer wischte sich den Schweiß von der Stirn. »Wir können das dem Chef gar nicht nach Versailles melden! Und im Augenblick ändern kann er es auch nicht!«

»Wir müssen sofort die Universitätsklinik anrufen!« Dr. Adenberg wollte zurück ins Haus, aber Summring hielt ihn fest.

»Das ist doch sinnlos!«

»Sie müssen Wüllner zurückschicken!«

»Die?« Dr. Summring lachte gequält. »Die werden sich freuen! Das ist ein Sonntag für sie ...«

Der Krankenwagen raste über die Chaussee. Er hüpfte über Schlaglöcher, er schnitt die Kurven, er heulte um die Ecken.

Kurz vor der Stadt wachte Marianne aus ihrer Ohnmacht auf. Verwundert sah sie sich um. Der wahnsinnige Schmerz war verflogen. Sie wollte sich aufrichten, aber sie war mit den Decken zusammen auf der Trage festgeschnallt.

Da versuchte sie, an die Scheibe zu klopfen, die den Transportraum vom Fahrerhaus trennte. Der Fahrer deutete mit dem Kopf nach hinten.

»Sie will was ...« sagte er zu Dr. Wüllner.

Wüllner starrte mit kantigem Gesicht geradeaus auf die Straße. »Fahren Sie weiter!« sagte er hart. »Achten Sie nicht darauf.«

Nach einer Weile tastete ihre Hand wieder nach der Scheibe.

Sie schien etwas zu rufen. Das Motorengeräusch übertönte aber ihre Stimme.

»Fahren Sie!« schrie Wüllner, als der Fahrer unwillkürlich die Geschwindigkeit drosselte.

Mit zuckendem Blaulicht auf dem Dach raste der Krankenwagen der Universitätsklinik entgegen.

Dr. Färber hatte es sich gemütlich gemacht.

Er saß im Wintergarten, hatte eine Flasche Spätlese aus dem Keller geholt, Herta hatte ein kaltes Huhn tranchiert, und es sollte besonders schön werden durch ein Opernkonzert, das das Fernsehen übertrug.

In diesem Augenblick, in die Ouvertüre hinein, läutete das Telefon. Herta hob ab und hielt nach kurzem Lauschen den Hörer zu Färber hin.

»Die Klinik, Hubert ... Muß etwas ganz Eiliges sein. Der Alte ist selbst am Apparat ...«

»Runkel?« Färber schnellte aus seinem Sessel. »Um diese Zeit?! Das muß ein ganz dicker Hund sein ...«

Er nahm den Hörer. »Herr Professor ...«

Während Runkel sprach, brachte Herta ein Stück der kalten Hühnerbrust und steckte es Färber in den Mund. Er kaute hastig und zog dabei die Stirn in vorwurfsvolle Falten. Herta amüsierte es maßlos.

»Ja ...«, er schluckte hinunter, »... ich komme sofort ... Eine Überraschung für mich? Sie machen mich neugierig, Herr Professor. Jaja ... ich bin bereit. Wie bitte? Hansen? Ist — soviel ich gelesen habe — in Versailles zu einer Tagung der französischen Internisten. Sie haben Hansen jetzt in der Hand? Wie bitte, Herr Professor ... Ja, selbstverständlich ...«

Er legte den Hörer hin und sah Herta mit einem nachdenklichen Blick an. Sie hatte den Teller mit dem kalten Huhn abgesetzt. In ihren Augen schrie eine brennende Frage. Färber hob die Arme und ließ sie wieder fallen.

»Der Chef ruft mich. Irgend etwas, was mit Hansen zusammenhängt. Ich weiß aber nicht, was. Runkel hat nichts verraten. Er war jedenfalls in gehobener Stimmung.« Färber warf seinen Bademantel ab und machte sich fertig: »Ich verständige dich, sobald es geht ...«

Sie nickte und half ihm in die Jacke. »Vergiß nicht, was du mir gestern nacht versprochen hast. Muß ich dich daran erinnern, Hubert? Unser Abkommen: Ich bleibe wieder bei dir, und du nimmst den Professortitel an ... aber du tust nichts, was sich gegen Hansen richtet!«

»Ich vergesse es nicht. Bestimmt nicht!« Färber schlüpfte in seinen Trenchcoat und küßte Herta auf die Stirn. »Hoffentlich bin ich bald wieder bei dir ...«

»Ich warte ...« Sie begleitete ihn durch den Garten bis zu dem kleinen Durchgang zum Klinikpark. »Wenn sie irgend etwas da drüben gegen Hansen gefunden haben, halte dich heraus, Hubert!«

Er nickte und zog die Pforte hinter sich zu.

Schnell ging er über die geharkten Wege dem großen Gebäude der Chirurgie entgegen.

Im OP-Trakt war alles hell erleuchtet. Der OP II, der Chef-OP, die Flure, das Labor, die Röntgenstation, das Chefzimmer, die Wachzimmer der Nachtdienst-Ärzte.

Eine ganz große Sache, dachte Dr. Färber und beschleunigte seine Schritte.

Später nannte Professor Runkel diesen Abend »Hansens Staatsbegräbnis 1. Klasse ...«

XIV

Im Privat-Untersuchungszimmer Professor Runkels traf Oberarzt Dr. Färber auf den II. Oberarzt Dr. Werner. Der diktierte gerade einer Schwester in die Maschine.

»Das Melanom dürfte seit einem Jahr bestehen und seit sechs Monaten ...« Er unterbrach, als Färber ins Zimmer trat, und nickte ihm zu. »Guten Abend, Hubert ...«

»Ein Melanom, höre ich?« Dr. Färber warf seinen Mantel über eine Stuhllehne. »Deswegen holt mich der Chef? Wo sitzt es denn?«

»Eine Metastase ist in der Hirnhaut ...«

»Da ist doch gar nichts zu machen! Was soll denn der Rummel?«

»Du wirst sofort anders denken, Hubert: Das Melanom kommt von Hansen ...«

Färbers Gesicht versteinerte plötzlich. »Von Hansen ...«

»Und die Pointe: Die Kranke ist Dr. Pechl ... seine Assistentin! Toll, was? Krebsärztin wird mit Krebs eingeliefert, der zu spät erkannt und unsachgemäß behandelt wurde ...«

»Wer sagt das?«

»Der Alte!« Dr. Werner drehte sich wieder der Schreibmaschine zu. »Runkel ist aus dem Häuschen vor Freude ...«

»Er freut sich über einen so unglücklichen Menschen?« Bitterkeit stieg in Färber hoch. Er zog seinen weißen Mantel an, wusch sich gründlich und ging hinüber zum OP, wo Runkel, umgeben von einigen Assistenten, entgegen aller Gepflogenheit Marianne Pechl auf dem OP-Tisch untersuchte.

Dr. Wüllner stand hinter Runkel, als Färber eintrat. Sein Gesicht war bleich und verzerrt. Er vermied es, Marianne anzusehen, die mit flackernden Augen verfolgte, wie Runkels Hände Leber, Milz, Nieren abtasteten und palpierten. Ihr Kopf flog herum, als Färber in den OP kam.

»Herr Färber!« rief sie. »Wenn schon keiner auf mich hört, dann machen Sie es bitte den übereifrigen Kollegen klar, daß es gegen meinen Willen ist, daß ich mich hier befinde, und daß ich alles ablehne, was jetzt mit mir gemacht wird! Ich bin hilflos ... und ich betrachte es als eine Ausnutzung meiner Hilflosigkeit, mich zu untersuchen ...«

Dr. Färber sah mit großem Blick auf Professor Runkel. Über das Gesicht des Ordinarius zuckte der Triumph. Er kümmerte sich nicht um die Proteste Marianne Pechls ... er wartete auf die ersten Röntgenaufnahmen und vertrieb sich die Zeit damit, eine Verhärtung der Leber fast befriedigt festzustellen. Als er den fragenden Blick seines I. Oberarztes sah, nickte er ihm zu.

»Herr Kollege Wüllner hat die Kranke eingeliefert. Er ist ihr Verlobter. Er übernimmt die Verantwortung ...«

Er sagte das, als läge Marianne in tiefster Narkose. Dr. Wüllner trat zu Marianne, die im gleichen Augenblick den Kopf schroff zur Seite wandte.

»Marianne ...« sagte er zaghaft. »Es ist doch nur zu deinem Nutzen ... Ich wollte nichts auf der Welt unversucht lassen ... Ich ...«

»Aha — da sind die ersten schon!« Professor Runkel streckte beide Hände aus, als die Laborantin mit den noch nassen Aufnahmen ins OP kam. »Nun werden wir ja gleich genau sehen, was zu tun ist ...«

Er hob sie nacheinander gegen die starken OP-Scheinwerfer. Rechts von ihm stand Wüllner, links Färber. Mit emporgereckten Köpfen starrten sie auf die Aufnahmen. Es war ihnen rasch alles klar, allzu klar ...

»Hm«, sagte Runkel leise. Mehr war nicht zu sagen. Metastasen im Rückenmark, Metastasen in der Leber, kleine, eben ausgestreute und sich festsetzende Metastasen an der Thoraxwand. Und im Gehirn ein kleiner dunkler Fleck, fast kreisrund ...

»Wissen Sie nun mehr als Dr. Hansen?« rief Marianne vom OP-Tisch her.

Professor Runkel drehte sich zu Marianne. Er hielt die Platten noch immer gegen das Licht.

»Sie wissen um Ihren Zustand, Frau Kollegin«, sagte er. »Kollege Wüllner sagte es mir. Ich kann nur bestätigen, was auch Herr Wüllner sagte: Es ist zu spät!«

»Ich weiß!« schrie Marianne. »Und ich will endlich hier'raus ...«

»Die große Entdeckung, die wir hier aber machen konnten, ist die deprimierende Wahrheit, daß Ihr Zustand vor etwa sechs Monaten durchaus nicht hoffnungslos war ...«

»Da wußte ja noch keiner ...«

»Eben! Eben! Man ist in einer Klinik, die ein angeblich unfehlbarer Krebsarzt leitete, der mehr kann als alle seine Kollegen, und die eigenen Ärzte erkranken an Krebs und werden erst erkannt, wenn's zu spät ist! Trotz vierteljährlicher Untersuchung des Personals, wie mir Kollege Wüllner sagte. Das macht — gelinde gesagt — nachdenklich! Irgendwie stimmt da doch etwas nicht ...« Runkel ließ die Platten sinken. Er gab sie an Färber weiter. »Vor vier Monaten wurde in Oberstdorf festgestellt, daß Sie ein Melanom haben. Und dann hat Ihnen Dr. Hansen von einer Operation abgeraten und Sie nur intern, nach seiner Methode behandelt.«

»Jeder sah, daß eine Operation sinnlos war!«

»Hm ... Besitzt Herr Hansen eine so ausgedehnte Erfahrung,

um dies ohne Hinzuziehung von Kapazitäten endgültig diagnostizieren zu können? Vor vier Monaten waren noch keine Metastasen vorhanden ...«

»Woher wollen Sie das wissen?«

»Durch die Größe und den Sitz der jetzt vorhandenen Tochtergeschwülste. Man muß eben ein wenig Erfahrung haben, wenn man den Krebs behandelt ...« Runkels Stimme troff vor Genugtuung. »Allein nur aus Theorien und Schriften von Außenseitern kann man keine Krebstherapie aufbauen. Hinter der Schulmedizin stehen die Erfahrungen von zwei Jahrtausenden ... nicht die Traum-Erkenntnisse einiger Wassertreter ...«

»Ich verbitte mir das!« rief Marianne. »Ich will auf der Stelle fort ... Ich glaube an Dr. Hansen!«

»Glaube versetzt Berge. Das weiß man! Aber Glaube allein hat noch keine Geschwulst weggezaubert.«

»Was wissen Sie denn von Psychologie?« rief Marianne. Runkel lächelte. Er war in einer so gehobenen Stimmung, daß nichts auf der Welt ihn in diesen Minuten beleidigen konnte. Nicht einmal Dr. Hansen selbst, wenn er statt Wüllner neben Marianne stünde.

»Immerhin soviel, daß die hysterische Anhimmlung eines Mannes für Frauen oft tödlich sein kann! Vor allem, wenn der kleine Gott auf Erden ein Arzt ist! Sie sind ein Beispiel dafür, Kollegin! Wären Sie vor vier Monaten zu mir gekommen — ich hätte Sie operiert!«

»Das ... das ist doch nicht möglich ...« stotterte Wüllner.

»Aber doch, Herr Wüllner. Wir hätten das operiert. Und wo kein Primärtumor mehr ist, hört auch die Metastasierung auf!«

»Sollte man annehmen ...« Es war das erste Wort, das Färber sagte. Runkel fuhr herum, als habe ihn sein I. Oberarzt in den Rücken gestochen. Seine Augen blitzten wild.

»Was heißt das, Färber?«

»Die Krebskrankheit ist nicht allein der Tumor, den wir wegschneiden können ... oder nicht mehr wegschneiden können ... Der Krebs hat in all seinen Erscheinungsformen eine Grundlage ... eine interne Grundlage. Er ist eine chronische Erkrankung ...«

Runkel schien es die Sprache zu verschlagen. Er sah seinen Lieblingsschüler nur ehrlich verblüfft an. Dann wandte er sich wieder Marianne Pechl zu.

»Sie haben die Operation versäumt. Vor vier Monaten war noch eine Chance da ... eine kleine, aber mit diesem Minimum an Chance baut ja auch Ihr geliebter Hansen seine Klinik auf. Aber wenn ich höre, daß Rote Rüben ein Skalpell ersetzen sollen ... verzeihen Sie, das ist einfach lächerlich ...«

Dr. Färber atmete tief ein, er nahm allen Mut zusammen. »Rote Rüben«, sagte er laut. »Die Ärzte Dr. Ferenczi und Dr. Schmidt haben gerade mit Roten Rüben Versuche bei Krebskranken gemacht. Ein Kilo Roter Rüben, monatelang an 22 Krebskranke mit verschiedenen Krebsformen verabreicht, riefen bei 21 Kranken deutliche Besserungen hervor, sie nahmen an Gewicht zu, die Geschwulst verkleinerte sich ...«

Über Runkels Gesicht zog eine tiefe Röte. »Lassen Sie mich doch mit dieser Idiotie in Ruhe!« schrie er plötzlich. Seine Beherrschung verließ ihn. »Das ist ja Mittelalter! Eines Tages kommt einer und verkündet, daß man den Hintern in Brennnesseln halten muß, um eine Darmträgheit zu verhindern! Daß gerade Sie solchen Unsinn weitergeben, Färber ...«

»Können wir es uns leisten, an einer Erkenntnis, und wenn sie noch so widersinnig erscheint, vorbeizugehen, Herr Professor? ...«

»Gut denn!« Runkel warf die weiteren Röntgenaufnahmen, die man gerade hereinbrachte, ohne sie anzusehen auf die Erde. »Stellen wir uns um!« tobte er. »Fräulein Pechl ... essen Sie ab jetzt täglich ein Kilo rote Rüben. Dazu nehmen Sie Kressensaft, reiben sich die Kopfhaut mit Löwenzahnextrakt ein und trinken abends einen Tee aus Wickensamen. Mehr kann man für Sie doch nicht mehr tun, nachdem dieser Hansen Sie ... Sie ...« er suchte nach einem Wort und schrie es plötzlich heraus: »... nachdem er Sie versaut hat! Ich kann nichts mehr tun! Für Sie nichts mehr! Aber für die Sauberkeit in unserem Beruf, für unsere Ehre als Arzt ... da kann ich etwas tun! Und da werde ich noch allerhand tun! Darauf kann sich Herr Hansen verlassen!«

Er machte kehrt, stieß die Laborantin brüsk zur Seite und rannte aus dem OP. Von seinem Büro aus rief er Professor Bongratzius an. Während er auf die Verbindung wartete, wurde er ruhiger. Aber seine Hände zitterten immer noch, als er sich eine Zigarre ansteckte.

Was mache ich mit Färber, grübelte Runkel. Der Junge ist durchgedreht! Jetzt ist seine Frau wieder da, und das Virus Hansen zerfrißt nun auch ihn. Man muß das Übel an der Wurzel packen ... nicht bei Färber, sondern am Ausstreuherd. Hansen mußte endlich das Handwerk gelegt werden. Es ging nicht mehr anders, zumal Hansen den Anlaß dazu jetzt selbst frei Haus geliefert hatte: Marianne Pechl — ein operabler Fall, der durch Hansens Operationsverweigerung unheilbar geworden war. Dr. Pechl würde sterben, das stand außer Zweifel ... und dieser Tod war die Anklage gegen Hansen. Betrug am Kranken! Fahrlässige Tötung!

»Ja? Was ist denn?«

Die Verbindung mit Professor Bongratzius war da. Runkel setzte sich.

»Wir müssen uns sprechen«, sagte er. »Es ist etwas eingetreten, worauf wir eigentlich alle gewartet haben. Hansen hat sich eine Blöße gegeben, wir haben ihn ... Nein ... nicht hier am Telefon, lieber Bongratzius. Wir müssen uns sehen. So bald wie möglich. Machen Sie einen Vorschlag, wenn Sie nicht zu mir kommen wollen ...«

Als Runkel aufgelegt hatte, bemerkte er Dr. Wüllner, der an der Tür stand. Er hatte weder ein Anklopfen noch das Eintreten des jungen Arztes wahrgenommen. Runkel legte seine Zigarre auf den Rand des großen Aschenbechers.

»Hat sich Ihr Fräulein Braut beruhigt?« fragte er.

Dr. Wüllner hatte die Hände zu Fäusten geballt. Wie ein schwer angeschlagener Faustkämpfer lehnte er gegen die Tür.

»Ist es wahr, was Sie eben sagten, Herr Professor?«

»Was? Ich habe vieles gesagt . . .«

»Sie hätten Marianne vor vier Monaten retten können?«

»Ja . . .«

»Sie hätten ihr eine gute Chance gegeben?«

»Ja . . .«

»Und allein Dr. Hansens Zögern ist schuld, daß Marianne jetzt verloren ist?«

»Ja . . .«

»Und Sie wären bereit, Herr Professor, diese Ansicht auch — außerhalb Ihrer Klinik zu vertreten?«

Runkel nahm seine Zigarre und tat einen tiefen Zug. »Junger Mann«, sagte er ernst. »Ich bin fast vierzig Jahre lang Arzt . . . zwanzig Jahre lang habe ich meine Professur, seit zehn Jahren bin ich Ordinarius. Sie dürfen mir ein objektives Urteil und ein wenig diagnostische Kenntnisse zutrauen . . .«

»Danke, Herr Professor!« Dr. Wüllner senkte den Kopf. Durch seinen Körper lief ein Zucken. »Dann kann ich in Dr. Hansen den Mörder meiner Braut sehen . . .«

»Aber, aber, Herr Kollege! Wir Ärzte sind auch nur Menschen. Es gibt in unserem Beruf kleine und große Irrtümer. Verzeihliche und unverzeihliche. Bei Ihrer Braut ist es ein großer, unverzeihlicher Irrtum . . . aber eben doch nur ein Irrtum!«

Im nächsten Augenblick hatte Wüllner das Zimmer verlassen . . .

Professor Runkel sah nachdenklich dem Qualm seiner Zigarre nach. In kleinen Kringeln stieg er gegen die getäfelte Decke.

Der Mörder meiner Braut, klang es in ihm nach. Es war ein unheimlicher Satz . . . auf jeden Fall wert, geklärt zu werden . . .

Man sollte Oberstaatsanwalt Dr. Barthels anrufen. Als Bundesbruder und Alter Herr würde er vielleicht einen Rat wissen.

Runkel beugte sich vor und notierte auf seinem Terminkalender für morgen:

Oberstaatsanwalt Dr. Barthels, Anruf wegen H.

10 Uhr: Cholezystektomie

11 Uhr: Herniotomie

11.30 Uhr: Vorlesung Saal 3.

Er legte den Bleistift hin und stützte den Kopf in die rechte Hand.

Was mache ich bloß mit Färber, dachte er.

Vorgestern ist meine Befürwortung zur Professur hinausgegangen . . .

Marianne Pechl hatte man wieder angezogen. Sie lag auf dem fahrbaren Bett und hielt die Hand Dr. Färbers umklammert.

»Bringen Sie mich wieder zurück zu Hansen«, bettelte sie. »Fritz muß verrückt geworden sein! Wie konnte er mich hierher verfrachten?«

Dr. Färber versuchte ein schwaches Lächeln. »Sie sagen das so, als ob Sie in die Hölle geraten wären.«

»Ich weiß, was Hansen von Professor Runkel zu erwarten hat. Und auch Sie können nicht sein Freund sein ... nach allem, was persönlich zwischen Ihnen und Hansen steht. Aber glauben Sie mir, Herr Färber: Es war nicht Hansen, der diese Situation heraufbeschworen hat!«

»Ich weiß.« Färber kniff die Lippen zusammen. Es tat ihm plötzlich weh, an Hertas Ausbruch aus der Ordnung erinnert zu werden und ihre Schuld anerkennen zu müssen.

»Warum haben Sie eben Professor Runkel so beleidigt? Sie können doch nicht Hansens Partei ergreifen ...«

»Nein. Dazu trennt uns zuviel. Aber ich habe mir mit der Zeit so meine Gedanken machen müssen. Ich sehe jeden Tag unsere Krebskranken ... ich operiere sie, ich schicke sie hinüber zu Professor Lücknaht, wo sie mit den ausgeklügeltsten, teuersten und raffiniertesten Mitteln der Strahlentechnik nachbehandelt werden. Oft sterben sie dadurch früher, manchmal verbrennen sie, hier und da wird jemand vorübergehend geheilt. Glauben Sie mir, ich sehe die Gefahren unserer heutigen konservativen Krebsbehandlung sehr genau. Ich kenne die Aussagen namhafter Radiologen ... Ich operiere und weiß, was ich bestenfalls erreichen kann ...«

»Herr Färber! Das aus dem Mund eines Chirurgen? Sie werden mit Runkel schwer zusammenstoßen.« Marianne Pechl schloß die Augen. »Sorgen Sie dafür, daß ich zurück in die ›See-Klinik‹ komme?«

»Ich werde mit dem Chef sprechen. Entführen kann ich Sie nicht.«

Wüllner kam zurück. Er sah schrecklich aus. Bleich, mit wirren Haaren, einem fast irren Blick. Marianne erschrak und hielt den Atem an. Dr. Färber kannte diesen Anblick ...

»Soll ich schon immer den Wagen bestellen?« fragte Färber, um das große Schweigen nicht aufkommen zu lassen.

»Welchen Wagen?«

»Der Sie und Fräulein Pechl zurück nach Plön bringt. Zweifellos wird der Alte ja nichts dagegen haben ...«

Wüllner warf den Kopf in den Nacken. »Marianne bleibt *hier!* Sie kommt nicht mehr zurück zu diesem — Scharlatan!«

»Fritz!« Marianne versuchte sich aufzurichten. »Ich *will* zurück!«

»Das bestimme ich!« Wüllner holte mit zitternden Fingern eine Zigarette aus der Tasche und steckte sie an. Wortlos, wie einem unwissenden Kind, nahm Färber ihm die Zigarette von den Lippen weg und zerdrückte sie.

»Im OP, Herr Kollege ...« sagte er dann leise. Wüllner wurde rot und senkte den Kopf. Dann wandte er sich schroff ab und rannte aus dem Saal. Färber sah ihm mit vorgewölbter Unterlippe nach.

»Wohin will er denn nun ...« sagte er langsam.

»Bringen Sie mich zurück zu Hansen!« bettelte Marianne.

»Heute noch?« Färber sah auf die Uhr. »Es ist ja bald Mitternacht! Aber ich spreche sofort mit Runkel. Damit Sie morgen früh nicht zu warten brauchen.«

Marianne nickte. Sie hatte Vertrauen zu Färber.

Auf einmal war die Müdigkeit da. Kaum nahm sie mehr wahr, daß man sie hinausrollte und auf ein Einzelzimmer brachte, daß eine Schwester sie umbettete und ihr überflüssigerweise eine Einschlafinjektion gab ... Sie hörte dann noch, wie die Schwester ging und jemand anders ins Zimmer kam. Es konnte Fritz Wüllner sein oder Dr. Färber oder sogar Runkel ... es interessierte sie nicht. Wenige Augenblicke später war sie schon eingeschlafen.

Die ganze Nacht über saß Wüllner an Mariannes Bett. Auf einem harten Stuhl, die Hände zwischen die Knie gepreßt, den Blick starr auf ihr bleiches Gesicht gerichtet.

Hansens Opfer, dachte er. Immer und immer wieder. Und von Stunde zu Stunde quälte dieser Gedanke sein Herz mehr ...

Das Festessen war vorüber.

Austern mit Sekt, frischer Salm, gefüllter Kapaun mit Artischocken, schwerer Bordeaux, Spargel, Madeira, Käseplatten und Obst. Mokka, Zigarren.

Die Gäste der Internisten-Tagung in Versailles hatten es sich schmecken lassen. Nur Dr. Hansen hatte erst bei Käse und Obst zugelangt. Er war es seinen Patienten schuldig, daß er auch auf das verzichtete, was er ihnen vorenthielt. Die etwas mitleidigen Blicke seiner Kollegen hatte er übersehen.

Niemand hatte bemerkt oder darauf geachtet, daß kurz vor Beginn der Festtafel der Ehrengast Professor Dr. Bongratzius zum Telefon gerufen wurde. Als er zurückkam, lag der Salm auf den Tellern, der dritte Toast war gerade ausgebracht worden.

Professor Bongratzius marschierte wie ein junger Student durch den Festsaal. Er begab sich sofort zu Professor Lücknaht und flüsterte ihm etwas ins Ohr. Dann sahen sie zu Dr. Hansen hinunter und wechselten bedeutungsvolle Blicke.

Dem Bankett war eine heiße Schlacht vorausgegangen. Dr. Hansen hatte seinen Vortrag gehalten, mit Röntgenbildern, mit Fotos aus seinen Labors, seiner Klinik, von seinen Kranken. Sogar einen Filmstreifen hatte Hansen ablaufen lassen: »Ein Tag in der See-Klinik«. Vom Wecken bis zum letzten Abendtrunk, der aus einem Leinsamenaufguß bestand.

Der Beifall war herzlich, anerkennend. Nur die deutschen Vertreter enthielten sich aller Kundgebungen. Vor allem Bongratzius und Lücknaht dachten nicht daran, auch nur einmal die Hand zu rühren. Mochte der Beifall neben ihnen hinauf zum Podium branden ... französische Höflichkeit, nicht mehr.

Auch an der Diskussion beteiligten sie sich nicht. Sie schlugen die Beine übereinander und blätterten in Prospekten. Diskussion, dachten sie. Was bildet sich dieser kleine Dr. Hansen denn ein? Ein Ordinarius diskutiert mit einem solchen Würmchen nicht.

Als erste standen sie dann auch auf und verließen das Auditorium. Der Abstand war deutlich gemacht.

Um so gehobener war die Stimmung zwischen Bongratzius und Lücknaht nach dem Anruf aus Deutschland ...

Nach dem Mokka, den Hansen ebenfalls überschlug, brachte ihm ein Boy ein Telegramm. Hansen betrachtete es mit Verwunderung. Bongratzius und Lücknaht beobachteten ihn gespannt. Jetzt erfährt er es, dachten sie. Und jetzt werden wir den Zusammenbruch eines Schaumschlägers erleben ...

Langsam riß Hansen das Kuvert auf. Dann las er den Text: »Sofortige Rückkehr erforderlich. Wüllner ließ Fräulein Pechl verlegen. Adenberg.«

Hansen faltete das Telegramm zusammen und schob es in die Tasche seines Smokings. Er trank einen Schluck des hervorragenden Champagners und warf dabei einen Blick über den Glasrand auf Bongratzius und Lücknaht. Sie wissen es auch schon, dachte er, nun doch etwas erschrocken. So schnell arbeitet ihr Nachrichtendienst ...

Wenn er nur den Sinn des Telegramms begriffe. Wüllner habe Marianne verlegen lassen — was konnte man sich darunter vorstellen? Doch nicht etwa in eine andere Klinik? Aber eine solch schwerwiegende Anordnung traf doch Wüllner nicht. Sein Oberarzt! Sein Stellvertreter ... Aber irgend etwas Außerordentliches, Bedrohliches, Gefährliches mußte vorgefallen sein, das konnte er an den Mienen der beiden Professoren ablesen ... Er trank sein Glas Champagner aus und verließ das Festbankett. Beim Hinausgehen sah er im Wandspiegel noch, wie Bongratzius und Lücknaht sich wie zwei alte Freunde zuprosteten.

Wottke war schon auf, als Dr. Hansen todmüde beim Morgengrauen in der »See-Klinik« ankam.

»Ihr macht ja Sachen ...« sagte Hansen krampfhaft burschikos und schüttelte den Kopf. »Kaum dreht man euch den Rükken ... Wie ein Kindergarten ohne Aufsicht ...«

»Ich kann nich dafür!« Wottke schluckte. »Der Wüllner hat durchjedreht ...«

»Durchgedreht ...?«

»Na, wie soll man sonst dazu sagen, wenn er Fräulein Pechl, bloß weil sie einen neuen Anfall gekriegt hat, Hals über Kopf in einen Krankenwagen packt und mit ihr ab in die Stadt zu dem Professor, Sie wissen schon, Runkel braust.«

Hansen sah seine schlimmsten Befürchtungen bestätigt. »Muß tatsächlich durchgedreht haben, der Wüllner«, sagte er zu Wottke. »Dann werde ich also heute vormittag zu Runkel fahren ...«

Er ging an Wottke vorbei auf sein Zimmer und schloß sich ein.

Erst dort, in der völligen Einsamkeit, zwischen seinen Röntgenplatten und Krankengeschichten, den Büchern und Zeitschriftenstapeln, gestand er sich ein, daß er nicht mehr konnte. Er ließ sich auf seinen Sessel fallen, schlug beide Hände vor die Augen und stöhnte laut:

»Mein Gott ... mein Gott ...«

Er war so müde, daß er in seinem Sessel einschlief, so wie er gerade saß, die Hände vor den Augen ...

Herta Färber war aufgeblieben, bis ihr Mann nach Hause kam. Sie hatte im dunklen Zimmer am Fenster gesessen und hinüber auf den großen Klinikbau gesehen, in dem jetzt die Lichter erloschen. Bis auf die Nachtwachzimmer und einige Labors ...

»Du schläfst noch nicht?« fragte Dr. Färber, als er das Licht andrehte. Es gab ihm einen Stich. Sie machte sich Sorgen um Hansen. Trotz ihrer Rückkehr hat sie sich innerlich noch nicht von ihm gelöst.

»Was war dort drüben, Hubert?«

»Seine Assistenzärztin. Eine böse Geschichte ... nichts mehr zu machen ...«

Herta erhob sich schnell. »Dr. Pechl ...« fragte sie atemlos. Dr. Färber nickte. »Um Himmelswillen, wie kommt die denn zu euch?«

»Hansens Oberarzt hat sie selbst gebracht.«

»Wüllner? Ausgeschlossen! Du verschweigst mir etwas.«

»Es ist absurd, Herta, aber es ist die Wahrheit. Hansen ist in Versailles, zu einem Internisten-Kongreß, und Dr. Wüllner hat seine Braut zu uns gebracht ...«

»So ein feiger Verräter!« Herta ging erregt im Zimmer auf und ab. »Was habt ihr ihm dafür geboten, Hubert? Gesteh es: Wie teuer war er? Oh, wie seid ihr gemein!«

Färber zog seine Jacke aus und löste den Schlipsknoten. »Du mißverstehst die Situation, Herta! Er ist freiwillig gekommen. Aus Angst um das Leben seiner Braut. Und Runkel hat ihn völlig zerstört. Er hat ihm gesagt, daß Marianne Pechl vor vier Monaten noch operabel war ...«

Entsetzt starrte Herta ihren Mann an. Das Jahr, das sie in der »See-Klinik« erlebt hatte, hatte ihr Einblick genug gegeben, um zu wissen, was diese Feststellung für Hansen bedeutete.

»Und ... und ist das wahr, Hubert ...?« stotterte sie.

Färber hob die Schultern. »Ich weiß es nicht.«

»Hättest du sie vor vier Monaten operiert?«

»Nein ... ich nicht!« rief er. »Aber das besagt ja nicht, daß Runkel es nicht getan hätte! Runkel ist ein chirurgisches Genie! Bei ihm gibt es nichts Unmögliches! Und wenn Runkel sagt: Ich hätte sie operiert, dann ...«

»... dann ist das für Hansen wie ein Todesurteil ...« vollendete Herta den abgebrochenen Satz.

Färber nickte schwer. »Ich konnte nichts dagegen tun. Ich habe opponiert ... aber er blieb dabei, er hätte das Melanom herausgeschält, wenn Marianne Pechl vor vier Monaten zu ihm gekommen wäre! Wer kann ihm das Gegenteil beweisen? Hansen? Sag selbst — wem wird man mehr glauben: Dem großen Chirurgen oder dem kleinen Außenseiter-Arzt?«

Herta schwieg. Sie stand wieder am Fenster und sah hinüber zur dunklen Klinik.

»Man muß ihn warnen«, sagte sie endlich leise.

Färber trat hinter sie. »Hansen warnen? Wie denn? Willst du ihn anrufen? Er ist in Versailles. Und was kann er tun? Daß sie in Runkels Hände geriet, ist nicht mehr rückgängig zu machen ... Wir wollen froh sein, wenn Runkel sie freiwillig wieder fortläßt ...«

»Er kann sie doch nicht zurückhalten, wenn sie ...«

»Runkel kann viel ...«

»Dann hilf du ihr ...«

»Kannst du mir sagen, wie ...?«

»Du willst nur nicht, Hubert! Sei ehrlich, du willst nicht ...«

»Ich habe vorhin versucht, Marianne Pechl zurück zu Hansen schaffen zu lassen. Aber Runkel hatte sich in seinem Zimmer eingeschlossen und telefonierte. Er hat mich überhaupt nicht empfangen. Versteh doch, mit der Pechl hat Runkel endlich den lebenden Beweis in der Hand, daß Hansen ein Scharlatan ist ...«

»Und Wüllner? Dieser Feigling?«

»Er ist nicht feig. Er hat Angst um seine Braut. Und diese Angst ist stärker als sein Glaube an Hansen. Auch das kann man schließlich verstehen .. «

»Nein! Du weißt nicht, was man in der ›See-Klinik‹ für Patienten tut, die von allen anderen Ärzten bereits aufgegeben sind ... Aber Wüllner weiß es ...«

Färber schien es nicht klug, dieses Gespräch weiterzuführen. Er ließ sich in einen Sessel fallen. »Ich bin gespannt, was Hansen tun wird, wenn er zurückkommt.«

»Man sollte doch versuchen, ihn in Paris anzurufen.«

»Das ändert an der Situation erst einmal gar nichts, Herta! Was wir aber auf alle Fälle versuchen sollten, ist, uns da möglichst überhaupt herauszuhalten. Ganz heraus, Herta ...«

Er wunderte sich, daß sie nicht antwortete. Als er aufsah, stellte er fest, daß sie bereits ins Schlafzimmer gegangen war.

Auf zwei verschiedenen Straßen fuhren sie aneinander vorbei. Dr. Hansen benutzte die Bundesstraße, um in die Stadt zu kommen ... der Krankenwagen fuhr ein Stück über die Autobahn. So verfehlten sie sich ... der Arzt, der seine kranke Assistentin Runkels Klauen wieder entreißen wollte ... und die Kranke, die sich in die »See-Klink« zurückbringen ließ.

Der Rückfahrt Mariannes war ein kurzer, aber heftiger Wortwechsel mit Wüllner vorausgegangen.

Wüllner stand am Fußende ihres Bettes, als sie erwachte.

»Marianne«, sagte er. Sein Gesicht war zerfurcht. Er hatte die Nacht nicht geschlafen. Gegen Morgen war er eine Weile im Klinikgarten spazieren gegangen, war dann aber gleich wieder an ihr Bett geeilt, um bei ihr zu sein, wenn sie die Augen aufschlug und entdeckte, daß sie in einem fremden Raum lag. Auf dem Rückweg zu ihr hatte ihn eine Oberschwester aufgehalten und ihm mitgeteilt, daß es Dr. Pechl von Professor Runkel aus freigestellt sei, die Klinik auf der Stelle zu verlassen, falls sie darauf bestehe.

Marianne Pechl sah Dr. Wüllner an, als sehe sie ihn zum erstenmal. Es war der Blick einer Frau, die sich maßlos wundert, wie ein Unbekannter sich erlauben kann, sie Marianne zu nennen.

»Marianne«, wiederholte er noch zaghafter als zuvor, setzte dann aber überrascht hinzu: »Wir können sofort fahren, Marianne.«

»Gewiß«, erwiderte sie, »das habe ich auch vor. Aber wieso sagen Sie wir? Wollen Sie mitfahren? Sie wollen mit zurück zu Hansen?«

»Selbstverständlich.« Wüllner ballte wieder die Hände zu Fäusten. Daß Marianne ihn wieder mit Sie anredete, zeigte ihm, daß er sie zu Lebzeiten bereits verloren hatte. Auch das buchte er auf das Schuldkonto Hansens.

»Ich möchte allein fahren!« sagte Marianne laut.

»Marianne ...«

»Sie widern mich an, Herr Wüllner!«

Das war im Moment zuviel für Wüllner. »Gut«, sagte er. »Aber es wird mich nicht hindern, mit Hansen abzurechnen ...«

»Abrechnen?« Marianne sah zu Wüllner empor, als habe ihr ein ungezogener Junge ein böses Wort zugerufen. »Was können Sie schon abrechnen ...« Es lag soviel Verachtung in ihrer Stimme, daß Wüllner blutrot wurde, sich abwandte und den Gang hinunter ins Freie lief ...

Später, als sie abfuhren, saß er dann doch neben dem Fahrer. Sie war sehr matt, es war ihr gleichgültig ...

Eine halbe Stunde später traf Dr. Hansen in der Stadt ein. Färber operierte eine Galle ... Professor Runkel hatte sein Kolleg gerade beendet, saß in seinem Zimmer und las einige Anträge für Obergutachten durch.

Als ihm die Sekretärin den Besuch Dr. Hansens meldete, zog er bloß die rechte Augenbraue hoch und sah auf die Tischuhr. Im geheimen hatte er darauf gewartet, daß Hansen kommen würde.

»Sagen Sie dem Kollegen«, sagte Runkel, »daß ich heute Vormittag besetzt bin. Sagen Sie es ihm höflich. Ich bin gern bereit, ihn übermorgen zwischen 16 und 16 Uhr 30 zu empfangen. Meine Zeit gehört den Kranken, und sie ist knapp genug.«

Hansen nahm die Absage Runkels wie selbstverständlich hin. Er übersah auch den langen Blick der Chefsekretärin.

»Gehen Sie noch einmal hinein und fragen Sie, ob ich Fräulein Pechl sehen kann.«

»Fräulein Doktor ist heute morgen zurückgefahren.« Die Sekretärin sah Hansen verwundert an. Wieso weiß er das noch nicht, dachte sie. Er kommt doch aus Plön.

»So? Sie ist schon wieder fort?« Hansen zögerte, als wolle er noch etwas fragen. Dann wandte er sich um und verließ das Vorzimmer Runkels und die Klinik.

Als er am OP-Trakt vorbeiging, schwang die Tür gerade auf. Er sah für den Bruchteil einer Sekunde den langen, weißen Gang, die Ärzte, die herumstanden, die Pfleger, die Rollbetten.

Für den Bruchteil einer Sekunde begegneten sich die Blicke Färbers und Hansens. Dann schwang die Tür wieder zu.

Färber zögerte einen Moment. War es wirklich Hansen? Oder narrte eine Ähnlichkeit seine überreizten Nerven? Er zerdrückte eine Zigarette, die er im Gang geraucht hatte, und rannte zur Pendeltür.

Das Treppenhaus war leer. »Haben Sie Dr. Hansen eben gesehen?« rief er einem Assistenzarzt zu, der vor einer Zimmertür mit einer Schwester schäkerte.

»Hier? Nein, Herr Oberarzt. Hier war niemand ...«

»Danke ...« Färber ging zurück in den OP-Trakt.

Die nächste Operation war vorbereitet. Man wartete nur noch auf den Chef. Runkel wollte sie selbst machen.

Dummheit, dachte Färber. Niemals kommt Hansen hierher. Diese Blamage erspart er sich.

Zehn Minuten später erschien Professor Runkel. Er ging sofort auf Dr. Färber zu. »Na, haben Sie Hansen gesehen?« fragte er.

Färber wurde rot. »War er denn hier?«

»Aber ja. Er lief seiner kleinen Ärztin nach. Leider hatte ich keine Zeit für ihn ...«

Er ließ Färber stehen und ging in den Vorbereitungsraum. Der Schwarm der Assistenten folgte ihm. Allein stand Färber im Flur und starrte auf die schwarze Tafel mit dem Operationsplan.

Er war es also doch, dachte er. Welch einen Mut muß dieser Mann haben ...

Wottke war der erste, der den Krankenwagen noch auf der Chaussee kommen sah. Er stand auf dem flachen Dach der Klinik und lackierte eine Gartenschaukel. Von hier aus hatte er einen Blick weit über den See und die Straße bis fast nach Plön.

»Sie kommt!« schrie Wottke in das nächste Telefon des obersten Stockwerkes.

Dr. Adenberg, Dr. Reitmayer und Dr. Summring rannten daraufhin zum Eingang und bauten sich auf. Wie eine kleine weiße Mauer standen sie, als der Krankenwagen hielt und Dr. Wüllner langsam herausstieg.

Zwei Krankenpfleger rissen die Tür des Transportraumes auf und zogen die Trage heraus. Mit einem schwachen Lächeln begrüßte Marianne Pechl die Kollegen ... Sie hob die Hand und winkte ihnen zu. Dann sah sie die verschlossenen, feindlichen Gesichter und den neben dem Wagen stehenden, zögernden Wüllner.

»Zerreißt ihn nicht, Kinder«, sagte sie mühsam. »Verachtet ihn bloß ... Er ist für uns nicht mehr da ...«

Was weiter geschah, sah und hörte sie nicht mehr. Sie wurde ins Haus getragen, wo Wottke und Lisbeth sie ins Zimmer begleiteten.

Dr. Wüllner stand noch immer am Wagen. Er wagte es nicht, die kleine weiße Mauer vor dem Eingang zu durchbrechen.

Auch als der Wagen abfuhr, stand er noch auf demselben Fleck. Allein, wie ein Delinquent, der auf die Salve wartet.

»Geh ...« sagte Dr. Reitmayer.

»Erst spreche ich mit dem Chef!« sagte Wüllner heiser.

»Er ist nicht da ...«

»Dann warte ich!«

»Bitte! Aber das Haus betrittst du nicht mehr!«

Die Ärzte wandten sich um. Wottke erschien in der Tür. Wie ein Wächter baute er seine massige Gestalt in den Eingang.

Wüllner wandte sich ab. Mit kleinen Schritten ging er hin und her. So breit wie der Eingang war ... hin und zurück. Immer und immer wieder.

Selbst als es zu regnen begann, verließ er seinen Platz nicht. Er schlug den Mantelkragen hoch und ging weiter hin und zurück. Immer und immer wieder.

In der Tür stand Wottke. »Ick esse hier im Stehen!« rief er ins Haus zurück, als Lisbeth ihn hereinholen wollte.

Um die Mittagszeit fuhr Hansens Wagen die Auffahrt hinauf. Wüllner steckte die Hände in die Manteltaschen. Breitbeinig pflanzte er sich vor der Treppe auf ...

XV

Hansen nahm seine Aktenmappe vom Hintersitz, stieg aus und ging auf Wüllner zu. Auf der Rückfahrt hatte er sich überlegt, was ihn in der Klinik erwarten könnte. Daß es zu einer Aussprache mit Wüllner kommen würde, war sicher ... verblüfft war er nur, daß er seinem Oberarzt vor dem Hauptportal begegnete, wie er im Regen hin und her marschierte.

»Was machen Sie denn hier?« fragte Hansen, als er vor Wüllner stand.

»Ich habe mit Ihnen zu sprechen!«

»Ob Sie mit mir oder ich mit ihnen — das wird sich zeigen. Auf keinen Fall aber hier draußen ...«

Wüllner warf einen Blick zurück zur Tür. Dort stand immer noch Wottke, mit geballten Fäusten.

»Man läßt mich nicht ins Haus ...« sagte Wüllner heiser. »Als ob ich ein Schuft bin ...«

Durch die Betonung gewann der Satz eine Stoßkraft, die Hansen unmittelbar traf. Aber er verkniff sich die Antwort darauf. Mit ein paar Sprüngen nahm er die Treppe.

»Ihr seid die reinsten Idioten!« sagte er laut, als er an Wottke vorbeiging.

»Ick polier ihm das Gesicht!« schrie Wottke.

In der Eingangshalle kamen Dr. Summring und Dr. Adenberg Hansen entgegengelaufen. »Chef!« riefen sie wie aus einem Mund. »Gut, daß Sie wieder da sind. Marianne bittet Sie, doch gleich zu ihr zu kommen!« Dann sahen sie Wüllner in die Halle treten. Am liebsten hätten sie sich auf ihn gestürzt, es entging Hansen nicht.

»Ich habe ihn hereingebeten!« sagte er schnell. »Man löst keine Probleme, indem man dem anderen das Haus verbietet oder ihn zusammenschlägt.«

»Er hat sich benommen wie ein ... ein ...« Dr. Summring suchte nach einer massiven Beleidigung.

Hansen unterbrach ihn. »Er hat gehandelt wie ein kopfloser Verliebter. Haben Sie noch nie die Nerven verloren, meine Herren?«

»Er hat unseren Gegnern Material in die Hand gegeben!«

»Welches Material denn? In allen großen Kliniken liegen solche Fälle wie Dr. Pechl. Das ist doch nichts Neues! Und haben wir etwas zu verbergen? Sie tun gerade, meine Herren, als sei unsere Therapie so geheimnisumwittert, daß keiner sie kennen darf! Jeder sollte sie kennen — so wollen wir lieber sagen ... Warum also diese Aufregung? Kollege Wüllner hat einen Ausflug zur Schulmedizin gemacht ... wir werden hören, was er erreicht hat.«

»Das möchte ich Ihnen nicht hier sagen!« erklärte Wüllner.

»Warum nicht? Wir haben es seit fast zwei Jahren so gehalten, daß alles, was die Klinik und die Patienten angeht, zwischen uns frei und ohne Scheu besprochen wird!«

Wüllner warf den Kopf in den Nacken. Seine Lippen zitterten, als er seinen ganzen Schmerz in einem einzigen Satz hinausschrie:

»Es ist zu spät!«

»Das wissen wir!« Hansen gab seine Aktentasche einer Sekretärin, die er für Herta Färber neu eingestellt hatte. »Wenn das alles ist, was Professor Runkel Ihnen sagen konnte ...«

»Vor einem halben Jahr war es nicht zu spät! Das hat er gesagt.«

»Ich habe nichts anderes erwartet.«

»Ach!« Wüllners Kopf fuhr zu Hansen herum. »Es stimmt also, daß Sie Marianne bewußt ...«

»Es stimmt, daß man nach einem halben Jahr gut sagen kann: Ich hätte operiert ... wenn man den Zustand nicht kennt, der damals vorlag. Heute, wo wahrhaftig nichts mehr zu machen ist, ist es leicht, mit Heldenpathos zu behaupten: Ja, ich, vor sechs Monaten, da hätte ich! — Was glauben Sie, was Runkel gesagt hätte, wenn Sie bereits vor einem halben Jahr zu ihm gekommen wären?«

»Er hätte operiert!« schrie Wüllner. »Wie ich es wollte!«

»Vielleicht hätte er das! Aber dann lebte Marianne jetzt schon nicht mehr. Sie wissen doch, daß diese Operation das umstrittenste Kapitel ist, das man in der Chirurgie kennt! Trotz Elektrochirurgie! Ich habe es Ihnen damals genau erklärt ...«

»Sie haben mir viel erklärt. Uns allen haben Sie viel erklärt. Viel zuviel! Sand haben Sie uns in die Augen gestreut! Während draußen die Technik neue Triumphe feiert, während in den OPs der großen Häuser der Krebs ausgerottet wird, während riesige Strahleninstitute gebaut werden, in denen man die Krebsgewebe und -Zellen verödet und zerstört, sitzen Sie hier wie ein

Einsiedler und wollen den Krebs mit Rohkostplatten und Coligaben, mit zweifelhaften Medikamenten und seelischer Auflokkerung, mit Milchsäure und Edelschimmel vernichten! Draußen marschiert das 21. Jahrhundert bereits jetzt heran ... und Sie fallen zurück ins schaurigste Mittelalter! Das ist meine Anklage ...«

»'raus!« sagte Dr. Adenberg. »Sofort 'raus ...«

Aus seiner Pförtnerloge kam Wottke gerannt. Seine massige, gedrungene Gestalt näherte sich furchterregend. Wüllner wich an die Hallenwand zurück. Sein Gesicht war blaß und verzerrt.

»Warum sagen Sie nichts?« rief er.

Hansen hob die Schultern. »Was soll ich Ihnen darauf antworten? Sie haben fast zwei Jahre bei mir gearbeitet. Sie haben gesehen, daß unsere Therapie, und wenn sie noch so sehr von allen anderen abweicht, doch Erfolge hatte! Wir haben bis jetzt 23 echte Erfolge. Rückbildungen von Primärtumoren, Verödungen von Metastasen, Abstoßungen von Rezidiven.«

»Und die Toten? Ich kenne die Zahl genau!«

»In einer normalen Klinik wären nicht nur sie, sondern auch die Überlebenden gestorben.« Hansen steckte die Hände in die Manteltaschen. »Ohne Ausnahme wären sie gestorben. Und keiner hätte es für verwunderlich gehalten oder sich gar daran gestoßen. Sie waren ja inkurabel ... Daß bei mir die 23 trotzdem nicht gestorben sind, liegt natürlich daran, daß es sich in diesen Fällen um kein echtes Karzinom gehandelt hat, ich weiß, ich weiß ... denn ein echter Krebs ist in diesem Stadium, wie wir ihn eingeliefert bekommen, nicht mehr heilbar! sagt die Schulmedizin ... und alle, alle glauben es! Auch Sie, Wüllner ... und von Ihnen hätte ich es am wenigsten gedacht!«

»Reden konnten Sie schon immer gut!« Wüllner war rot geworden. Es sollte Hansen nicht gelingen, ihn zum zweitenmal einzuwickeln. Er dachte an Marianne, die hilflos auf ihrem Zimmer lag, er dachte an die Worte Runkels, daß vor einem halben Jahr durchaus nicht alles hoffnungslos gewesen sei ... und er verlor seine Beherrschung.

»Sie haben eine Operation verhindert!« schrie er. »Sie haben die einzige Chance der Rettung verweigert!«

»Es war sinnlos, Wüllner!«

»Wollen Sie mehr können als Runkel?« Und jetzt schien er wirklich von allen guten Geistern verlassen. »Sie Gernegroß!« brüllte er. »Ein Irrer sind Sie! Ein Verrückter! Ein Mörder! Einsperren sollte man Sie! Ja, Sie sind ein Mörder!«

Dr. Hansen sah Wüllner besorgt an. Er sah seine flackernden Augen, das verzerrte Gesicht, die zitternden Hände, den sich wie in Krämpfen windenden Körper. Dann wandte er sich ab und ging schnell den Gang hinunter in sein Zimmer.

Dr. Sumring und Dr. Adenberg traten an Wüllner heran. Wottke riß die große Glastür auf.

»Gehen Sie, Wüllner!« sagte Dr. Summring leise. »Sie sind das erbärmlichste Schwein, das ich erlebt habe!«

»Seid ihr denn alle blind?« brüllte Wüllner. Er riß sich los, als Summring ihn am Mantelaufschlag packte. »Seht ihr denn nicht, welche Idiotie hier als Therapie ausgegeben wird? Wie man den Kranken das Geld aus der Tasche holt? Seht ihr denn das nicht? Ihr habt den bestbezahlten Mörder vor euch ...«

Dr. Adenberg konnte nicht mehr anders: Klatschend schlug er mit der flachen Hand in das Gesicht Wüllners. Einmal, zweimal, dreimal ... bis Dr. Summring seine Hand festhielt.

Die Schläge ernüchterten Wüllner. Seine Schimpfkanonade brach jäh ab: er stieß sich von der Wand ab und eilte mit langen Schritten, vorbei an Wottke, dem Ausgang zu. Draußen auf der Treppe blieb er stehen. Es regnete in Strömen ... Ehe er es recht wahrnahm, hatte Wottke die Tür zugeworfen.

Dr. Färber saß im Ärztekasino der Universitätsklinik, aß ein Schnitzel Holstein und trank ein Glas schwarzen Johannisbeersaft, was seine Kollegen mit miesen Kommentaren bedachten, als die Bedienung ihn hinausbat.

»Ein Herr möchte Sie sprechen, Herr Dozent. Er steht draußen im Flur.«

»Jetzt? Mich? Er soll zur Aufnahme gehen, zum diensttuenden Arzt.«

»Es ist privat, sagt er.«

»Dr. Hansen?« Färber sprang auf. Die Bedienung hob die Schultern.

»Er hat seinen Namen nicht genannt.«

»Danke. Ich komme sofort.« Färber wischte sich den Mund mit der Papierserviette ab, trank noch schnell einen Schluck Saft und eilte dann hinaus.

Im Flur stand Dr. Wüllner. Verblüfft blieb Färber an der Tür des Kasinos stehen.

»Sie?«

»Ich bin weg von Hansen.« Die Stimme Wüllners war wie abgestorben. »Ich möchte Sie bitten, Herr Dozent, bei Herrn Professor Runkel für mich ein Wort einzulegen ...«

»Sie wollen zu uns?« Er stellte zur eigenen Verwunderung fest, daß er ganz Abwehr war. »Ich glaube kaum, daß wir hier eine vakante Stelle haben. Die Abteilungen sind voll besetzt und ...« Er musterte Dr. Wüllner, und die innere Abwehr wurde stärker. Wurde zu einer Antipathie, gegen die er machtlos war. Er hatte Hansen verraten, dachte Färber. Eigentlich sollte man sich darüber freuen. Die Rückkehr eines verlorenen Sohnes, so würde es Runkel nennen.

»Sprechen Sie doch mit dem Chef selbst, Herr Wüllner«, sagte er steif. »Ich kann mich nicht für Sie verwenden ... Sie werden verstehen, daß ich, gerade ich, alle persönlichen Gründe nicht ausspielen möchte. Es wäre fatal! Ich bedauere ...«

Er nickte und ging zurück ins Kasino. Wüllner spürte die Abwehr. Er fühlte sich gedemütigt. Plötzlich wußte er nicht mehr weiter.

Einige Ärzte gingen an ihm vorbei, etwas amüsierte sie, sie lachten.

Vorbei.

Zwei junge Ärztinnen. Sie hatten sich wichtige Dinge mitzuteilen, sie flüsterten, die eine konnte gar nicht erwarten, daß die andere das Wort ihr überließ ...

Vorbei.

Zwei Ärzte, rauchend. Über die letzte Operation fachsimpelnd. Gallensteine. »Gnädige Frau, habe ich gesagt ...«

Vorbei.

Langsam verließ Dr. Wüllner das Kasino. Durch den Garten ging er hinüber zur Chirurgischen Klinik.

Mit dem Personenfahrstuhl fuhr Wüllner hinauf zur Privatstation. Professor Runkel war noch im Haus. Er hatte gerade eine Besprechung beendet. Einige Vertreter der pharmazeutischen Industrie verließen das Vorzimmer.

»Ich weiß nicht, ob der Herr Professor jetzt Zeit hat«, sagte die Chefsekretärin nachdenklich. »Um diese Zeit ist er meistens schon zu Hause zum Essen. Um 15 Uhr hat er wieder eine Konferenz mit ausländischen Besuchern. Ich weiß wirklich nicht ...«

»Ich bin Dr. Wüllner ...«

»Ich weiß.« Es klang so, als sage man: Bist du darauf stolz?

»Fragen Sie doch wenigstens an ...«

Fünf Minuten später stand Wüllner vor Professor Runkel. Der Ordinarius rauchte eine seiner blonden Zigarren und trank ein Glas Rotwein.

»Ersatz für das Mittagessen!« sagte Runkel, als Wüllner sich verbeugte. »Wir kommen aus den Sielen nicht heraus. Nehmen Sie Platz, junger Herr Kollege ... Hansen hat sie also hinausgeschmissen?«

»Nein! Ich bin von allein gegangen.«

»Mag sein! Die offizielle Version ist aber: Hansen hat Sie gefeuert, weil Sie zu tief in seinen Sumpf geblickt haben! Wir müssen uns angewöhnen, von jetzt ab immer nur offiziell zu denken! Was wir privat denken, ist unwichtig ...«

Wüllner nickte. Seine Kehle war plötzlich zugeschnürt.

»Und nun wollen Sie zu uns?«

»Ja, Herr Professor.« Wüllner steckte die Hände zwischen die Knie. »Herr Färber sagte mir zwar, daß alle Abteilungen besetzt sind ...«

»Herr Färber hat recht. Aber es läßt sich etwas machen. Ich wollte schon längst einen der Herren zu mir in die Privatstation nehmen. Dadurch fällt ein Posten an ... der Stationsarzt der Unfallstation II. Verstehen Sie was von Unfallchirurgie?«

»Ich habe in Dresden zwei Jahre auf der Unfallstation gearbeitet.«

»Sehr gut! Also halten wir fest: Sie kommen auf Unfall II.« Runkel legte seine Zigarre auf den Rand seines Aschenbechers. »Wie hat Hansen Ihren Husarenritt aufgenommen?«

»Ruhig.«

»Ruhig? Wieso denn? Er hat nicht getobt?«

»Nein. Er hat mir vorgerechnet, wieviel Krebskranke die Schulmedizin jährlich nicht retten kann!«

»Das werden wir ihm abgewöhnen!« Runkel griff wieder zur Zigarre und sog einige Male daran. Er nebelte sich ein. »Ich habe gestern noch mit einigen Herren gesprochen! Wir werden öffentlich nachweisen, daß die Krebsheilungen in höchst erfreulichem Maße ansteigen. Gegenwärtig wird jeder dritte Krebskranke gerettet, während es vor ein paar Jahren noch jeder vierte war ...«

Wüllner blickte auf seine zwischen die Knie geklemmten Hände. »Können wir das mit gutem Gewissen behaupten?« fragte er leise. Verwundert sah ihn Runkel durch seinen Zigarrennebel an.

»Professor Bongratzius wird zu Weihnachten ein Interview geben, gewissermachen eine Weihnachtsbotschaft der Medizin. Er wird darin klipp und klar sagen, daß es heute mehr Krebsheilungen gibt als je zuvor! Wenn ein weltberühmter Pathologe wie Bongratzius das sagt, ist es über jeden Zweifel erhaben!«

»Das stimmt!«

»Sehen Sie, lieber Wüllner. Hansen hat seine Phantastereien zur Hand, wir aber Tabellen und Statistiken! Im übrigen werden wir Sie von der Unfall II für zwei Wochen beurlauben, damit Sie in einem umfassenden Referat die Arbeitsmethoden der ›See-Klinik‹ niederlegen können. Wir werden uns über Einzelheiten noch unterhalten. Sie sind der Kronzeuge vom Versagen der Hansenschen Therapie ... wenn man sie überhaupt Therapie nennen soll und nicht besser: Betrug am unheilbaren Kranken!«

»Ich soll ...« Wüllner sah in die kleinen, blitzenden Augen Runkels hinter den blanken Brillengläsern.

»Warum sind Sie sonst zu uns gekommen?« Runkel erhob sich. »Wie geht es Ihrer Braut?«

Wüllner schnellte aus seinem Sessel hoch. »Ich stehe zu Ihrer Verfügung, Herr Professor«, sagte er.

Der Wein war gut, die Zigarre hervorragend, der Mokka das Heißeste und Schwärzeste, was der Orient bringen konnte. Nun saß man am offenen Kamin, das Buchenholzfeuer knackte und zuckte über die Gesichter und warf verwirrende Reflexe in den Rotwein.

Oberstaatsanwalt Dr. Barthels hatte sich zurückgelehnt. »Sie müssen sich deutlicher ausdrücken, Professor«, sagte er. »Liegt hier ein Vergehen gegen das Gesetz vor? Eine kriminelle Tat?«

Runkel hatte beide Hände um sein Glas gelegt. »Kriminell — das möchte ich nicht sagen. Gegen das Gesetz? Man könnte sagen: Ja! Gegen das Gesetz der medizinischen Wissenschaft.«

»Das interessiert uns Juristen nicht.«

»Aber wer gegen dieses Gesetz verstößt, der verstößt doch zugleich auch gegen die Ethik, gegen die Religion ...! Wer medizinische Grundregeln mißachtet, ist eine Gefahr für die Allgemeinheit. Hier muß doch das Gesetz eine Handhabe haben ...«

»Ich sehe immer noch nicht klar.« Oberstaatsanwalt Dr. Barthels, Bundesbruder Runkels und wie er Alter Herr der Verbindung, trank einen Schluck. »Liegt fahrlässige Tötung vor?«

»Noch nicht!«
»Was heißt: Noch nicht?« Barthels sah Runkel ehrlich betroffen an. »Wissen Sie einen Fall, der in fahrlässige Tötung ausartet? Das müssen Sie uns melden!«
Runkel wiegte den Kopf. Er gab sich nicht der Illusion hin, einen Trumpf in der Hand zu haben. Erst mußte Marianne Pechl gestorben sein. Im jetzigen Zustand war nichts, gar nichts zu machen.
»Ich kenne einen Fall, wo eine Patientin falsch behandelt wird.«
»Ist das nachweisbar?«
»Nicht direkt ...«
»Und die Patientin könnte geheilt werden, wenn man sie anders behandelte?«
»Nein. Sie ist unheilbar.«
»Das verstehe ich nicht.« Oberstaatsanwalt Dr. Barthels hob bedauernd die Schultern. »Wird falsch behandelt, aber ist unheilbar! Dann ist es doch gleich, wie sie behandelt wird. Wenn alles versagt ...«
»Vor einem halben Jahr war sie heilbar. Aber man hat verhindert, daß sie operiert wurde! Jetzt ist es zu spät.«
Dr. Barthels zog die Augenbrauen zusammen. »Können Sie das beweisen? Das mit der unterlassenen Operation?«
»Ich nicht! Ich weiß es, aber ich kann es nicht beweisen! Ich habe ja keine Verhörbefugnis! Das wäre Sache der Polizei ... der Staatsanwaltschaft ...«
»Ihr Ärzte! Als wenn man euch etwas nachweisen könnte! Ihr bringt hundert Gutachten an, ihr haltet euch tausend Hintertüren offen. Eine Anklage gegen einen Arzt ist immer eine faule Sache für einen Juristen ...«
»Ich könnte Ihnen die besten Gutachten bringen. Professor Bongratzius, Professor Lücknaht, unser ehemaliger Leibbursche Professor Vollmer ...« Professor Runkel schob mit der Fußspitze ein neues Buchenscheit in die glimmende Glut des offenen Kamins. »Es geht hier um Grundsätze! Es könnte ein Musterprozeß werden! Eine Reinigung der Medizin von versponnenen Elementen, von Geschäftemachern, von Wunderheilern!«
»Ich werde es mir überlegen. Um wen handelt es sich denn? Vielleicht kann man erst einmal in der Stille ermitteln?«
»Es ist Dr. Hansen.«
Oberstaatsanwalt Dr. Barthels ließ das Glas, das er gerade zum Mund führen wollte, sinken und stellte es auf den Tisch zurück.
»Die Krebs-Klinik bei Plön?«
»Sie kennen sie?«
»Meine Frau sprach davon. Meine Schwägerin, die Frau meines Bruders, Direktor bei Förschmann, ist krebskrank. Meine Frau spielte schon immer mit dem Gedanken, Elfriede — meine Schwägerin — in die ›See-Klinik‹ zu bringen.«
Runkel hielt fast den Atem an. »Wie sich das so trifft«, sagte er leise. »Was wollen Sie nun unternehmen, Herr Oberstaatsanwalt?«

»Ich werde mit meinem Bruder sprechen. Vielleicht lassen wir Elfriede bei Dr. Hansen einweisen... Dann haben wir ja am besten einen Überblick über Klinik und Behandlungsmethode.«

Runkel nickte. Merkwürdig, daß der Vorschlag des Oberstaatsanwalts gemischte Gefühle in ihm auslöste.

»Wenn ich fragen darf... wie ist die Erkrankung Ihrer Frau Schwägerin?«

»Beiderseitiger Brustkrebs«, sagte er leise. »Inoperabel. Elfriede weiß es... sie trägt es tapfer. Ich bewundere ihre Ruhe...«

Runkel lehnte sich in seinen Kaminsessel zurück. »Bringen Sie sie zu Dr. Hansen. Sie werden sehen: Er verspricht ihr Heilung!«

»Das wäre offener Betrug!« fuhr Barthels auf. »Da ist nichts mehr zu heilen!«

»Und wenn er es sagt?«

»Dann verhafte ich ihn sofort und schließe diese Schwindelklinik!«

»Ihr Juristen habt es gut!« Runkel trank genießerisch seinen Rotwein aus. »Bei euch ist alles so unkompliziert. Dann verhafte ich ihn, sagt ihr. Und das Problem ist gelöst...«

Bis das Feuer erlosch, saß Runkel später allein vor dem Kamin und sah in die Asche. Er kam sich gar nicht als der Sieger in der ersten Schlacht vor...

»Jens?«

»Ja. Wer ist denn da?«

»Herta...«

»Herta?« Schweigen. Dann: »Von wo rufst du an? Was hast du mir denn noch zu sagen?«

»Bitte, keine Bitterkeit, Jens. Ich hänge auch gleich wieder an. Ich wollte dich nur warnen... dich, den Arzt.«

»Warnen? Vor deinem Mann?«

»Vor Runkel. Dr. Wüllner ist jetzt bei ihm.«

»Ich weiß es.«

»Sie wollen massiv gegen dich vorgehen.«

»Das erwarte ich.«

»Ein Freund Runkels, Oberstaatsanwalt Barthels, will seine Schwägerin zu dir bringen. Als Kranke soll sie bei dir für ihn Material sammeln...«

Schweigen. Langes Schweigen. Dann: »Sie scheuen vor nichts zurück. Ich danke dir, Herta.«

»Wenn ich dir damit helfen konnte, Jens...«

»Warum tust du es überhaupt, Herta?«

»Ich...« Schweigen. Dann knackte es in der Leitung.

Dr. Hansen legte nachdenklich auf.

Drei Tage später wurde Frau Elfriede Barthels in die »See-Klinik« eingeliefert.

Sie hatte den üblichen Weg eingeschlagen. Der Hausarzt übersandte auf ihr Bitten die Krankengeschichte, die Röntgenplatten, die Berichte der Kliniken. Es war eine trostlose Akte.

Beiderseitiger Brustkrebs. Sechs Monate nach der Operation Bildung von Rezidiven an den Schnitträndern, Metastasen im Rückenmark, in der Thoraxwand, im Beckenknochen. Völlig aussichtslos.

Dr. Hansen hatte die Berichte und Röntgenplatten mit seinem Ärztestab durchgesprochen. Die Ansicht war einstimmig: Überlebenszeit noch drei bis vier Monate.

»Was soll sie hier?« fragte Dr. Reitmayer. »Wollen Sie sie wirklich aufnehmen, Chef?«

»Ja!«

»Ja? Ich verstehe Sie nicht mehr ...« Dr. Adenbergs Finger glitt über die dunklen Punkte der Rückgratmetastasen. »Das ist doch der aussichtsloseste Fall, der bisher bei uns gemeldet wurde.«

»Solange ein Mensch noch lebt, haben wir immer eine Chance. Ich nehme Frau Barthels auf. Dr. Summring, veranlassen Sie die Einweisung. So schnell wie möglich ...«

Am nächsten Tag schon fuhr Elfriede Barthels vor. Direktor Barthels brachte sie selbst. Der Hausarzt begleitete sie. Auf ihn und einen Pfleger der »See-Klinik« gestützt, humpelte sie halb gelähmt in das Haus und in ihr kleines, sonniges, mit Blumen geschmücktes Zimmer. Ihre Zimmerschwester, die Hansen nur für sie abkommandiert hatte, zog sie aus und legte sie ins Bett. Mit großen Augen lag Elfriede Barthels dann auf dem Balkon, blickte über den See und hörte vom Speisesaal das Üben des Klinik-Orchesters. Es spielte Strauß-Walzer.

Wie unwirklich das alles ist, dachte sie ...

Unterdessen unterhielt sich Direktor Barthels im Chefzimmer mit Dr. Hansen. Er war von seinem Bruder eingeweiht. Der Verdacht des Betruges lag über diesem Arzt. Direktor Barthels musterte Hansen scharf. Sieht so ein Scharlatan aus? Wenn er die Leute betrügen will, könnte er es einfacher haben, ohne Tag- und Nacht-Arbeit. Ohne 80 Mann Personal, ohne eine Klinik, die das Modernste ist, was es heute in dieser Art gibt. Er könnte sich die Hunderttausende in die eigene Tasche stecken, statt das ganze Geld in seiner Klinik anzulegen ...

»Sie haben die Krankengeschichte meiner Frau gelesen«, sagte Direktor Barthels. Er war bereit, jetzt die Frage zu stellen, die sein Bruder ihm zugespielt hatte. Die Frage, an der man Dr. Hansen aufhängen wollte. »Können Sie meine Frau heilen?«

Dr. Hansen legte die Hände aneinander. Er hatte darauf gewartet. Es kam alles, wie er es sich vorgestellt hatte.

»Nein!« sagte er laut.

»Nein?« Direktor Barthels atmete auf. Wie gut für Hansen, daß er nein sagte ... »Aber warum nehmen Sie meine Frau denn auf? Sechzig Mark pro Tag, schrieben Sie. Das ist eine Menge Geld, nur um auf den Tod zu warten.«

»Es stimmt. Zuhause hätte es Ihre Gattin billiger. Dort liegt sie und weiß, daß sie sterben wird! Hier liegt sie für sechzig Mark am Tag und glaubt, daß sie vielleicht nicht sterben wird.«

»Ein teurer Glaube, Herr Doktor. Und er versetzt nicht einmal Berge.«

»Aber vielleicht verlängert er das Leben...«

»Das versprechen Sie mir?«

»Nein!« Hansen lächelte. Die Frage war zu deutlich gewesen. »Der Zustand Ihrer Gattin ist der schlimmste, den ich zur Zeit im Hause habe. Sie wissen es selbst. Es gibt keinen Arzt, der Ihnen jemals etwas versprechen könnte. Täte er es, wäre er ein Betrüger!«

»Bravo!« rief Direktor Barthels ehrlich.

»Sagen wir lieber: Jeder Atemzug ist eine Chance. Je länger wir atmen, um so länger hoffen wir.«

»Klar. Das ist nichts Neues!«

»Nein, aber man nimmt es mit der Hoffnung nicht ernst. Hier, bei uns, nimmt sie jeder ernst, die Patienten, die Ärzte, die Schwestern. Verstehen Sie, wir erlauben uns einfach nicht, zu resignieren. Hoffnung ist bei uns Pflichtfach. Nichts, gar nichts ist für uns endgültig und vorbei, solange ein Mensch noch atmet!«

Direktor Barthels sah zu Boden. Er schämte sich auf einmal. Er schämte sich, einen Augenblick an Dr. Hansen gezweifelt zu haben. Er schämte sich, daß er seine Frau aus unlauteren Motiven eingewiesen hatte. Er schämte sich sogar für seinen Bruder, den Oberstaatsanwalt, der jetzt in seinem Büro saß und auf den Anruf wartete, was Hansen gesagt hatte.

Spontan streckte Barthels Dr. Hansen beide Hände hin.

»Doktor«, sagte er mit stockender Stimme, »ich glaube Ihnen! Ich setze all meine Hoffnung in Sie. Behandeln Sie meine Frau, kämpfen Sie, auch wenn Sie auf verlorenem Posten stehen. Ich muß Ihnen eins sagen: Wo Sie auch sind, Sie finden mich an Ihrer Seite!«

An einem trüben Regentag fuhr Dr. Hansen endlich einen Weg, den er seit über einem Jahr nicht mehr gefahren war.

Langsam schritt er über die alten, vertrauten Landstraßen, vorbei an den breit hingelagerten Gehöften, den Feldern, den Wacholdergruppen und Birkenwäldchen, den kleinen, verträumten Seen und den Heideflächen mit den der Sonne nachziehenden Schnuckenherden.

Ab und zu hielt er den Wagen an und sah über das flache, herrliche Land, über die schweigende Welt der Heide und die moosbewachsenen Strohdächer der Katen.

Vor zwei Jahren war dies die Welt des Landarztes Dr. Hansen gewesen. Die Bauern, krumm gearbeitet für das tägliche Brot, aber treu wie die struppigen Hofhunde. Die vereinzelten Landhäuser der Reichen, Stätten der Geselligkeit und des Snobismus. Das Forsthaus, in dem er vier Kindern zum Leben verhalf... die Hühnerfarm, auf der er drei Kinder vor dem Typhus rettete... der Kollege Tierarzt, der seine Pneumonie mit einem Hustenmittel für Pferde heilen wollte und sich fast vergiftet hätte... Ein Sack voller Schicksale, den er zurückgelassen hatte, um einen Berg von Toten aufzutürmen.

Abseits von seinem ehemaligen Arzthaus, der jetzigen Pension Karin Hansen, parkte er den Wagen in einem Birkenwäldchen und ging zu Fuß weiter.

Es war der Weg, den seine Mutter, Berta Hansen, gegangen war und von dem sie nicht wieder zurückkehrte. Der Weg, den er vor vierzehn Jahren mit Karin gegangen war, jung und verliebt. Unter wieviel Wacholderbüschen waren sie stehengeblieben und hatten sich geküßt. Und da war die einsame Birke, da hatte sie gesagt: Ich habe jetzt schon Angst vor dem Alter ... Ich möchte dich nie, nie verlieren, Jens ... Nie verlieren ...

Langsam ging Hansen weiter. Das Dach seines Hauses tauchte zwischen den Bäumen auf. Der Vorgarten, der Zaun, den er selbst gezimmert hatte, die Platten des Eingangsweges aus rotem Sandstein ... alles, alles war noch so wie früher ... Und doch war es anders.

Er hatte es verloren. Aufgegeben für seine Idee.

Zögernd blieb er stehen. Das Küchenfenster war offen, die Gardine zurückgezogen. Er sah auf die Uhr. Zwölf Uhr mittags. Wenn Karin jetzt kochte, mußte sie den einsamen Mann sehen, der aus dem Wald heraustrat, mit hochgeschlagenem Kragen, wie ein Verirrter, der eine Herberge sucht ...

Mit schnellen Schritten ging er auf das Haus zu. Er läutete, und als er von drinnen Karin zur Tür kommen hörte, schlug ihm das Herz bis zum Hals ...

XVI

Karin öffnete. Da stand ihr Jens gegenüber. Nach zwei Jahren ... nach zwei Jahren Schweigen, Grübeln, Selbstvorwürfen. Sie starrte ihn an, wie gelähmt war sie. Aus der Küche rauschte es ... Wasser lief in das Spülbecken. Als es klingelte, war sie gerade dabeigewesen, das Geschirr abzuwaschen.

»Paß auf, daß es nicht überläuft«, sagte Hansen leise. »Das ist dir schon viermal passiert ...«

»Komm rein«, konnte Karin endlich sagen. Sie trat zur Seite, Hansen ging an ihr vorbei und schloß die Tür. In der halbdunklen Diele erst gaben sie sich zögernd die Hand.

»Hat es einen besonderen Grund, daß du ...« Karin lief in die Küche und stellte den Wasserhahn ab. Es war, als habe sie damit den Schock abgeschüttelt.

»Ich wollte wissen, wie es dir geht ...«

»Gut, wie du siehst ...«

»Ich habe zwischendurch oft bei deinem Schwager angerufen. Er gab mir immer eine dumme Auskunft.«

»Davon weiß ich nichts.«

»Hat er dir nie erzählt, daß ich angerufen habe?«

»Nein ... Ich habe ihm damals gesagt, daß ich nichts mehr von dem, was hinter mir liegt, wissen will. Ich wollte alles zurücklassen.«

»Kann man das, Karin? Nach allem, was wir zusammen erlebt haben?«

»Man kann es, Jens!« Sie standen in der Tür zwischen Diele und Küche. Von Hansens Mantel troff das Regenwasser auf die Dielenplatten. Ob sie sagen wird: Zieh doch den Mantel aus? Er wartete darauf ... Es würde soviel heißen wie: Nun bist du zu Hause! Geh ins Zimmer, nimm Besitz, laß uns eine Brücke suchen, über die wir wieder zueinander finden können.

Karin sah ihn an. Alt ist er geworden, dachte sie erschrokken. Müde in den Augen, Falten um den Mund, noch schmäler die Lippen. Er hat Sorgen ... Wie glücklich waren wir, als wir hier noch unsere kleine Praxis hatten ...

»Du bist ja ganz naß«, sagte Karin. »Komm, zieh den Mantel aus ...«

Hansen lächelte schwach. »Danke«, sagte er leise. »Danke, Karin ...«

Es war wie ein Aufatmen. Sie verstand ihn nicht. Sie hängte seinen Mantel über einen Bügel an die Garderobe.

Hansen ging zur Wohnungstür. Aber bevor er sie öffnete, blieb er stehen und blickte sich zu Karin um.

»Darf ich?«

»Warum fragst du?« Es klang gequält. Daß er sich benahm wie ein schüchterner Junge, war ihr so furchtbar, daß sie ihm am liebsten um den Hals gefallen wäre.

Hansen setzte sich in seinen alten Sessel, in dem er immer gesessen hatte, wenn er von seinen Praxisbesuchen heimgekehrt war, die Zeitung gelesen oder Karins Geplauder zugehört hatte.

»Soll ich dir einen Tee machen, Jens?«

Hansen nickte. »Bitte, Karin ...«

Als Karin in die Küche gegangen war, trat er ans Fenster und sah hinaus in den Garten. Die Läden des anderen Hauses, seiner ersten »Vier-Betten-Klinik«, die jetzt Pension war, waren geschlossen. Im Spätherbst kamen keine Gäste mehr in die Heide.

»Du hast Sorgen«, fragte Karin später, als er zwei Tassen Tee mit Rum getrunken hatte.

»Sorgen? Nein ...«

»Warum kommst du denn zu mir und belügst mich?« fragte sie sanft.

»Ich habe die Klinik voll belegt, und ...«

»Dein Oberarzt ist ausgetreten und hat dich verraten, nicht wahr?«

»Du weißt es?«

»Es stand schließlich in allen Zeitungen. Und wie sie über dich hergefallen sind, Jens ... Es war schrecklich ...«

»Sie werden einmal widerrufen müssen. Und wenn es noch ein paar Jahre dauert ...«

»Wo du nur deinen Mut hernimmst, Jens ...«

Unwillkürlich legte sie die Hand auf seine Sessellehne. Es war ganz still im Raum. Der Regen draußen hatte aufgehört, Nebel stiegen in dichten Schwaden über die Heide und die Birkenwälder.

Ganz leicht legte Hansen sein Gesicht auf Karins Hand. Ihre

Finger waren kalt, wie abgestorben. Als sie seine Berührung spürte, zuckte sie zusammen und wollte die Hand zurückziehen. Aber er kam Karin zuvor und hielt sie fest. »Bitte, laß es so«, sagte er flüsternd.

»Warum bist du gekommen?« fragte sie.

»Ich suchte einen Menschen, der mich vielleicht versteht ...« Hansen schloß die Augen. »Wenn du wüßtest, wie einsam ich bin ...«

»Und ... und diese Frau Färber ...«

»Sie ist weg ...«

»Weg?«

»Zurück zu ihrem Mann ...«

Karin zog die Hände unter seinem Gesicht weg und räumte das Teegeschirr zusammen.

»Du ... du freust dich gar nicht, daß ich gekommen bin ...« sagte er leise.

»Nein ...«

»Warum lügst du jetzt?«

»Ich lüge nicht, Jens. Ich bin über vieles hinweggekommen, und es war schwer, verdammt schwer. Aber eines ist geblieben, in diesen zwei Jahren, und es wird immer bleiben und es wird immer stärker werden und zwischen uns stehen ... das Kind, das nicht leben durfte ...«

»Karin!« Hansen sprang auf. »Du kannst mir den Tod des Kindes nicht als Schuld anrechnen.«

»Ich habe es getan, und ich habe ein Recht dazu! Niemand und nichts war dir wichtiger als deine Klinik. Wir könnten über alles reden, wir könnten alles vergessen, wir könnten sagen: Beginnen wir von vorn! Aber das Kind, Jens, das Kind ist nicht zu vergessen. Du hast das Unschuldigste, was aus Gottes Hand kommt, geopfert für deine Idee. Wer kann dir das je verzeihen, Jens? Eine Mutter nie!«

»Und ... und wenn wir wirklich von vorn beginnen?« Die Anklage Karins traf ihn tief.

»Ohne deine Klinik?« fragte Karin.

»In meiner Klinik ...«

»Du kannst dein Leben nicht mehr ändern, Jens ...«

»Überleg es dir, Karin«, sagte er bittend. »Ich bin gar nicht so stark, wie du meinst. Manchmal habe ich große Angst, so völlig allein zu sein. Ich brauche einen Menschen, zu dem ich sprechen kann ... sprechen, Karin ...«

Karin hob die Arme, es war eine hilflose, rührende Bewegung. »Ich habe nicht die Kraft dazu, Jens. Ich bin all dem, was du von mir erwartest, was ich mit dir tragen soll, nicht gewachsen. Ich kann ja nichts dafür ...«

Hansen wandte sich ab. Langsam ging er durchs Zimmer, öffnete die Tür zum Garten und ging mit gesenktem Kopf hinaus. Karin hielt ihn nicht zurück ... sie sah ihm nach, wie er um das andere Haus und dann hinter der Hecke entlang zum Wald ging.

Es dauerte fast eine Stunde, bis er zurückkehrte. Er wird sich erkältet haben, dachte Karin. Sie warf den Mantel über und lief ihm entgegen.

»Komm, Jens!« rief sie. »Es ist doch zu kalt da draußen, ohne Mantel und Schal ...«

Am Abend hustete er. Karin packte ihn ins Bett. Sie sprach nicht mehr davon, daß er wieder abfahren müsse. Sie maß das Fieber, und als er 39,5 hatte, rief sie Hansens Nachfolger an. Dann telefonierte sie mit der Klinik und sagte, daß der »Chef« frühestens in vier Tagen zurück sein werde. Später, als der Arztkollege gegangen war — »Eine Woche Bettruhe, oder Sie haben die schönste Pneumonie!« — saß Karin an Hansens Bett und flößte ihm heißen Fliedertee ein.

»So eine Unvernunft!« sagte sie. »Der berühmte Krebsarzt benimmt sich wie ein Kind!«

»Jetzt kann ich wenigstens eine Woche bei dir sein ...«

Vierzehn Tage später unternahm Oberstaatsanwalt Dr. Barthels den ersten Vorstoß. Er besuchte seine Schwägerin in der »See-Klinik« und war nicht frei von Vorurteilen gekommen. Er hatte vorher mit Professor Runkel gesprochen und einige diskrete Winke erhalten, worauf zu achten sei. Sollte Hansen von Heilung sprechen — jedes Versprechen von Heilung war ein Vergehen ...

Dr. Hansen hatte den Oberstaatsanwalt längst erwartet. Da er noch zwei andere Besucher vor ihm abzufertigen hatte, ließ er ihn bitten, sich zu gedulden. Es gab keine Bevorzugung und keine Unterschiede in der Klinik.

Oberstaatsanwalt Dr. Barthels vermerkte übelgelaunt, daß er nicht sofort vorgelassen wurde, und faßte es als beabsichtigte Provokation Hansens auf. Auch sein Wunsch, seine Schwägerin dann eher zu sehen, prallte an der Bestimmung der Klinik ab: Kein Besuch, ohne vorher von Hansen empfangen zu sein, ohne vorherige Aussprache mit dem Chef oder seinem Stellvertreter.

»Und wann hat der ›Chef‹ endlich Zeit?« rief Dr. Barthels aufgebracht, als Dr. Summring ihm dies vortrug. »Ich kann für dieses Pflegegeld verlangen, daß man ...«

»Die anderen zahlen genauso viel, Herr Oberstaatsanwalt«, sagte Dr. Summring verschlossen. »Sie können sich mit dem gleichen Recht beschweren, wenn man Sie vorzöge ...«

Als die Chefsekretärin — es war Karin Hansen, aber Barthels wußte es nicht — ihn endlich aufrief und ins große Chefzimmer bat, hatte sein Ärger den kritischen Punkt schon fast erreicht. Hansen saß hinter seinem Schreibtisch und hatte die Röntgenbilder und die Krankenblätter von Frau Barthels vor sich liegen. Er erhob sich beim Eintritt des Oberstaatsanwaltes und kam ihm entgegen.

Dr. Barthels war verblüfft. Er war ehrlich genug, es sich einzugestehen: Dieser Mann sieht nicht so aus, wie er aussehen müßte, wenn alles stimmt, was man über ihn sagt. So sieht kein Geschäftemacher aus, der den Patienten das Geld vierstellig aus den Taschen zieht. Kein Scharlatan, der durch Handauflegen oder geheimnisvolle Pulver Millionen scheffelt ... ihm entgegen kam ein Mann, groß, schlank, asketisch, mit ergrautem Haar und den Schatten durchwachter Nächte unter den Augen. Als er ihm die Hand gab, war es selbst dem sich innerlich wehrenden Barthels, als spüre er etwas von der Zuversicht, die dieser Mann ausstrahlte und an den sich die 75 Sterbenden klammerten, als könne er Wunder vollbringen.

»Ihrer Schwägerin geht es gut«, sagte Dr. Hansen, bevor Oberstaatsanwalt Dr. Barthels etwas fragen konnte.

»Gut?«

Barthels hob die Augenbrauen.

»Ich sprach vorgestern noch meinen Bruder. Er fand den Zustand seiner Frau durchaus nicht gut . . .«

»Was uns Ärzten als gut erscheint, ist für den medizinischen Laien nicht gleich sichtbar.« Hansen überlegte jedes Wort, das er sprach. Er wußte, daß es genau abgewogen wurde. »Auch wenn nach außen hin für den nicht geschulten Betrachter eine Verschlechterung sichtbar ist, kann das für den Mediziner heißen: Der Patient spricht auf die Therapie an.«

»Das finde ich merkwürdig!« sagte Oberstaatsanwalt Dr. Barthels steif.

»Es gehört zu dem Phänomen der Krankheit. Wenn ein Medikament wirksam ist, wehrt sich die Krankheit. Dieser Kampf wird im Körper ausgetragen, und er reagiert natürlich darauf.«

»Das klingt wie ein medizinischer Karl May!« Dr. Barthels beobachtete Dr. Hansen. Der Klinikchef nahm diese Brüskierung hin, als habe er sie gar nicht verstanden.

»Ich habe Ihnen das sagen müssen, bevor Sie Ihre Schwägerin besuchen. Sie liegt auf Zimmer 37. Stationsarzt ist Dr. Reitmayer. Zu irgendwelchen Fragen stehe ich Ihnen jederzeit zur Verfügung.«

»Danke.« Oberstaatsanwalt Dr. Barthels schob die Unterlippe vor. »Wenn Sie erlauben, gleich die erste Frage: Sie werden meine Schwägerin heilen?«

»Nein!«

Barthels Kopf zuckte hoch. »Nicht? Aber warum ist sie dann bei Ihnen?«

»Weil Ihr Bruder Vertrauen hat.«

»Vertrauen in was?«

»In meine Kombinationstherapie . . .«

»Aber sie sagten doch eben selbst: Meine Schwägerin ist nicht zu heilen!«

»Ist eine Lebensverlängerung um fünf oder zehn Monate nicht auch ein Erfolg?«

»Zehn Monate länger diese Qual?! Das nennen Sie einen Erfolg? Zehn Monate, die wahrscheinlich viele Tausende kosten? Nur, um zu atmen, zu sehen, zu leiden . . . Das ist doch unlogisch und grausam zugleich!«

»Sie schätzen Ihr Leben nicht so teuer ein, Herr Oberstaatsanwalt?«

»Ich habe keinen Krebs!« sagte Dr. Barthels.

»Wissen Sie das so genau?«

Dr. Barthels war es plötzlich, als berühre eine eiskalte Hand sein Herz. Er wurde blaß und merkwürdig unsicher in den Beinen. In seine Augen trat eine flimmernde Unruhe.

»Sie wollen doch nicht behaupten, Herr Doktor . . .«

»Die meisten Krebskranken kommen zu spät. Wenn man es merkt, Herr Dr. Barthels, ist es schon zu spät! Sie haben sich nie prophylaktisch untersuchen lassen?«

»Nein.«

»Sie sollten es tun . . .«

Wie betäubt verließ Oberstaatsanwalt Dr. Barthels das Chefzimmer. Mit steifen Knien ging er zum Lift und ließ sich in die zweite Etage fahren. Zu Zimmer 37.

Elfriede Barthels lag apathisch in ihrem Bett. Man hatte es an die offene Fenstertür des Balkons gerollt. Dick zugedeckt lag sie in der kühlen, abhärtenden Luft, ein Bündel Mensch, das Angst hatte. Nach außen hin hielt sie sich immer tapfer . . . nur wenn sie allein war, erschöpft, von Schmerzen gepeinigt, drückte sie das Gesicht seitlich in die Kissen und weinte.

Dr. Reitmayer nahm Oberstaatsanwalt Dr. Barthels in Empfang.

»Zwanzig Minuten, Herr Barthels«, sagte er. »Die Patientin befindet sich in einer Krisis . . .«

Barthels sah den jungen Mann von oben herab an. Sehr jung noch, dachte er. Und nimmt sich entsprechend wichtig.

Er betrat das Krankenzimmer, nachdem er auf dem Flur die mitgebrachten Blumen ausgewickelt und der Schwester das Papier in die Hand gedrückt hatte. Ein Luftzug von der offenen Balkontür wehte ihm entgegen. Schnell schloß er die Zimmertür und trat an das Bett seiner Schwägerin.

»Elfriede!« sagte er. Und dann, als er dieses schon so grausam gezeichnete Gesicht sah, gehorchte ihm die Stimme nicht mehr. Die eingesunkenen Augen, die fahlen Lippen. Die dünnen, blassen Arme. Mein Gott, sie liegt ja im Sterben, durchfuhr es ihn. Sieht das denn keiner? Und dieser Hansen sagt auch noch: Es geht ihr gut! Das ist ja eine Lüge . . . eine gemeine, freche Lüge . . .

Er starrte auf die offene Balkontür, durch die ein leichter, frischer Seewind ins Zimmer wehte.

Mord ist das! dachte Barthels.

»Frierst du nicht, Elfriede?« fragte er erregt. Er setzte sich auf einen Stuhl neben das Bett und tastete nach ihrer Hand. Sie war eiskalt, wie abgefroren. Da sprang er wieder auf, stemmte sich gegen das Bett, rollte es ins Zimmer zurück und schloß die Balkontür energisch.

»So!» sagte er laut. »Jetzt wirst du dich wohler fühlen, Elfriede! Sie haben dich wohl vergessen, was?« Er legte ihr die Blumen auf die Bettdecke, schellte dann nach der Schwester, da er bei einem kurzen Rundblick keine Vase fand.

Elfriede Barthels lächelte schwach und tapfer. »Sie tun alles für mich. Alles, was nur möglich ist. Vorige Woche haben sie mir die Mandeln herausoperiert ... Sie waren ganz zerklüftet und vereitert. Und alle Zähne haben sie mir gezogen.«

»Alle ... Zähne ...« stotterte Dr. Barthels. Er konnte es einfach nicht fassen, was man einer Sterbenden hier noch antat. Das ist doch keine Therapie mehr, dachte er erbost. Das ist eine Quälerei!

Da auf sein erstes Läuten noch niemand gekommen war, beugte er sich vor und drückte den Zeigefinger so lange auf die Klingel, bis die Schwester förmlich angestürzt kam.

»Eine Vase!« rief Dr. Barthels. »Für die Blumen! Wenn es hier immer so lange dauert, bis auf das Klingeln eines Patienten jemand kommt ...«

Die junge Schwester sah die geschlossene Balkontür.

»War die Tür nicht offen?« fragte sie höflich.

»Sie war!« rief Barthels energisch. »Aber ich habe sie zugemacht. Meine Schwägerin soll nicht erfrieren!«

»Es ist aber eine Anordnung des Chefs, daß ...«

»Dann soll sich Ihr Chef gefälligst in die Zugluft legen! Die Tür bleibt zu!«

Schnell verließ die Schwester das Zimmer. Der Oberstaatsanwalt setzte sich wieder neben seine Schwägerin und nahm ihre kalte Hand: »Wie gefällt es dir hier?«

»Sehr gut, Schwager. Sie geben sich alle Mühe ...«

»Fühlst du dich besser?«

»Ich weiß nicht ...«

»Strengt dich die Behandlung sehr an?«

Es sollte vorsorglich klingen, mitfühlend, aber so sehr sich Barthels Mühe gab, es wurde immer wieder ein Verhör. Elfriede spürte es jedoch nicht, sie hatte die Augen geschlossen. Eine Schmerzwelle durchraste wieder ihren Körper.

»Der Doktor sagt, das ist nur vorübergehend. Der Körper wehrt sich ...« Sie öffnete die Augen. Eine unheimliche Qual schlug Dr. Barthels entgegen, so abgrundtief, daß er unwillkürlich den Atem anhielt. Sie umklammerte seine Hand und versuchte, sich aufzurichten. »Ich habe solche Angst«, sagte sie heiser vor Erregung. »Solche Angst, daß vielleicht alles umsonst ist ... Manchmal denke ich, daß der Tod eine Erlösung ist ... Wenn nun alles vergeblich war ...«

»Es ist nicht vergeblich, Elfriede«, sagte Barthels ergriffen. »Alles im Leben hat einen Sinn. Auch, daß du hier liegst. Glaub es mir ...«

Dann bemächtigte sich seiner ein maßloser Zorn. Er spürte jetzt nur noch blanken Zorn. Und plötzlich hatte er es eilig, fortzukommen. Als habe er um ein Haar einen wichtigen Termin versäumt, sprang er auf. Hastig drückte er seiner Schwägerin einen Kuß auf die Stirn und tätschelte ihr die Hand. »Nur Mut«, sagte er. »Bald wird sich vieles ändern ...«

An der Tür winkte er noch einmal zurück. Jetzt lächelte Elfriede wieder ... der Schmerzanfall war so spontan, wie er gekommen war, verflogen. Und mit der Erleichterung, die sie verspürte, kam auch die Hoffnung zurück.

Hinter dem Fenster des Chefzimmers standen Hansen und Karin und sahen der schwarzen Limousine nach.

»Er wird wiederkommen«, sagte Hansen und legte den Arm um Karins Schulter. »Und dieses Mal dienstlich . . .«

»Du hast nichts Unrechtes getan, Jens!«

Hansen schüttelte den Kopf. »Es kommt nicht mehr darauf an, ob ich etwas Unrechtes getan habe . . . wichtig ist, daß ich etwas gegen den Krebs getan habe. Etwas anderes als andere! Und das ist anscheinend ein Verbrechen . . .«

Von seiner Wohnung aus rief Oberstaatsanwalt Dr. Barthels seinen Bruder, den Fabrikanten an. Es war ein kurzes, aber schicksalsschweres Gespräch.

»Ich komme eben von Elfriede. Ich habe genug gesehen. Es ist unerhört, was man in der ›See-Klinik‹ mit den Todkranken anstellt! Mandeln 'raus, alle Zähne . . . eine Verschlechterung als ›gut‹ zu bezeichnen, unkontrollierbare Mittel, die man in einem Labor selbst zusammenbraut . . . Und wenn dieser Hansen hundertmal nicht wie ein Betrüger aussieht . . . ich habe da einmal ein Mädchen angeklagt, das aussah wie eine Madonna und das doch vier Männer vergiftet hatte!«

»Tu, was du mußt!« Die Stimme des Fabrikanten Barthels war klar und hart. »Ich vertraue Dr. Hansen. Er ist Elfriedes letzte Chance. Und wenn durch dich Hansen etwa die weitere Tätigkeit untersagt und den Patienten der Arzt entzogen wird, werde ich dich anzeigen!«

»Du weißt nicht, was du redest!« rief der Oberstaatsanwalt und warf in einer Aufwallung von Ärger den Hörer auf die Gabel. Er meinte es doch wirklich mit seiner Schwägerin nur gut.

Er lehnte sich zurück und bedeckte die Augen mit der Hand.

Warten wir also ab, dachte er. Ermitteln wir im stillen. Vielleicht hat Professor Runkel noch Material . . . oder dieser entlassene Oberarzt Wüllner. Es wird mit Elfriede nicht mehr lange dauern, man sieht es ja . . . und dann wird der Weg frei sein für die Gerechtigkeit . . .

Er suchte Runkels Telefonnummer und rief ihn an.

»Können wir uns heute abend sehen?« fragte er.

Runkels Stimme war jugendfrisch.

»Jederzeit, Herr Oberstaatsanwalt. Waren Sie in Plön?«

»Ich komme soeben davon zurück.«

»Und?«

»Eben deshalb möchte ich mit Ihnen noch einmal Rücksprache nehmen. Halbdienstlich gewissermaßen. Am besten in Gegenwart dieses Herrn Dr. Wüllner . . .«

»Wenn Sie es wünschen . . .«

»Ich bitte darum.«

»Um neun Uhr bei mir?« Runkels Stimme sang fast.

»Um neun Uhr bei Ihnen . . .«

Die Unfallstation II sah ihren Stationsarzt Dr. Wüllner nur selten. Er reiste durch das Land.

Begonnen hatte es damit, daß Oberstaatsanwalt Dr. Barthels am flammenden Kamin Runkels bemerkte: »Was ich brauche, sind Beweise ... Unzufriedene Patienten, Hinterbliebene, die sich übervorteilt fühlen, schriftliche Beweise einer falschen Diagnose und was es so alles gibt. Sie wissen das besser als ich, meine Herren ... Meine eigenen Beobachtungen können leider nicht als Beweis dienen, da sie als befangen abgelehnt werden können. Aber Sie, Herr Dr. Wüllner, haben doch eine zweijährige intime Kenntnis aller Vorkommnisse in der ›See-Klinik‹. Sie müßten doch wissen, wo ein Hebel anzusetzen ist ... Verstehen Sie mich bitte recht, meine Herren ...«

Professor Runkel sah hinüber zu Dr. Wüllner. Und in der Nacht noch besprach Runkel seinen Plan mit Wüllner in allen Einzelheiten. Dem jungen Arzt waren viele Adressen von Hinterbliebenen bekannt, die drei oder vier oder gar sechs Monate unter großen Opfern gezahlt hatten und die dann eines Tages doch die Todesnachricht aus der »See-Klinik« bekamen.

»Sie fahren herum, Wüllner, und unterhalten sich mit diesen Leuten«, sagte Runkel. »Versuchen Sie möglichst im Wortlaut herauszukriegen, was Hansen ihnen gesagt hat. Sammeln Sie Mosaiksteinchen ... das Bild setzen wir dann schon zusammen ...«

Und so hatte Dr. Wüllner seine Reise kreuz und quer durch Deutschland angetreten und Material gegen Hansen gesammelt. Alles im Namen der Wissenschaft: »Es handelt sich um interne statistische Ermittlungen der Klinik. Wir brauchen sie für eine große wissenschaftliche Arbeit ...

»Androklus und der Löwe« ging endlich über die Bretter der Klinikbühne.

Nach über einem halben Jahr Proben, unterbrochen durch öfteren Wechsel der Darsteller, war der Tag der Aufführung auf einen Sonnabend festgelegt. Regisseur Hans Bertrich hatte die letzten Proben von einem Rollstuhl leiten müssen.

Peter Vindrich, der »Androklus« und Gegenspieler Franz Wottkes im Privatleben und auf der Bühne, hatte sich gut erholt. Er stand auf der Liste Hansens zur Entlassung vorgemerkt. Ein Monat Beobachtung, dann konnte er zu seinen Fabriken zurückkehren.

Die letzten Orchesterproben, noch eine Kostümprobe, die Generalprobe ...

»Ich werde Sie ansehen, wenn ich spiele, Frau Wottke«, sagte Peter Vindrich nach der Generalprobe. »Wie anders könnte ich sonst die Worte sprechen: ›Was soll ich tun, mein Schatz?‹«

Lisbeth Wottke wurde rot, und Wottke, der im Hintergrund auf der Bühne das Bild des ersten Aktes mit aufbaute, warf einen Hammer gegen die Wand und wünschte sich, es wäre der Kopf des Fabrikanten Vindrich.

Am Sonnabend abend war der große Speisesaal bis zum letzten Winkel gefüllt. Nicht nur die gehfähigen Patienten sollten das Theaterstück sehen, diese Demonstration des Lebens, sondern auch alle liegenden Kranken, soweit sie noch transportfähig waren.

Auch Elfriede Barthels war dabei. Es ging ihr etwas besser, die großen Schmerzen im Rückgrat und an der Thoraxwand, wo die Hauptmetastasen saßen, hatten fast über Nacht aufgehört. In zwei Wochen hatte sie drei Pfund zugenommen ... sie wollte es nicht begreifen und ließ sich immer wieder den Wiegezettel geben. Dann weinte sie vor Freude und schrieb an ihren Mann: »Gibt es wirklich noch Wunder auf unserer Welt ...?«

Hinter der Bühne verlor Wottke die Nerven. Bisher war er wie ein Fels in der Brandung gestanden ... jetzt, zehn Minuten vor seinem Auftritt, schon eingenäht in sein Löwenfell, überfiel ihn die Krankheit aller großen Mimen: das Lampenfieber.

Viermal mußte seine Frau ihn auftrennen und wieder zunähen, weil Wottke auf die Toilette mußte. Und dann, als Androklus-Vindrich mit seiner Frau Megära, dargestellt von einer Bauunternehmers-Gattin, bereits auf der Bühne stand, entdeckte er, daß er in all der Aufregung sein Gebiß vergessen hatte. Ohne Gebiß konnte er nicht brüllen, er hatte es nie probiert.

»Mein Gebiß!« zischte Wottke zu Lisbeth hinüber. »Mein Gebiß, Gebiß!«

Er hob die Tatze und zeigte auf sein Löwenmaul. Frau Wottke nickte. Sie dachte, daß Franz ihr ein Kußhändchen zuwarf und warf ihm eins zurück.

»Mein Gebiß!« rief Wottke. Nicht laut genug, um das Orchester zu übertönen. Androklus, der durch eine Ritze des Vorhanges sah, trat zurück. Es war soweit. Wottke rollte sich eilends in sein Gebüsch. Ein gebißloser Löwe. Er hätte weinen können vor Ärger und Wut, während die Aufführung ihren Anfang nahm.

»Androklus und der Löwe«, eine Komödie von Bernard Shaw, gespielt von den Kranken der »See-Klinik«, die von allen Ärzten draußen aufgegeben worden waren.

In der ersten Reihe der Betten lag auch Marianne Pechl. Ihr Gesicht war klein geworden; in der Höhlung einer Hand könnte es Platz haben, dachte man, wenn man sie ansah. Neben ihr saß auf einem Hocker Dr. Hansen. Karin Hansen saß hinten zwischen den Patienten. Sie war eben erst gekommen ... hinter der Bühne hatte sie die Darsteller geschminkt und frisiert. Auch den Darsteller des Centurio, einen großen Malermeister mit einem Bronchialkarzinom, das sich in fünf Monaten in der »See-Klinik« zurückgebildet hatte. In der letzten Woche hatte dann die Abstoßung begonnen, wie es Hansen nannte, die Abstoßung des zerstörten Gewebes aus dem zerfallenen Karzinom.

»Sie sehen blaß aus«, hatte Karin zu ihm gesagt. »Soll ich meinen Mann rufen? Noch können Sie die Rolle an Herrn Petermann abgeben, der sie auch studiert hat.«

»Aber nein, Frau Doktor!« Der Malermeister lachte. »Mir geht's blendend! Nur das Lampenfieber!«

Nun saß er während des ersten Aktes hinter der Bühne und hustete. Er bezwang sich, es nicht zu zeigen, er drückte beide

Hände gegen den Mund, hielt den Atem an und versuchte, den Reiz zu unterdrücken.

Erst nach dem zweiten Akt! sagte er sich immer wieder. Erst dann kannst du husten, wie du willst. Aber jetzt!

Wenn es zu mächtig wurde, hustete er in den Ärmel seiner Uniform hinein, die er als Centurio trug. Er spürte, wie sich etwas in seiner Brust loszureißen begann, und er kämpfte gegen die Angst an, die in ihm hochkroch.

Er breitete die Arme aus, ganz weit, und atmete tief durch. In seiner Brust stach und bohrte es.

Auf der Bühne brüllte jetzt Wottke als Löwe. Die Szene mit dem eingetretenen Dorn begann. Es war ein dumpfes, herrliches Löwengebrüll ... ohne Gebiß ging es viel besser!

Atmen, dachte der Malermeister. Tief atmen ... und wenn es noch so sehr in der Brust sticht. Draußen sitzen sechzig Menschen, die kränker sind als ich ...

XVII

Nach dem ersten Akt quoll der Beifall spontan auf. Während sich Vindrich und die Darstellerin der Megära verbeugten, raste Wottke hinter die Bühne und schrie nach seiner Frau. »Auftrennen!« brüllte er. »Lisbeth ... her mit der Schere ...« Er war tief beleidigt. Vindrich hatte ihn, den schlafenden Löwen, als Androklus in den Hintern getreten. Das stand nicht im Textbuch und nicht in der Regieanweisung. Aber es war ein Gag, über den die Zuschauer schallend gelacht hatten. Selbst Lisbeth hatte in die Hände geklatscht ...

Aber niemand kam, ihn aus dem Fell zu trennen. Nur Regisseur Bertrich rollte sich auf seinem fahrbaren Stuhl hinter die Bühne und zischte: »Halten Sie den Mund, Wottke! Sie bleiben im Fell bis zum letzten Akt ... man kann Sie nicht dauernd einnähen!«

Schwitzend, durch das Maul des Löwenfells nach Luft schnappend, hockte Wottke auf einem Schemel hinter dem Rundhorizont der Bühne und hörte den Applaus.

Malermeister Paulus, der Centurio des Stückes, kam auf die Bühne. Sein Hustenreiz hatte nachgelassen, aber das Stechen in der Brust war kaum noch erträglich. Er lehnte sich gegen ein Versatzstück und beobachtete schwer atmend den kurzen Umbau der Dekoration.

Ein Gongschlag. Der zweite Akt. Die gefangenen Christen marschierten auf die Bühne. Der Malermeister stützte sich auf seinen Stock, den er als Centurio tragen mußte. Er warf einen Blick hinunter in den Zuschauerraum ... die Bettengalerie in der ersten Reihe, die blassen, aber lächelnden Gesichter, die großen, aufgerissenen Augen, die noch einmal das kleine Wunder der Bühne begreifen, bevor sie vielleicht für immer verlöschen ... Da straffte er sich und sagte seinen ersten Satz. Mit klarer, ungehemmter Stimme, mit einer Kraft, die ihn plötzlich ergriff und sogar das Stechen in der Brust überwand. Er sah die Kulissen des alten Rom um sich, und er war der Centurio, der die Christen ermahnte, nicht so lustig in den Tod zu gehen.

Schon nach den ersten Sätzen, im Gelächter der Zuschauer, rannte Dr. Summring hinter die Bühne. Dort stieß er auf Regisseur Bertrich, der in seinem Rollstuhl hockte und unendlich glücklich war.

»Mein letztes Stück, Herr Doktor«, sagte er leise, als sich Summring zu ihm niederbeugte. »Mein Abgang mit einer Komödie ... so sollte es immer sein ...«

»Wir müssen Herrn Paulus von der Bühne nehmen«, sagte Dr. Summring. »Sehen Sie nicht, daß er unfähig ist, weiterzuspielen?«

»Psst!« Bertrich legte den Finger auf die Lippen. »Es ist unmöglich, mitten im Stück ...«

»Als Arzt verlange ich ...«

»Er spielt doch wunderbar!«

»Aber sein Gesicht! Sein Atem!«

»Das gehört zur Rolle. Paulus hat sich wunderbar eingelebt.«

»Ich unterbreche!« Dr. Summring wollte auf die Bühne stürzen, aber Bertrich klammerte sich an ihn und hielt ihn an der Jacke fest. »Lassen Sie los«, zischte Dr. Summring. »Der Chef will ...«

»Auf der Bühne bin ich der Chef!« In Bertrichs Augen glühte es gefährlich. Wie Wahnsinn breitete es sich über sein Gesicht aus. Er krallte die Finger in Dr. Summrings Kleidung und hielt ihn fest. »Er spielt wie ein großer, gelernter Schauspieler! Er hat eine teuflische Begabung, dieser Paulus. Sehen Sie nur ... wie er müde niedersinkt ... wie er erschöpft die Augen schließt ... das ist gekonnt ...«

»Sie Idiot!« rief Dr. Summring. Er schlug auf die Hände Bertrichs, um sich zu befreien. »Sehen Sie denn nicht ...«

Malermeister Paulus stand wieder auf, wie es seine Rolle verlangte, und stellte sich dem Hauptmann-Darsteller in den Weg.

»Der Kaiser? Wo ist der Kaiser? Du bist doch nicht der Kaiser?«

Über die Bühne rollte ein Karren mit einem Käfig. In ihm hockte Wottke als Löwe. Auch er sah, wie der Centurio nach Luft rang. Sein Bronchialkarzinom, dachte Wottke. Mein Gott ... der Mann stirbt ja. Er stirbt auf der Bühne. Er rüttelte an den Gitterstäben und randaliert: »Aufmachen! Aufmachen!«

Im Saal brüllten die Zuschauer vor Lachen. Dieser Wottke! Eine tolle Nudel!

Malermeister Paulus umklammerte seinen Stab. Mit letzter Kraft erhob sich seine Stimme.

»Was?« schrie er. »Nach dir sollen wir einziehen in deinem Staub, wenn die halbe Stadt hinter dir und deinem Löwen herrennt? Nicht daran zu denken! Wir gehen voran ...«

Das »voran« war nur noch wie ein Röcheln ... wieder stieg der Hustenreiz in ihm auf, so mächtig, so schmerzhaft, so unbändig, daß er beide Arme hochwarf und den Mund weit aufriß. Dann hustete er, röchelnd, zuckend, mit brechenden Augen, Blut lief in zwei Bächen aus seinem Mund über Kinn und Hals ... langsam sank Paulus zwischen dem Hauptmann-Darsteller und Wottkes Käfig auf die Knie ... im Saal war Totenstille, nur Dr. Hansen, drei andere Ärzte und vier Schwestern rannten durch den Gang zur Bühne ... Dann endlich, endlich fiel der Vorhang ...

Dr. Summring, der sich von Bertrich losgerissen hatte, kniete neben Paulus, als Dr. Hansen auf die Bühne stürzte. Dr. Summring sah zu Hansen auf, und da wußte Hansen alles. Es gab keine Frage mehr. Von hinten umklammerte ihn Karin.

»Wie furchtbar«, stammelte sie. »Mein Gott ... und ich habe ihm gesagt, er soll nicht auftreten ...«

Hansen fuhr herum. »Du hast es gewußt und mir nichts gesagt?«

»Er wollte es nicht. Ich sah ihn nur husten ... O mein Gott!« Sie verbarg ihr Gesicht an seiner Jacke und weinte wie ein Kind. »Jetzt wird man kommen und dich dafür verantwortlich machen.«

Dr. Hansen brauchte nicht lange zu warten.

Schon vier Tage später fuhr Oberstaatsanwalt Dr. Barthels vor der »See-Klinik« vor. Dieses Mal dienstlich, mit einem zweiten Beamten und einem Stenografen. Er trug einen dunklen Anzug, als käme er zu einem Trauerbesuch. Er gab Wottke, der ganz klein in seiner Pförtnerloge hockte, seine Karte ab und sagte:

»Staatsanwalt. Ich möchte Herrn Doktor Hansen sprechen ...«

»Der ... der Chef ist bei einer Visite!« stotterte Wottke. Er drehte die Karte in seinen Fingern. »Jetzt ist Vormittagsvisite...«

»Gleichviel!« Oberstaatsanwalt Dr. Barthels straffte sich. »Rufen Sie auf den Stationen an. Herr Hansen soll kommen. Ich warte fünf Minuten ... dann suche ich ihn!«

Er wandte sich ab und marschierte den Gang hinunter. Wottke schoß aus seiner Loge hervor. »Wohin?« rief er laut. Dr. Barthels zuckte zusammen, blieb aber nicht stehen.

»Ich warte im Chefzimmer! Danke — ich kenne den Weg! Suchen Sie Herrn Hansen! Aber flott!«

Mit schnellen Schritten ging er zum Chefzimmer, riß die Tür auf und wollte eintreten. Er hatte nicht mit Karin gerechnet. Sie stand an der Schwelle, klein, zierlich, in ihrem weißen Mantel, mit einem mühsamen Lächeln auf den blassen Lippen, und schien nicht gewillt, ihn an sich vorbeizulassen.

»Sie suchen meinen Mann?« fragte sie.

Dr. Barthels nickte grimmig. »Wenn Sie Frau Hansen sind ... ja! Suchen, das ist der richtige Ausdruck! Ich darf wohl eintreten ...«

Sie sah die beiden Männer, die ihm gefolgt waren und offenbar zu ihm gehörten. »Ihre Begleitung bitte ich nebenan in das Wartezimmer ... Sie dürfen!«

»Zu gütig!« Barthels Gesicht rötete sich. »Ich bin Oberstaatsanwalt . . .«

»Ich weiß. Ich kenne Sie . . . Sie sind der Mann, der als Jurist alles besser weiß als ein Arzt . . .« Karin brachte es fertig, auch das noch lächelnd zu sagen.

Wortlos ging Dr. Barthels an Karin vorbei in Hansens Zimmer. Der begleitende Beamte und der Stenograf wurden von dem herbeigerannten Wottke barsch ins Wartezimmer gewiesen.

Oberstaatsanwalt Dr. Barthels blieb mitten im Zimmer stehen, bis Karin die Tür geschlossen hatte.

»Sie warfen mir da eben etwas vor, Frau Hansen«, sagte Dr. Barthels. »Zugegeben, ich habe, als ich damals meine Schwägerin hier besuchte, nur nach dem gesunden Verstand geurteilt. Mittlerweile liegen aber auch so viele Gutachten vor, daß ich meinen ersten Eindruck von Ihrer Klinik voll und ganz bestätigt sehe. Was Ihr Mann hier macht, ist alles andere, nur keine Krebsbekämpfung!«

»Das müssen Sie sagen? Gerade Sie . . . der Sie am Beispiel Ihrer Schwägerin sehen, wie die Therapie anschlägt . . .«

»Meine Schwägerin schrieb mir in einem Brief von dem Vorfall bei der Theateraufführung. Sie erwähnte es nur nebenbei . . . sie ist sich der Tragweite des Geschehenen nicht bewußt. Stimmt es, daß ein Todkranker eine schwere Rolle zu spielen hatte?«

»Darüber wird Ihnen mein Mann Auskunft geben.«

»Sie waren doch auch dabei . . .«

»Ja . . . aber ich bin die Frau des von Ihnen Verdächtigten . . .«

Dr. Barthels wandte sich ab. Die Tür knackte. Dr. Hansen kam herein, im weißen OP-Mantel. Er hatte eben eine Sauerstoff-Blutwäsche gemacht. Er sah die weiten Augen Karins und wußte Bescheid.

»Laß uns bitte allein, Liebes . . .« sagte er fast zärtlich. Karin hob bittend beide Hände.

»Jens . . . ich . . .«

»Bitte . . .«

Dr. Barthels wartete, bis hinter Karin die Tür zugeschlagen war. Dann stützte er sich auf die Schreibtischkante und sah Dr. Hansen groß an.

»Sie lieben Ihre Frau?«

»Gehört das zum Verhör?« fragte Hansen steif.

»Wenn Sie sie wirklich sehr lieben . . . ich kann es verstehen —, dann beginnen Sie ein anderes Leben! Lassen Sie das hier alles sein, werden Sie ein vernünftiger Arzt, der Sie schon einmal waren, ersparen Sie sich Ärger und Verfolgung . . .«

»Bitte, kommen Sie zur Sache, Herr Oberstaatsanwalt.«

»Schade.« Dr. Barthels hob die Schultern. »Das war ein privater Ausflug. Aber Sie wollen nicht, Herr Hansen. Gut also. Darf ich Sie, bevor ich Sie dienstlich frage, bitten, den ärztlichen Kittel auszuziehen . . .«

»Bitte.« Hansen streifte den OP-Mantel ab. »Früher gab man seinen Degen oder die Pistole ab.« Er legte ihn über die Sessellehne. »Aber ich behalte ihn in greifbarer Nähe. Es ist möglich, daß ich ihn gleich wieder anziehe . . .«

»Ist das der Optimismus, mit dem Sie auch Ihre Kranken und Sterbenden füttern und damit zig Tausende verdienen?«

»Vielleicht. Es wäre dann der einzige Ort in Deutschland, an dem Optimismus in der Krebsbehandlung herrscht, und müßte eigentlich ein Wallfahrtsort werden!«

»Bitte, werden Sie nicht zynisch.« Dr. Barthels setzte sich. Hansen stand vor ihm, groß, schlank, innerlich ganz Abwehr. Barthels spürte es.

»Mir ist bekannt, daß ein Patient mit einem unheilbaren Bronchialkarzinom trotz seines ernsten Zustandes in einer Theateraufführung . . .«

»Ich war auf Ihren Besuch vorbereitet.« Dr. Hansen ging zu seinem Schreibtisch und nahm eine Mappe von dem Stapel Krankengeschichten. »Hier haben Sie alle Unterlagen des verstorbenen Herrn Peter Paulus. Die letzten Röntgenplatten, die letzten Untersuchungsbefunde . . . Sie können sie von Ihren Gutachtern überprüfen lassen. Herr Paulus war so weit gebessert, daß er . . .«

»Daß er auf der Bühne tot zusammenbrach nach einem Bluthusten!« Die Stimme Dr. Barthels wurde laut und hart. »Wenn Ihre ärztliche Beurteilungskraft so beschränkt ist, einen Todkranken nicht von einem Gebesserten zu unterscheiden, werde ich nicht umhinkönnen, Ihre ganzen Krankenblätter beschlagnahmen und von Experten durchsehen zu lassen!«

»Bitte! Es steht Ihnen alles zur Verfügung.«

Oberstaatsanwalt Dr. Barthels sah auf seine Hände. Er dachte an seine Schwägerin Elfriede, die zwei Stockwerke höher lag und unbedingtes Vertrauen zu diesem Arzt hatte. Er dachte an seinen Bruder, der jeden Monat zweitausend Mark zahlte und der an jedes Wort glaubte, was aus der »See-Klinik« zu ihm drang. Er dachte an den letzten Brief Elfriedes, der auch den Vorfall bei der Theateraufführung enthielt, in dem sie schrieb:

»Seit einer Woche bin ich schmerzfrei und kann mich sogar außerhalb des Bettes bewegen. Gestern bin ich am Arm einer Schwester durch den Park gegangen . . . Ich hänge wieder am Leben . . . es ist ja so herrlich . . . und ich will es nicht hergeben. Jetzt noch nicht! Ich will mit Dr. Hansen um dieses Leben kämpfen. Und ich werde es schaffen . . .«

»Man sagt, daß Sie Patienten, die mit noch operablen Karzinomen zu Ihnen kommen, von Operationen und Bestrahlung abraten.«

»Wer sagt das?«

»Ich habe zuverlässige Informanten!«

»Bitte, wenn sie so zuverlässig sind . . .« Hansen steckte sich eine Zigarette an. Nach fast zwei Jahren rauchte er wieder. »Ich kann Ihnen nur versichern, daß ich einen operablen Krebsfall stets an die Chirurgie verwiesen habe. Erst wenn sie hoffnungslos zu mir kamen, wenn sie ihre Atteste brachten, auf denen klipp und klar unheilbar stand, habe ich sie aufgenommen.«

»Und das haben Sie getan, obwohl Sie selbst von der Wirksamkeit Ihrer biologischen Therapie nicht überzeugt sind! Sie haben Riesensummen verlangt von Patienten, denen Sie Hoffnung machten, wo keine Hoffnung mehr ist! Und Sie wußten es! Trotzdem haben Sie ...«

»Hatten Sie bei Ihrer Schwägerin Hoffnung? Hatte ein einziger Arzt Hoffnung? Mir liegt ein Gutachten von Professor Berlepsch vor. Er nennt Ihre Schwägerin völlig unheilbar. Sie müßte schon tot sein nach diesem Gutachten! Statt dessen kann sie schon wieder Spaziergänge machen ...«

»Ich weiß ...« Dr. Barthels begann plötzlich zu schwitzen. Er dachte an die Worte Professor Runkels: »Wenn Hansen Heilungen hat, so waren es keine echten Karzinome, sondern nur entzündliche Tumore. Auch die histologischen Gutachten wollen nichts besagen ... man kann sich irren ...«

Der Oberstaatsanwalt legte die Hände auf die Mappe Peter Paulus. Er sah ein Stück des Röntgenbildes ... einen Lungenflügel mit kleinen hellen Flecken ... Er sah den Tod.

»Warum stellen Sie sich gegen die Schulmedizin, Herr Hansen? Durch nichts können Sie beweisen, daß Ihre biologische Methode, daß Müsli, Rohkost, frische Luft, Bewegung, seelische Betreuung und einige geheimnisvolle Pillen und Tropfen allein genügen, etwas zu heilen, was man seit 2000 Jahren als unheilbar ansieht! Gut — Blutwäschen, Warmäther-Inhalationen, Frischzellenextrakte, Ihr Novo-Carcon und das Carzodelan ... alles hört sich ganz schön an, aber was vermögen Sie denn auszurichten gegen die Erfolgsmethoden der Chirurgie und Strahlenbehandlung?«

Dr. Hansen nickte nachdenklich.

»Ich nehme an, daß Sie nur einseitig informiert sind«, sagte er. Er hielt einige Blätter in der Hand und lehnte sich an die Schreibtischkante. »Natürlich wird man nie sagen: Wir haben versagt! Natürlich wird man mit Statistiken kommen, mit langen Zahlenkolonnen der Erfolge, die beweisen sollen, daß der Krebs gar nicht so schlimm ist ...«

»Statistiken lügen nicht!« sagte der Oberstaatsanwalt brüsk.

»Darf ich Ihnen einmal vorlesen, was der bekannte Arzt und Krebsforscher Dr. Lieck schrieb: ›In der Krebsfrage lebten und leben die Ärzte in einer Welt der Illusionen. Lüge ist vielleicht ein zu harter Ausdruck. Man will den zahllosen Krebskranken nicht den Mut, nicht die Hoffnung nehmen. Ernsthafte Forscher lehnen die ganzen Zahlenreihen unserer Kliniken und Krankenhäuser ab ...‹«

Hansen reichte Dr. Barthels das Blatt hin. »Das ist nur eines ... ich habe zehn Aktendeckel voll davon ...«

»Das dürfte bei einem Prozeß ziemlich unerheblich sein.«

»Leider kommen wir nicht darum herum, der Schulmedizin diesen Spiegel vorzuhalten ...«

»Falls es Ihnen gelingt, für solche abwegigen Ausführungen das Wort zu erhalten ... Wer sind denn diese Ärzte, deren Artikel Sie so sorgfältig gesammelt haben?«

»Außenseiter.«

»Aha!«

»Herr Oberstaatsanwalt, ich könnte Ihnen Dinge erzählen, die Sie vielleicht anders über die geschmähten Außenseiter und ihre berühmten Gegner denken ließen ...«

»Ersparen Sie es sich!«

Dr. Bartels raffte die Papiere zusammen, steckte die Akte Peter Paulus in seine Mappe und schloß sie mit einem Ruck.

»Ich werde das alles nachprüfen. Genau nachprüfen!« sagte er fast müde. Da stürzten Probleme auf ihn ein, von denen er nie etwas geahnt hatte. Er glaubte, einen glatten Fall zu haben ... und er stand vor einem Gebirge von Haß, Neid, Mißgunst, kommerzieller Verquickung und unübersehbarer medizinischer Konsequenzen ...

Ich werde mit Runkel sprechen, dachte er. Ich muß ihn sprechen. Das ist ja schrecklich.

Er verbeugte sich knapp und verließ das Chefzimmer.

Die Patientin lag bereits festgeschnallt auf dem Tisch, sie war narkotisiert, der Leib war abgedeckt bis auf den weißgelben Hautflecken, über den das Skalpell Runkels gleiten sollte. Der Anästhesist kontrollierte die Atmung und gab etwas mehr Lachgas-Sauerstoffgemisch. Die OP-Oberschwester kontrollierte noch einmal die Instrumente auf dem Instrumententisch.

Im Nebenraum wusch sich Runkel die Hände und Unterarme. Mit einem unguten Gefühl beobachtete er, wie Dozent Dr. Färber vor dem Röntgenlichtkasten stand und die Platten der schon narkotisierten Patientin studierte. Es war ein »Chef-Fall«. Runkel hatte die Untersuchung selbst vorgenommen, allein die Diagnose gestellt, sie auf seiner feudalen Privatstation auf die Operation vorbereitet. Erst jetzt, wenige Minuten vor dem Eingriff, stellte er Färber die Patientin vor und bat ihn, sich ein Bild über die Operation zu machen.

Färber sah nachdenklich auf die Röntgenbilder. Runkel hatte eine Ovariektomie angesetzt. Das Uteruskarzinom war schon weit fortgeschritten ... Verschattungen im Becken ließen Metastasen vermuten. Färber ahnte, was man vorfinden würde, wenn man den Leib öffnete.

Runkel unterbrach seine Waschungen. »Was haben Sie, Färber?« rief er vom Waschbecken her.

Färber drehte den Kopf zu Runkel. »Ich verstehe nicht, warum wir hier einen Eingriff machen ...«

»Aber Sie sehen doch, daß ...«

»Ich sehe, daß dieser Fall inoperabel ist. Wir machen eine Ovariektomie ... gut, was haben wir damit gewonnen? Nichts ... wir schwächen die Patientin unnötig, und überall, wo wir nicht hinkommen, wächst der Krebs weiter. Ohne Operation ist ihre Lebenserwartung genauso lange ...«

»Unsinn!« Runkel spülte sich die Unterarme ab. Die Patientin war die Gattin eines Fabrikanten. Versuchen Sie alles, Herr Professor! hatte der Mann gesagt. Geld spielt keine Rolle ...

Und Runkel hatte sich entschlossen, die Operation durchzuführen und mindestens dreitausend Mark dafür zu liquidieren. Daß die Patientin kaum zu retten war, wußte er so gut wie Färber ... aber warum soll man nicht operieren, wenn es allen das Gefühl schenkt, hier wurde wirklich etwas getan. Nicht mit Sauermilch und Leinsamenaufgüssen, sondern mit dem Wunder des chirurgischen Messers ...

»Diese Operation nutzt keinem!« sagte Färber laut und beschrieb mit seinem Zeigefinger einen Kreis um die Röntgenplatten. »Ich vermute sogar, daß die Gewebe so morsch sind, daß keine Naht mehr hält! Was dann?«

»Was dann? Was dann? Überlassen Sie das mir, wenn Sie es nicht wissen! Sie sollen ja auch nur assistieren!« Runkel hielt die Hände unter die Heißlufttrockenanlage. »Wenn Sie einmal selbst Chef sind, steht Ihnen ein endgültiges Urteil zu. Sind Sie fertig?«

»Nein.« Färber knipste das Licht im Lichtkasten aus. »Ich möchte Sie bitten, Herr Professor, den II. Oberarzt hinzuzuziehen.«

Runkel fuhr herum. »Was fällt Ihnen ein, Färber? Steigt Ihnen die Karriere in den Kopf? Noch kann man sie abbremsen! Sie assistieren! Schluß!«

»Nicht hier, Herr Professor.« Färber holte tief Atem. Er dachte an die Worte Hertas: Bekenne dich zu dem, was du für richtig hältst.

Runkel wollte heftig werden. Doch er sagte nur spöttisch:

»Gut denn ... wenn es Ihre neuartige Moral, die man vielleicht die ›Hansensche Krankheit‹ nennen könnte, nicht zuläßt ... rufen Sie den II. Oberarzt! Aber ich verlange, daß Sie dabeistehen und einmal zusehen, daß man als Chef mehr können muß als Blinddärme herausnehmen!«

Mit großen Schritten ging Runkel an Färber vorbei in den Operationssaal. Der Anästhesist meldete alles klar.

»Wir können noch nicht, meine Herren«, sagte Runkel zu den anderen bereitstehenden Assistenten. »Wir müssen noch warten.«

Betretenes Schweigen lag im Raum. Die Blicke der Ärzte wanderten über den Mundschutz hinüber zu der Glaswand, die den Vorbereitungsraum vom OP trennte. Dr. Färber stand mitten im Raum und ließ sich die Gummischürze ausziehen. Eine junge Schwester band die OP-Haube ab, eine andere trug Färbers Gummihandschuhe fort. Niemand wußte, was vorgefallen war... aber daß Runkel warten mußte, ehe er operieren durfte, war so ungeheuerlich, so einmalig in den Jahrzehnten der Klinik, daß selbst die alte Oberschwester nervös wurde.

Runkel stand mit zusammengepreßten Lippen neben dem abgedeckten Körper. Er erkannte die Demütigung, die ihm zuteil geworden war, und er sann darüber nach, wie er sie Färber heimzahlen konnte. Die Professur war ihm sicher, daran konnte Runkel nichts mehr ändern. Aber ihm würde schon etwas einfallen, ganz gewiß ...

Der II. Oberarzt kam in den Nebenraum gerannt. Man hatte

ihn vom Skat weggeholt. Er wusch sich rasch und ließ sich von Färber erklären, um was es überhaupt ging.

»Ovariektomie«, sagte Färber kurz. »Passen Sie auf, wenn Sie nähen... die Gewebe sind bereits sehr morsch. Die Fäden werden ausreißen...«

»Aber...« Der II. Oberarzt sah erbleichend auf Färber. »Wenn Sie das wissen, wenn der Chef das weiß... Warum...«

»Fragen Sie Runkel doch selbst!«

Professor Runkel sah durch die Glasscheibe die Unterhaltung der beiden Ärzte. Er stieß mit den Ellenbogen die umstehenden Assistenten zur Seite, rannte zur Tür und riß sie auf.

»Wird's bald?« brüllte er mit seiner hellen Stimme.

»Sofort!« Der II. Oberarzt rannte in den OP. Färber hielt die Tür auf.

»Sie haben die Klinke angefaßt, Herr Professor«, sagte er ganz ruhig. »Sie sind nicht mehr steril...«

Runkel stutzte. Dann schob er den Kopf vor wie ein angreifender Stier, ging zum Tisch, hob seine Hände in den Gummihandschuhen hoch und hielt sie den anderen Ärzten vor die Nase. »Seht euch die Hände an!« rief er. »Sind die noch steril? Erlaubt ihr mir, zu operieren?« Seine Stimme klang furchterregend. Färber trat auf die andere Seite des Tisches. Er schüttelte den Kopf.

»Ich vergaß... die Hände des Chefs sind immer steril.«

»Atmung?« fauchte Runkel. Der Anästhesist fuhr empor wie aus einem Traum.

»Normal. Puls 80, gut gefüllt.«

»Skalpell!« forderte Runkel und streckte die Hand aus. Zitternd reichte ihm die OP-Schwester das Messer...

In seinem Oberarztzimmer wartete Färber den ganzen Tag. Runkel hatte brillant operiert. Alle hatten ihn bewundert. Aber ebenso einig waren sich alle darüber gewesen, daß die Operation besser unterblieben wäre...

Färber rief zu Hause an, bestellte sein Essen ab und wartete weiter. Er wartete auf etwas, was kommen mußte, und so grausam es war... er saß wie eine Katze vor einem Mauseloch und rührte und regte sich nicht. Er wartete auf den Tod. Er wartete auf sein Recht. Ein Recht, das das Leben eines anderen Menschen kostete.

Gegen Mitternacht rief Herta an. »Hubert?« fragte sie. »Warum quälst du dich so. Komm nach Hause...«

»Nein. Ich warte.«

»Laß Runkel den Triumph. Nächstes Jahr hast du dein eigenes Krankenhaus...«

»Nein... ich bleibe! Versteh bitte, Herta, ich muß erst — so oder so — Gewißheit haben...«

Herta verstand ihn. Sie hatte in diesen beiden Jahren eine große innere Wandlung durchgemacht.

Gegen drei Uhr morgens ging die Alarmglocke der Privatstation. Zimmer 2.

Färber rannte hinüber. Der wachhabende Arzt begegnete ihm. Die Tür zu Zimmer 2 stand weit offen ... im Bett lag wachsbleich die frischoperierte Patientin. Ihr Atem ging röchelnd und stoßweise, die Hände zitterten über der Bettdecke. Die Stationsschwester zog gerade eine Spritze auf.

»Was machen Sie denn da?« rief Färber noch im Laufen.

»Das Herz ... Coramin ...« stotterte die Schwester. Sie hielt die Spritze injektionsfertig in der Hand.

Färber trat an das Bett. Er zögerte, dann griff er nach der Bettdecke.

»Haben Sie da schon mal nachgesehen?« fragte er.

Die Schwester schüttelte den Kopf. »Nein, Herr Oberarzt«, stammelte sie.

Da sahen sie es.

»Ist der Chef verständigt?« fragte Färber bitter.

»Ich habe den Alarm durchgestellt. Er wollte es so ...«

Der wachhabende Arzt setzte sich müde. Mit großen Augen starrte er auf das Vergehen der jungen Frau, die in ihrem Blut lag. Noch atmete sie, aber es war ein Wegflattern.

»Was ... was sollen wir denn tun, Herr Dozent ...«

»Hier? Nichts. Doch ja ... beten wir ... Gott, verzeih uns. Immer und immer wieder ... Gott verzeih uns ... Das ist alles, was wir tun können.«

Zehn Minuten später war Professor Runkel in der Klinik. Er stürzte aus dem Aufzug und rannte in Zimmer 2. Um das Bett standen die Schwester, der Wachhabende und Dr. Färber. Die Decke war noch zurückgeschlagen. Es war eine stumme Demonstration. Runkel sah kurz hin. Er brauchte keine Erklärungen. Die Ligaturen und Nähte hatten in dem morschen Gewebe nicht mehr gehalten.

»Exitus vor fünf Minuten«, sagte Färber leise. »Todesursache ...«

»Kommen Sie mit, Färber.« Runkel senkte den Kopf und verließ das Zimmer. Auf dem Flur wartete er auf seinen Oberarzt. Er sah ihn groß an, abtastend. »Nun sind Sie wohl sehr stolz, was?« fragte er leise. »Sie haben Ihren Lehrer blamiert. Aber Sie werden bestätigen müssen, daß hier nichts mehr zu retten war. Die Notoperation ...«

»Notoperation, Herr Professor?«

»Ich wollte ihr ein Jahr schenken. Ich ...« Runkel sah Färber fast bittend, ja flehend an. Färber blickte zur Seite. Er konnte diesen Blick nicht mehr ertragen.

»Ich weiß, daß man Hansen wegen fahrlässiger Tötung anklagen will. Und Sie sollen als Gutachter auftreten, Herr Professor.«

Runkels Kopf sank noch tiefer. Ein kleiner, alter Mann stand im halbdunklen Gang seiner Klinik. Hinter seinem Rücken die Gummiräder eines Wagens. Die Schwester fuhr die Tote aus dem Zimmer, hinüber zum Aufzug, der das Bett hinunter in den Eiskeller bringen würde.

»Wir sprechen morgen darüber.« Runkel reichte Färber die

Hand. Eine müde, faltige, kraftlose Greisenhand. »Schreiben Sie den Totenschein aus, Färber. Schreiben Sie: Herzinsuffizienz ... Das war es doch?«

»Ja, Herr Professor ...«

Für den nächsten Tag war Oberstaatsanwalt Dr. Barthels bei Professor Runkel angemeldet.

Runkel hatte sich in der Nacht wieder erholt. Er thronte hinter seinem Schreibtisch, hatte den abschließenden Krankenbericht unterschrieben, den Dr. Färber ihm eingereicht hatte, war nach einigem Zögern mutig genug, den Ehemann der Toten anzurufen und ihm mitzuteilen, daß die Schwere der Erkrankung leider ... Das Menschenmögliche sei getan worden. Sechs Ärzte hätten um das Leben gekämpft. Aber das Schicksal sei nun einmal stärker ... Der Fabrikant hatte es mit Fassung getragen und um die Rechnung gebeten. Im Augenblick war Runkel noch nicht mit sich einig, ob er sie ausschreiben lassen sollte oder ob er auf die dreitausend Mark verzichtete.

Schon bei der Begrüßung mit dem Oberstaatsanwalt ahnte er, daß etwas falsch gelaufen war. Fast beruhigte es ihn, daß Hansen unangreifbar sein könnte. Sollten sich Bongratzius und Lücknaht mit ihm herumschlagen ... in zwei Jahren emeritierte er sowieso, und dann war alles gleichgültig, was außerhalb seines Villengartens geschah.

»Wir haben die Ermittlungen begonnen«, sagte Oberstaatsanwalt Dr. Barthels und setzte sich in einen der Ledersessel. »Ich habe die ›See-Klinik‹ besichtigt und bin auf einen Todesfall gestoßen, der symptomatisch ist für diese merkwürdige Therapie. Stirbt ein Patient mit Bronchialkarzinom, weil ihn dieser Hansen Theater spielen läßt ... Das Merkwürdigste aber daran sind die Röntgenplatten, die er mir vorlegte. Ich habe sie prüfen lassen: Es sind gar nicht die letzten Röntgenaufnahmen des Patienten! Hansen hat bewußt bessere Aufnahmen eines anderen Patienten unterschoben, um ...«

»Um Theater spielen zu lassen?« Runkel lächelte milde. »Das klingt mir verdächtig nach Moritat.«

»Er hat die Verwandtschaft damit getäuscht!«

»Ist das sicher?«

»Völlig sicher. Ich habe die Hinterbliebenen aufgesucht. Er hat dem Bruder und der Gattin des Verstorbenen noch acht Tage vor dem Tod anhand der Platten bewiesen, daß das Bronchialkarzinom in der Auflösung begriffen ist ...«

Runkel wurde mobil. »Hat er wörtlich gesagt: In Auflösung begriffen?«

»Ja ...«

Dieser Hansen ist verrückt, das ist es, dachte Runkel. Wie kann man mit Diätkost einen Bronchialtumor auflösen!

Dr. Barthels legte die Röntgenplatten auf den Tisch. Sie trugen jetzt eine Aktennummer der Staatsanwaltschaft.

»Ich möchte, daß Sie in Ihrem Röntgeninstitut ein Gutachten abgeben. Es wird Ihnen nicht schwerfallen, durch Bildvergleiche festzustellen, daß hier bei den letzten Platten eine Unterschiebung stattgefunden hat! Ihr Gutachten wird nicht zu bezweifeln sein ...«

Runkel sah mißmutig auf die dunklen Filme. »Legen Sie sie bitte Professor Lücknaht vor, Herr Oberstaatsanwalt«, sagte er langsam. »Lücknaht ist Röntgenologe. Er ist der Fachmann! Ich bin Chirurg. Haben Sie die Leiche beschlagnahmt?«

»Natürlich.«

»Dann bringen Sie die zu Professor Bongratzius. Das ist der Pathologe. Sie haben dann zwei Fachgutachten.«

Oberstaatsanwalt Dr. Barthels notierte sich die Namen. »Ich bin Ihnen sehr zu Dank verpflichtet, Herr Professor.«

»Damit wären Sie dann glücklich wieder beim Betrug, Herr Oberstaatsanwalt«, sagte Runkel, und in seiner Stimme war etwas, was Dr. Barthels mit seinen Notizen innehalten und aufsehen ließ.

»Wie meinen Sie das?«

»Wenn Sie es wissen wollen — ohne daß Sie es als Einmischung auffassen —, ich meine, es ist völlig absurd, auch nur eine Sekunde zu erwägen, ob dieser Idiot Hansen ein Betrüger sein könnte.«

»Ich verstehe Sie wirklich nicht, Herr Professor, ich glaubte doch annehmen zu dürfen ...«

»Glauben Sie oder glauben Sie nicht, Herr Oberstaatsanwalt! Nehmen Sie an oder nehmen Sie nicht an! Hansen ist kein Betrüger, er ist ein Vollidiot!« schrie Runkel. »Kapieren Sie das nicht?«

»Nein«, sagte der Oberstaatsanwalt.

»Dann ist Ihnen nicht zu helfen. So wenig wie Hansen ...«

XVIII

Der Zustand Marianne Pechls war hoffnungslos. Das Melanom hatte sich vergrößert, zwar langsamer, als man es erwartet hatte, aber es wuchs und wuchs und streute weitere Metastasen aus ... in die Brustwirbel, in die Beine, in den Nacken.

Dr. Hansen, Frau Wottke, Karin und Dr. Summring wachten abwechselnd an ihrem Bett. Es hatte wenig Sinn mehr, Marianne noch mit einer umfangreichen Therapie zu quälen und damit zu schwächen ... als die Schmerzen zu wild wurden, als sie mit den Zähnen knirschte und schließlich aufschrie, voll Qual, Angst und Lebensnot, ordnete Hansen Morphium an, mit dem er sonst sehr sparsam umging. Marianne sollte in den letzten Tagen oder Wochen das Gefühl haben, das Sterben sei wie ein Wegschweben in eine schönere, freiere Welt.

In den wenigen Stunden ihrer geistigen Klarheit — später waren es nur noch Minuten — führte sie gewissenhaft ihr Tagebuch weiter.

Bis ins kleinste schilderte sie die Therapie, die Hansen bei ihr anwendete. Sie schrieb die vorübergehende Besserung, den schnellen Zusammenbruch und schließlich das Warten auf die Erlösung.

Ihre letzte Eintragung war Hansen gewidmet.

»Möge er immer die Kraft haben, einen Atemzug länger zu leben als seine Widersacher. Das genügt uns schon, uns Sterbenden ... ein Atemzug mehr ... ein Blick mehr in die Sonne, in den Garten, über den See mit den weißen Segeln, über die Blumen, in das wiegende Grün der Baumwipfel ... Kein Gold dieser Erde reicht aus, diesen Blick zu bezahlen ... Und daß er mir gewährt, geschenkt war, viele, viele Blicke mehr ... dafür danke ich Hansen über mein Grab hinaus ...«

Als sie das hingekritzelt hatte, war ihr der Kugelschreiber aus der Hand gefallen. Wahnwitzige Schmerzen durchjagten ihren Kopf, den Rücken, das Becken. Sie schrie ... schrie mit blauen Lippen und hervorquellenden Augen.

Dr. Summring gab ihr die rettende Morphiuminjektion. Dann ging ein erlösendes Seufzen durch den gequälten Körper ... er streckte sich, die verkrallten Finger lösten sich, und im Dämmerzustand lag Marianne, starrte mit geweiteten, ausdruckslosen Augen an die Decke und träumte von einem schwingenden Wiegen, von einer Schwerelosigkeit, die nichts mehr kannte als die Sehnsucht, daß es immer so bleiben möge.

An einem Maimorgen starb Marianne Pechl.

Bis zuletzt saß Dr. Hansen mit Karin an ihrem Bett. Noch kurz bevor sie die Augen für immer schloß, hatte er ihr einige Bluttransfusionen gegeben.

»Warum tust du das, Jens?« fragte Karin leise, als sie die Blutkonserve abnahm. »Sie weiß doch gar nicht mehr, daß sie noch lebt ...«

Hansen schwieg. Der Tod Marianne Pechls war ein anderes Sterben als das der vielen anderen Patienten, die bisher die »See-Klinik« in eichenen Särgen verlassen hatten. Mit Marianne verlor Hansen einen Teil seines Glaubens an sich selbst. Er wollte es sich nicht eingestehen, aber in den Nächten, in denen er allein neben ihrem Bett saß, hatte er Zeit genug gehabt, seine Idee von der Ganzheitsbehandlung des Karzinoms immer und immer wieder durchzudenken.

Erschrocken hatte er dann festgestellt, daß selbst er nicht einmal einen festumrissenen Begriff von der Entstehung des Krebses hatte, daß er in Annahmen und Theorien lebte und daß seine Therapie nicht mehr als ein Experimentieren war. Er bot alle Faktoren auf, die einen Körper regenerieren mußten, er ließ nichts aus, um die natürlichen Abwehrkräfte zu mobilisieren, er bekämpfte die Dysbakterie, die Dyskrasie, er gab Vakzine, entwickelte Krebsseren, schaltete Fokalinfekte aus ... aber nur zu oft nutzte das alles gar nichts ...

»Willst du Wüllner benachrichtigen?« fragte Karin, als sie Mariannes Fenster zum Balkon öffnete. Die Mailuft wehte über das bleiche Gesicht der Toten. Auf den Zweigen wiegten sich die Vögel und zwitscherten. Irgendwo, auf einer der Liegeterrassen, plärrte ein Radio.

Dr. Hansen klingelte nach Dr. Summring. Es war ihm unerträglich, jetzt Musik zu hören.

»Lassen Sie den Kasten abstellen!« rief er, als der Stationsarzt erschien. Dr. Summring sah auf Marianne. Er fragte nicht mehr ... leise schloß er hinter sich die Tür und rannte hinaus auf die Terrasse.

»Wüllner?« Hansen nickte mehrmals. »Ich werde ihn benachrichtigen. Natürlich. Er war der einzige Mensch, den sie noch hatte. Und auch ihn hat sie meinetwegen geopfert.« Er wandte sich ab und sah gegen die weißgetünchte Wand. »Mein Gott ... daß man so hilflos ist!«

Karin verstand ihn. Sie ging hinaus und ließ Hansen mit der Toten allein.

Über das Zimmertelefon ließ sich Hansen mit der Universitätsklinik verbinden. Nach längerem Herumsuchen kam endlich Dr. Färber an den Apparat.

»Bitte?« sagte Färbers dunkle Stimme. Hansen spürte die Vorsicht, die in ihr lag. Er schüttelte müde den Kopf, als könne es Färber sehen. Nichts, dachte er. Kein Kampf, Färber ... heute könntet ihr mir vorwerfen, ich sei ein Gaukler ... ich würde es annehmen und glauben.

»Hier Hansen ...« sagte er leise.

»Herr Hansen?«

»Ist Dr. Wüllner noch bei Ihnen?«

»Ja ...« Es kam gedehnt. »Aber er ist nicht im Hause. Außerdem gehört er zur Unfallstation und ...«

»Herr Färber. Ich möchte Sie um einen Gefallen bitten. Fräulein Pechl ist eben eingeschlafen. Sagen Sie es dem Kollegen Wüllner?«

»Wollen Sie nicht selbst ...«

»Wenn Sie mir das abnehmen könnten, Herr Kollege ...«

Dr. Färber schwieg. Die Stimme des Mannes, bei dem seine Frau ein Jahr gelebt hatte, haßte er wie nichts auf der Welt.

»Ich werde es tun!« sagte er endlich. Dann hängte er auf und lehnte den Kopf gegen die Wand der Stationssprechzelle, über die er das Gespräch geführt hatte.

An diesem Todesfall wird er zerbrechen, dachte er. Wüllner, der Oberstaatsanwalt, Runkel, Bongratzius, Lücknaht ... sie alle hatten nur auf diesen Tod gewartet.

Auch der Dozent Färber.

Aber plötzlich spürte er gar keine Genugtuung mehr. Eher Angst. Die Angst, mit dem Zusammenbruch Hansens auch Herta zu verlieren. Zum zweitenmal. Und er wußte, daß er es diesmal nicht mehr überleben würde ...

»Herr Oberstaatsanwalt? Hier Wüllner. Ich rufe aus der Klinik an. Ich erfahre soeben von Herrn Färber, daß meine Braut, Fräulein Dr. Pechl, heute bei Dr. Hansen in der ›See-Klinik‹ verstorben ist.«

»Mein aufrichtiges Beileid, Herr Doktor.«

»Es ist ein Tod, der nicht nötig war! Hansen hat verhindert, daß sich Marianne operieren ließ! Ich möchte dies hier in aller Form wiederholen!«

»In Form einer Anzeige?«

»Wenn es sein muß: Sofort!«

»Reichen Sie die Anzeige bitte schriftlich ein.«

»Und dann?«

»Dann werden wir uns darum kümmern. Was macht das übrige Material, das Sie gesammelt haben?«

»Ich bringe es mit der Anzeige zu Ihnen, Herr Oberstaatsanwalt.«

»Neuigkeiten?«

»Ja. Nach meinem Weggang haben sich merkwürdige Dinge zugetragen. Ein Rutengänger war in der Klinik. Vor zwei Monaten war ein Gesundbeter da...«

»Ein Gesundbeter! Wirklich?«

»Ich habe den Namen und die Adresse...«

»Ist ja toll! Kommen Sie morgen zu mir. Um 11 Uhr. Zimmer 104!«

»Ich danke Ihnen, Herr Oberstaatsanwalt...«

Die Leiche Marianne Pechls wurde am nächsten Tag beschlagnahmt. Zwei Beamte der Staatsanwaltschaft brachten die Papiere mit, versiegelten den Sarg und ließen ihn im Kühlkeller stehen.

»Wird abgeholt!« sagten sie knapp, wie es die Art eines echten deutschen Beamten ist. »Aufbrechen der Versiegelung zieht Strafe nach sich.«

»Ich brauche für den Totenschein einen genauen Obduktionsbefund!« sagte Dr. Hansen. Die Beamten sahen an ihm vorbei.

»Den bekommen Sie vom gerichtsmedizinischen Institut. Wenn Sie den Sarg aufmachen...«

»Ich weiß.« Hansen ließ die beiden Beamten stehen und ging auf sein Zimmer. Eine Stunde später rollte der große, schwarze Wagen von Dr. Barthels im Hof der »See-Klinik« aus. Karin empfing den Oberstaatsanwalt an der Tür. Mühsam lächelnd, in einem neuen weißen Kittel, als handle es sich darum, einen wichtigen Besucher durch die Klinik zu führen. In seiner Loge saß Franz Wottke und kaute an der Unterlippe. Einen Augenblick war er versucht, aufzuspringen und zu rufen: »Grüßen Sie mich gefälligst, Herr Oberstaatsanwalt! Schließlich bin ich mit 30 000 Mark Einlage Mitinhaber der Klinik!« Aber er unterließ es. Ärger gab es jetzt genug.

»Mein Mann erwartet Sie schon«, sagte Karin. »Sie kennen ja den Weg.«

»Allerdings!« Barthels blieb in der Halle stehen. Im Speisesaal probierte wieder das Klinikorchester. »Wie geht es meiner Schwägerin?«

»Gut, Herr Oberstaatsanwalt.«

»Gut?« Dr. Barthels spürte ein merkwürdiges Rumoren um das Herz herum. »Was nennen Sie gut?«

»Sie macht Spaziergänge um den See herum. Warten Sie...«

Karin sah auf einen Block, der in Wottkes Loge lag. »Im Augenblick segelt sie ...«

»Was tut sie?« fragte Dr. Barthels.

»Sie segelt. Wir haben doch eigene Segelboote. Dr. Adenberg führt das Boot. Sie sind draußen auf dem See ...«

»Auf ... dem ... See ...«

»Stört Sie daran etwas?«

»Aber ... sie lag doch im Sterben ...«

»Tja!« Karin Hansen hob die Schultern. Ihr Gesicht war ernst. »Nun segelt sie jedenfalls ... Das ist bestimmt ein Erfolg der Schulmedizin ...«

Der Hieb ärgerte den Staatsanwalt so, daß er Karin einfach stehenließ und zum Chefzimmer ging. Er klopfte kurz an, wartete eine Antwort ab und trat ein. Wottke beugte sich zu Karin über den Tisch der Pförtnerloge.

»Für 'ne Affekttat gibt's doch mildernde Umstände, was?«

»Aber Wottke!«

»Mit Rutengängern haben Sie gearbeitet! Mit einem Gesundbeter! Sind wir denn im Mittelalter? Was haben Sie sich eigentlich dabei gedacht, Herr Dr. Hansen? Vielleicht erzählen Sie mir auch noch, daß Sie in der Vollmondnacht in den Garten gehen und Kräuter und Wurzeln sammeln, vor denen eine trächtige Eselin stehenbleibt ...«

»Wenn es etwas hilft ... warum nicht?«

»Das ist ja Okkultismus!«

Dr. Barthels rannte im Zimmer hin und her. Er hatte das Aktenstück in der Hand und las Hansen einzelne Punkte der Ermittlung vor. Ein sehr ungewöhnliches Vorgehen. Die Katze ließ die Anklage erst im Gerichtssaal aus dem Sack. Aber die Nachricht, daß Schwägerin Elfriede auf dem Plöner See herumsegelte, war so ungeheuerlich in ihren Konsequenzen, daß es Dr. Barthels für richtiger hielt, vor Erhebung einer Anklage Dr. Hansen Gelegenheit zu einer klärenden Aussprache zu geben. Vielleicht, Barthels hoffte es plötzlich inbrünstig, zerschlug diese Aussprache alle Anklagepunkte.

Aber Hansens Antworten waren alles andere als ein Entgegenkommen auf den goldenen Brücken, die Barthels zu bauen bereit war. Daß er nicht leugnete, einen Rutengänger in die Klinik gelassen zu haben, daß er sogar einen Gesundbeter aus der Holsteinischen Heide hatte kommen lassen, übertraf alles, was der Oberstaatsanwalt zu dulden bereit war.

»Haben Sie keine andere Erklärung?« fragte Barthels heiser. »Jeder vernünftig denkende Mensch wird sagen, daß Sie hier Hokuspokus getrieben haben!«

»Sie haben das richtige Wort gebraucht, Herr Dr. Barthels: Jeder vernünftig denkende Mensch!« Dr. Hansen zeigte auf die lange Reihe eiserner Karteikästen, die im Hintergrund des großen Zimmers wie Schränke an der Wand standen. Sie waren gefüllt mit Krankengeschichten.

»Dort liegen die Akten von über tausend Menschen!« sagte

Dr. Hansen laut. »Alle hatten sie eins gemeinsam: Sie waren unheilbar. Sie waren von allen Ärzten aufgegeben worden! Viele habe ich aufgenommen, viele sind wieder weggegangen und zu Hause gestorben, viele habe ich heimgeschickt, weil es wirklich sinnlos war, die meisten sind bei mir gestorben ... aber 23 habe ich geheilt.«

»Wissen Sie«, fuhr er fort, »wie es im Herzen und Hirn eines Unheilbaren aussieht? Wie sich solch ein Mensch an alles klammert, was er hört, liest oder sieht? Sie können es nicht wissen, denn keiner kann nachempfinden, was es heißt, zu wissen: Du bist verurteilt zu sterben! Und da kommen diese Unheilbaren zu Ihnen, dem Arzt, der ihnen helfen soll und will. Und sie betteln: Doktor, ich habe gelesen ... Erdstrahlen erzeugen Krebs. Haben Sie die Klinik schon nach Erdstrahlen absuchen lassen ...? Oder einer liegt im Bett und Sie wissen, er wird keine Woche mehr leben. Und dieser Mensch klammert sich an einen Gedanken: In der Heide lebt ein Gesundbeter. Er hat oft geholfen. Warum nicht mir? Holen Sie ihn doch, Doktor! Was würden Sie tun, Herr Barthels? Würden Sie sagen: Nein, das ist Quatsch! Sterben Sie so ... O nein, Herr Oberstaatsanwalt ... ich habe ihnen diesen letzten Wunsch erfüllt. Ich habe den Rutengänger geholt und gezeigt, daß es keine Erdstrahlen gibt in der ›See-Klinik‹. Ich habe den Gesundbeter geholt, und er hat eine Nacht lang gebetet, und der Sterbende war glücklich.«

»Es war Ihre Pflicht, den Kranken zu sagen ...« Barthels schwieg sofort, als Hansen heftig den Kopf schüttelt.

»O nein! Arzt sein, heißt nicht, die Patienten von einem Aberglauben zu befreien. Arzt sein, heißt, im hippokratischen Sinne, Helfer und Heiler sein, wobei das Helfen oft noch wichtiger ist als das Heilen! Und ich habe ihnen geholfen, seelisch geholfen, indem ich ihnen ihren Glauben an die allerletzte Chance nicht nahm, sondern mit ihnen, wie sie meinten, daran glaubte.«

»Das wird Ihnen keiner abnehmen!«

»Das verlange ich auch nicht.« Hansen legte ein dickes Aktenstück auf den Schreibtisch. Mißtrauisch betrachtete es Dr. Barthels. »Sie haben die Leiche Fräulein Pechls beschlagnahmen lassen. Der tote Körper nutzt Ihnen nicht viel. Hier ist die gesamte Krankengeschichte. Es steht alles drin, auch mein Versagen ...«

Oberstaatsanwalt Dr. Barthels atmete schwer. »Sie geben zu, versagt zu haben? Sie wollen damit sagen, daß Fräulein Dr. Pechl unter normalen Behandlungsmethoden ...« Er stockte, weil ihm die letzten Worte schwerfielen.

Hansen schob ihm das dicke Aktenstück zu. »Lassen Sie das von Ihren Gutachtern feststellen. Jeder kann Ihnen sagen, wie die Aussichten bei gerade dieser Art von Krebs sind. Vor allem möchte ich den Chirurgen sehen, der nach gewissenhafter Erwägung des Für und Wider die Meinung vertreten wollte, eine Operation wäre noch möglich gewesen ...«

»Ich bin ein medizinischer Laie!« Dr. Barthels schob das Aktenstück in seine Aktenmappe. »Ich kann mich nur auf Gutachten verlassen. Und mir wurde gesagt, daß bei Fräulein Dr. Pechl . . .«

»Wer sagte Ihnen das? Der aufgeregte Wüllner, der den Kopf verlor und für den ich menschlich noch Verständnis aufbringe? Oder Professor Runkel? Oder Dozent Dr. Färber? Oder der Pathologe Bongratzius, der noch nie einen Krebskranken behandelt hat? Oder Professor Lücknaht? Bitte — bringen Sie Ihre Gutachter. Ich bin bereit, vor aller Welt im Gerichtssaal mit ihnen zu diskutieren?«

»Sie sind mir zu stolz, Herr Dr. Hansen! Zu stolz! Alle Eiferer haben bis jetzt Schiffbruch erlitten.«

»Verhaften Sie mich!« rief Dr. Hansen. »Stellen Sie mich vor Gericht! Die ganze Welt wird zuhören! Wird es endlich hören . . .« Hansens Wangen glühten. »Geben Sie mir die Chance, Herr Oberstaatsanwalt. Ich habe keine Angst vor der Schulmedizin. Ob das im umgekehrten Falle so ist . . .«

»Wir werden sehen!« Dr. Barthels sah sich im Zimmer um. »Ich muß Ihnen eröffnen, Herr Dr. Hansen, daß Ihr Archiv beschlagnahmt und versiegelt wird. Sie selbst verhafte ich wegen Verdachts der zweifachen fahrlässigen Tötung und des wiederholten Betruges in sechs Fällen. Wegen Verdunkelungs- oder Fluchtgefahr muß ich auf eine sofortige Verhaftung bestehen. Morgen wird zur Aufrechterhaltung des Klinikbetriebes ein Arzt aus der Stadt die Leitung übernehmen, voraussichtlich Dozent Dr. Färber.«

»Ach!« Hansen zog langsam seinen weißen Kittel aus. »Herr Färber. Das ist mir lieb. Er ist ein großartiger Arzt!«

Oberstaatsanwalt Dr. Barthels würgte es im Hals. »Ich kann Ihnen versichern, daß es mir nicht leicht fällt, gerade gegen Sie so vorzugehen . . . Ich hörte übrigens eben von Ihrer Gattin, Sie hätten meine Schwägerin gebessert und sie sei auf dem Wege der Gesundung?«

»Nein!«

»Nein?« Barthels fuhr herum. »Aber . . .«

»Ich kann doch niemanden heilen! Darum verhaften Sie mich doch. Als Scharlatan! Wenn es Ihrer Schwägerin besser geht, dann war es bestimmt kein Karzinom, was sie hatte. Runkel und Bongratzius werden es Ihnen beweisen! Alle meine Heilungen sind mit Diagnosefehlern der früheren Ärzte zu erklären. Denn Krebs ist unheilbar! Das steht doch in Ihren Akten!«

»Kann ich meine Schwägerin sehen?«

»Natürlich!« Dr. Hansen ging an das große Fenster und schob die Gardine zur Seite. Der Blick ging weit über den sonnenüberfluteten Plöner See. Sanft, von einem leichten Wind gebläht, glitten einige weiße Segelboote durch das hellblaue Wasser. »Dort!« sagte Hansen und streckte den Arm aus. »In einem der Boote! In vier Wochen hoffe ich sie entlassen zu können . . .«

»In vier Wochen! Elfriede . . .« Dr. Barthels wischte sich den plötzlich ausbrechenden Schweiß von der Stirn. »Sie konnte kaum noch laufen, als sie zu Ihnen kam. Wir mußten sie ins Haus tragen . . .«

Hansen wandte sich langsam vom Fenster ab. »Wie gesagt, sicherlich war es kein Krebs! Denn dann wäre Ihre Schwägerin längst begraben! So — und nun verhaften Sie mich. Sagen Sie Ihren Spruch ... ich folge Ihnen! Verabschieden darf ich mich doch noch?«

Oberstaatsanwalt Dr. Barthels tupfte sich über das Gesicht. »Sie machen es einem schwer. Ich tue nur meine Pflicht als Vertreter des Staates. Vielleicht stellt sich alles als haltlos heraus ...«

»Nach einem Jahr ... oder noch länger ... denn so lange wird die Voruntersuchung dauern. Dann wird diese Klinik hier geschlossen und mein Lebenswerk zusammengebrochen sein ... Was nutzt dann noch der Freispruch? Man hat erreicht, was man wollte: Die interne Krebstherapie des Dr. Hansen ist abgewürgt.«

Hansen ging zur Tür und stieß sie auf. Auf dem Gang war kein Platz mehr. Kopf an Kopf standen sie da, die Ärzte, die Schwestern, die Pfleger, die Putz- und Küchenmädchen, die Diätköchinnen, die gehfähigen Patienten, Wottke, Frau Wottke, Karin ... ein Wall von Leibern, der sich Barthels entgegenstemmte, als er aus dem Zimmer wollte. Ein stummer Wall, Hunderte anklagende Augen. Barthels drehte sich zu Hansen um.

»Was soll das?«

»Sie nehmen Abschied ... nehme ich an.«

»Bitte Platz!« rief Barthels. »Es handelt sich um eine Formsache!«

»Lassen Sie unseren Arzt hier!« rief ein Patient aus der Menge.

»Ohne Dr. Hansen sind wir verloren!« schrie eine Frau.

Oberstaatsanwalt Dr. Barthels senkte den Kopf. Hansen voraus ging er an der stummen Mauer vorbei in die Halle. Hansen folgte ihm, den Arm um die zuckende Schulter Karins gelegt. Die Treppe hinauf, über die Terrasse kam eine Frau gelaufen. Außer Atem, mit rotem Gesicht. Sie hatte ein weißes Kleid an und die grauen Haare mit einem Seidenschal zusammengebunden.

»Elfriede ...« stammelte Dr. Barthels. Er blieb stehen wie vor einem unbegreiflichen Wunder.

Elfriede Barthels vertrat ihrem Schwager den Weg.

»Es stimmt also!« rief sie mit stockendem Atem. »Ich habe es nicht glauben wollen! Du hast Dr. Hansen verhaftet? Fehlt dir was? Bist du total verrückt?«

»Elfriede ...« Dr. Barthels rang nach Worten. »Ich bin Staatsbeamter. Ich muß ...«

»Ein armseliges Würstchen bist du!« Elfriede Barthels Stimme überschlug sich. »Er rettet mir das Leben, und du verhaftest ihn! Ich werde dafür sorgen, daß die ganze Welt davon erfährt! In allen Zeitungen wird es stehen. Man verhaftet einen Arzt, weil er helfen wollte und geholfen hat!«

Dr. Hansen trat an Dr. Barthels vorbei auf die erregte Frau zu, zog sie rasch an sich und strich ihr über die Schulter. Dann ging er, den Blick geradeaus, hinunter zu Barthels Dienstwagen.

Bevor er einstieg, wandte er sich dann doch noch einmal zu Karin, zu den Ärzten, Schwestern und Patienten um, die auf der Terrasse standen. Er winkte ihnen zu, so wie man Abschied nimmt für eine lange Zeit. Hansen biß die Zähne zusammen. Ich werde sie nicht wiedersehen, dachte er. Alle nicht ... die Ärzte und Schwestern werden in andere Krankenhäuser gehen, die Patienten werden sich verlaufen, zurückkehren in ihre Heimatorte und dort, da kein Arzt sie mehr behandelt als Inkurable, in einigen Wochen oder Monaten sterben.

Sein Blick wanderte die Reihen entlang und verweilte kurz bei jedem einzelnen ... sieben waren darunter, denen er Heilung hätte versprechen können. Hundertprozentig. Jetzt würden sie sterben müssen ...

»Kommen Sie«, sagte Dr. Barthels leise ...

»Und was wird nun?« fragte ein Patient, als der Wagen auf der Plöner Chaussee verschwunden war.

Dr. Summring hob die Schultern. »Ich weiß es nicht. Wir bekommen einen kommissarischen Leiter ...«

Karin fuhr herum. Es war das erstemal, daß sie es hörte.

»Wissen Sie, wen?« rief sie.

»Man spricht von Dr. Färber ...«

»Nie!« Karin preßte die Hände aneinander. »Das ist unmöglich ...«

»Ab heute ist nichts mehr unmöglich«, sagte Dr. Reitmayer. »Und in spätestens sechs Wochen werden wir pleite sein ... Glauben Sie, daß es einen einzigen gibt, der zum Chef steht? Mit der offiziellen Bekanntgabe seiner Verhaftung wird die Klinik zusammenbrechen. Es wird niemand mehr zu uns kommen ...«

»Sie werden ihn spätestens nächste Woche wieder freilassen!« rief Karin.

»Glauben Sie?« Dr. Adenberg war es schwer, die Wahrheit zu sagen. »Sie werden den Chef so lange festhalten, bis hier alles aufgelöst ist. Darum geht es doch nur ...«

»Und wir?« rief eine Kranke schrill.

»Sie?« Dr. Adenberg drehte sich zu der Ruferin um. »Um Sie wird sich keiner kümmern!« rief er bitter. »Für die Schulmedizin und damit für den Staat, der sie stützt, sind Sie ja schon tot!«

Es war das erstemal seit zweieinhalb Jahren, daß so in der »See-Klinik« gesprochen wurde. Die Patientin fiel in Ohnmacht.

Professor Runkel war sehr unbehaglich, als er Dozent Dr. Färber zu sich bat und ihm eröffnete, welchen Auftrag er für ihn bereithielt.

»Die Staatsanwaltschaft trat an mich heran!« sagte er wie eine Entschuldigung. »Und ich wüßte keinen, den ich geeigneter fände als Sie ...«

Dr. Färbers Gesicht war verkniffen. »Beauftragen Sie den Kollegen Wüllner damit, Herr Professor.«

»Wüllner? Nie!«

»Er kennt die Behandlungsmethoden.«

»Eben das ist es! Die Kranken sollen nach vernünftigen wissenschaftlichen Methoden behandelt werden, bis sie in die Heimatorte entlassen werden können. Die Liquidation wird einige Wochen dauern.«

»Und wenn Hansen vorher entlassen wird?«

»Das ist kaum möglich. Der gestrige Haftprüfungstermin hat ergeben, daß die Untersuchungshaft aufrecht erhalten wird. Der Einspruch des Anwaltes ist verworfen worden.«

Färber legte die Hände auf den Rücken. Runkel sollte nicht sehen, wie sie zitterten. »Aus gewissen, Ihnen bekannten Gründen muß ich die kommissarische Leitung der Klinik ablehnen, Herr Professor. Außerdem eigne ich mich nicht zum Leichenfledderer . . .«

»Wie sprechen Sie mit mir, Färber?« Professor Runkel sprang auf. »Ich habe das Gefühl, daß sich unsere Wege trennen müssen . . . und zwar sehr schnell! In vier Wochen erhalten Sie ihre Professur . . . das dürfte ein günstiger Anlaß sein . . .«

»Es entspricht voll meinem Wunsche. Ich habe Ihnen viel, wenn nicht alles zu verdanken, Herr Professor . . . aber ich habe Ihnen schon so weit nachgegeben, daß ich keinen Schritt weitergehen könnte, ohne die Selbstachtung zu verlieren, und deswegen . . .«

»Sie lehnen also die Leitung der Hansen-Klinik ab?«

»Ja!«

»Und was soll ich der Staatsanwaltschaft als Begründung schreiben?«

»Schreiben Sie, Herr Professor: Herr Färber lehnt es ab, das von der Staatsgewalt über 75 Krebskranke durch die Verhaftung Dr. Hansens ausgesprochene Todesurteil auszuführen.«

Schroff drehte sich Dr. Färber herum und verließ grußlos das Zimmer Runkels.

Nachdenklich sah Runkel auf die zugeschlagene Tür. Seine hohe Stirn war voller Falten.

»Er hat recht«, murmelte er. »Verdammt, er hat recht. Alle denken nur an Hansen . . . und niemand an die Kranken. Niemand . . .«

Die Haftbeschwerde des Anwaltes wurde verworfen. Oberstaatsanwalt Dr. Barthels hatte sich eingemauert. Auch seinen Bruder empfing er nicht. Als der Fabrikant am Telefon tobte, legte er den Hörer auf. Briefe seiner Schwägerin Elfriede zerriß er ungelesen. Es gab keine pivaten Dinge mehr für ihn . . . allein die Akten bestimmten sein Handeln. Und was in den Akten stand, was Dr. Wüllner an Material zusammengetragen hatte, was Professor Bongratzius und Professor Lücknaht an Gutachten abgegeben hatten, war so belastend für Hansen, daß Barthels — nur als Jurist denkend — gar nicht anders konnte, als den Chef der »See-Klinik« in Untersuchungshaft zu belassen und die Anklage wegen fahrlässiger Tötung und wiederholten Betruges vorzubereiten.

In der »See-Klinik« hatte die Auflösung begonnen. Ein Professor aus der Hauptstadt hatte die Leitung übernommen. Er beschränkte sich darauf, die Diagnosen Hansens zu bestätigen, die sämtlich »inkurabel« hießen. Dann stellte er die Transportfähigkeit fest und entließ die Kranken nach Hause. Nur die Sterbenden blieben in der Klinik.

Oft kamen die Verwandten und wollten ihren Kranken abholen. Karin zitterte, wenn sie sich bei ihr meldeten. Die Presseveröffentlichungen über Betrug in der Klinik, über die Wertlosigkeit der Hansen-Therapie, Berichte von Reportern, die nur der Sensation, nicht der Objektivität dienten, hatten Erbitterung gesät. Immer wieder hörte Karin den Satz: »Sie glauben doch wohl nicht, daß wir den Rest bezahlen? Für diese Behandlung, über die alle schreiben, sie sei sinnlos? Betrogen hat uns Ihr Mann! Schweres Geld mit Versprechungen herausgelockt! Das werden wir sagen, wenn wir uns vor Gericht wieder sprechen ...«

Karin ließ die Beschimpfungen über sich regnen ... was sollte sie antworten? Sie stellte die Rechnungen aus, weil es die Korrektheit verlangte.

»Ich glaube nicht, daß Sie noch die Frechheit haben werden, die Rechnungen einzuklagen!« sagte jemand. »So ein Schwindel mit der Gutgläubigkeit von Kranken ...«

Nach vier Wochen verließen die ersten Schwestern das Haus. Die Ärzte suchten neue Stellen ... Karin war nicht mehr in der Lage, das achtzig Kopf starke Personal zu entlohnen, die Gehälter zu zahlen, die Forderungen der Lieferanten zu begleichen.

Das vor drei Jahren bereits praktizierte Spiel begann wieder: Die Banken gaben keinen Kredit mehr, nachdem Dr. Hansen verhaftet war. Die Sparkasse verlangte die sofortige Bereinigung eines überzogenen Kontos. Sachwerte wurden als Sicherheiten nicht angenommen ... wußte man denn, ob nicht alles verkauft werden mußte, wenn die Ersatzansprüche der Hunderte von Geschädigten — wie die Presse schrieb — vom Gericht anerkannt würden?

Immer und immer wieder versuchten die Anwälte, mit ihrer Haftbeschwerde durchzukommen. Sie scheiterten.

Als letzte verließen Dr. Summring und Dr. Adenberg das Haus. Sie verabschiedeten sich von Karin, die Worte blieben ihnen im Hals stecken.

»Ich wünsche Ihnen viel Glück!« sagte sie tapfer. »Und im Namen meines Mannes danke ich Ihnen, daß sie bis zuletzt ausgehalten haben ...«

»Wir kommen wieder, wenn sich der Irrtum aufgeklärt hat«, sagte Dr. Summring. »Wir alle kommen wieder ...«

Karin nickte. Sie wußte wie Dr. Summring, daß es Worte waren, die mit dem Wind verwehten. Es gab kein Zurück mehr. Dr. Hansen war am Widerstand seiner Zeit gescheitert. Es war ein Schicksal, das weder Worte noch kommende Taten ändern oder gar abwenden konnten.

In der achten Woche lag die »See-Klinik« verlassen unter der strahlenden Sonne. Die Segelboote wiegten sich einsam am Ufer vor dem Bootssteg, auf den Terrassen standen die Liegestühle verlassen unter den Sonnenschirmen. Hinter den blinkenden Fenstern und kleinen Balkonen lag die Leere. Abgezogene Betten, nackte Matratzen, zusammengefaltete Decken. Die Stühle im großen Speisesaal waren übereinander gestellt und verstaubten. Totenstille in den Gängen und Fluren. Nur im Hausmeistertrakt waren Stimmen ... die Wottkekinder ...

»Ein bißchen groß als Einfamilienhaus«, sagte Wottke zu Karin, während er die Terrassen fegte. »Was sagt denn der Chef?«

»Er hofft auf seinen Prozeß. Er denkt an nichts anderes mehr.« Karin setzte sich in einen der Liegestühle. »Ich war gestern bei ihm. ›Vor Gericht wird man mich reden lassen müssen‹, sagte er. ›Da kann keiner sagen: Ich entziehe Ihnen das Wort.‹ Das ist seine ganze Hoffnung: Reden können vor der Weltöffentlichkeit ...«

»Und was wird unterdessen aus uns?« Wottke stützte sich auf seinen Besen. »Dreitausend Mark habe ick gespart ... das reicht für 'ne Zeit. Aber dann?«

Karin sah über den blauleuchtenden See. »Wir werden durchhalten, Wottke. Wie ... das wird sich zeigen. Ich habe noch mein mütterliches Vermögen ... und wir haben doch auch gute Freunde.«

»Freunde?« Wottke begann weiter zu fegen. »Det wär das erstemal, det es Freunde gibt, wenn man sie braucht ...«

Die Gutachter waren sich einig.

Marianne Pechl hätte gerettet werden können, wenn man sie rechtzeitig richtig behandelt hätte. Der Malermeister, der als Centurio auf der Bühne starb, lebte noch heute, wenn man ihn nicht hätte spielen lassen! Außerdem hatte man bei ihm bewußt die Röntgenbilder vertauscht! Die angegebenen Heilungen waren Scheinheilungen, denn nach nochmaligen genauen Diagnosen hatte es sich bei allen Fällen nie um ein Karzinom gehandelt. Die einweisenden Ärzte hatten sich geirrt. Sogar die histologischen Befunde!

Vernichtend war das Urteil von Professor Bongratzius, dem Pathologen. Er nannte die Ansicht Dr. Hansens, der Krebs sei eine chronische Allgemeinerkrankung des Körpers, glatt einen »kompletten Unsinn, der nie zu beweisen ist« und bekräftigte in wohlgesetzten Worten die Ansicht der Schulmedizin: Der Krebs ist eine Lokalerkrankung! Er ist eine örtliche Störung des Zellhaushaltes.

Dr. Wüllner wurde in diesem Expertenstreit hin und her gerissen. Erschrocken sah er, daß der Stein, den er ins Rollen gebracht hatte, zu einer Lawine angewachsen war, die ihn begraben würde ... Vielleicht war wirklich alles charakterlos und falsch, was er getan hatte.

Je stärker sich dieses Gefühl bei Dr. Wüllner verdichtete, um so intensiver begann er nach dem Tagebuch Mariannes zu fahnden. Karin Hansen hatte es nach Mariannes Tod an sich genommen. Da es nichts mit den Klinikberichten zu tun hatte, sondern Privatbesitz einer Patientin war, hatte man es nicht beschlagnahmt wie die Krankenblätter und Röntgenaufnahmen von über tausend Unheilbaren. In diesem Tagebuch aber mußte ein Schlüssel sein, der das ganze Problem der Hansen-Klinik aufschloß und verständlich machte.

»Ein Tagebuch?« fragte Oberstaatsanwalt Dr. Barthels, als Wüllner ihn danach fragte. »Mir ist nichts davon bekannt. Fräulein Pechl hat ein Tagebuch geführt? Das ist aber interessant! Wenn man es als Beweismittel zulassen kann ...«

»Es wird alles enthalten, was wir bisher noch nicht wissen.« Dr. Wüllner überflog die Zeilen des letzten Briefes, den Marianne an ihn geschrieben hatte. Den Abschiedsbrief, mit dem sie sich von ihm losgesagt hatte. Hier schreibt sie: »Ich habe ein neues Tagebuch begonnen. Das alte ist mit Dir geschlossen worden. Mit dem grausamen Wort ›Enttäuschung‹. Dieses neue Tagebuch wird nur einen kurzen Lebensabschnitt beschreiben, und in diesem hast Du keinen Platz mehr ...«

Dr. Barthels sah an die Decke. Das Zittern in Wüllners Stimme ergriff ihn. Er sah, wie der junge Arzt unter seinem Schicksal litt. Er stand zwischen den Fronten und wurde von ihnen zerquetscht.

»Ich werde mich darum kümmern«, sagte Dr. Barthels langsam. »Wenn wir dieses Tagebuch nicht als Privateintragung, sondern als schriftliche Aussage betrachten ...«

Am nächsten Vormittag erschienen in der »See-Klinik« wieder zwei Beamte und beschlagnahmten bei Karin das Tagebuch der Ärztin Dr. Marianne Pechl. Vor den Augen Karins wurde es in einem großen Kuvert versiegelt. Sie mußte unterschreiben, daß es unversehrt abgeliefert worden war.

Am Abend saß Oberstaatsanwalt Dr. Barthels zu Hause an seinem Schreibtisch, rauchte eine Zigarre, brach das Kuvert auf und begann zu lesen.

Er las bis tief in die Nacht hinein. Er merkte nicht, daß er seit Stunden an einer kalten Zigarre sog. Er spürte gar nichts mehr als einen eisigen Ring, der sich um sein Herz gelegt hatte.

»Mein Gott!« sagte er nur ab und zu. »O mein Gott ...«

»Dank über das Grab hinaus ...« Mariannes letzte Eintragung. Eine kraftlose Hand hatte noch unleserlich einige Kritzeleien an den Schluß gesetzt ... Die Handschrift des Todes ...

Dr. Barthels starrte in das dunkle Zimmer. Seine rotumränderten, müden Augen brannten.

Er hatte das unbändige Gefühl, in dieser Nacht noch zu Hansen gehen zu müssen, um ihn zu umarmen ...

XIX

Sechzehn Wochen saß Hansen jetzt schon in seiner Zelle. Es war ein heller, freundlich eingerichteter Raum, bei dem nur das vergitterte Fenster störte. Er konnte lesen, schreiben, sich selbst

»zusatzverpflegen«. Er durfte seine Anwälte empfangen, mit Karin und dem fluchenden Franz Wottke sprechen, der alle Juristen beschimpfte und auf dem Gang zum Sprechraum jedesmal mit dem Gefängnisbeamten Krach bekam, als seien sie mitverantwortlich, daß Hansen eingesperrt war.

Die »See-Klinik« war zusammengebrochen. Das große weiße Haus stand leer. Gelder kamen nicht mehr herein. Die weggegangenen Patienten hatten wohl noch mehrere Eingaben an die Staatsanwaltschaft eingereicht und um Freilassung ihres Arztes gebeten ... aber nachdem die Verwandten sie abgeholt hatten, breitete sich auch hier Schweigen aus.

Karin hatte ihr mütterliches Erbe auszahlen lassen. Zwar hatte Schwager und Rechtsanwalt Kieling in Hamburg drei Tage lang getobt und versucht, mit Vernunft gegen die Seele einer Frau anzukämpfen. Ein sinnloses Unterfangen.

»Ihr seid doch geschieden!« hatte er mit hochrotem Kopf geschrien. »Nicht genug, daß du wieder bei ihm lebst ... jetzt geht auch das Geld zum Teufel für die Phantastereien dieses Mannes! Man sollte euch Frauen schon bei der Geburt enterben! Glaubst du, er dankt dir das jemals?«

»Ihr alle kennt Jens nicht.« Karin saß mit gefalteten Händen im Büro ihres Schwagers.

»Aber du kennst ihn, was? Darum hast du dich ja auch von ihm scheiden lassen! O Himmel — die weibliche Logik grenzt an Irrsinn! Aber gut, wie du willst!« Schwager Kieling hieb mit der Faust auf den Tisch. Er war eine Vollblutnatur und tobte, wenn es ihm ans Herz griff. »Ich gebe das Geld frei! Aber wenn du nachher kommst und klagst ...«

»Ich werde nie mehr über Jens klagen. Er ist jetzt ganz allein, ein armer, verratener Mensch ...«

»Soll ich weinen?« schrie Kieling. »War er nicht allein, als er seine Klinik gründete ...?«

»Da war er allein im Triumph. Das kann man ertragen. Aber allein im Unglück, von allen verlassen und verspottet, angegriffen und verleumdet ... wenn ich jemals die Pflicht einer Frau erkannte, so jetzt in diesen Wochen!«

»Genug! Reibe dich auf für deinen Jens. Er hat dir mit seiner wahnwitzigen Krebsidee nicht nur ein paar Jahre Glück geraubt, er hat auch das Kind ...«

»Bitte sprich nicht mehr davon! Wenn alles überstanden ist, der Prozeß, die Liquidation der Klinik, die Abtragung der Schulden, werden wir von vorn wieder anfangen. Wie damals, als wir in die Heide kamen und die Bauern erst überzeugen mußten, daß der Schäfer nicht alles heilen konnte, und daß 100 000 Einheiten Penicillin wirksamer sind als das Auflegen von nassen Kräutern. Und wir werden dann auch wieder heiraten ...«

»Da kann man nichts machen!« Rechtsanwalt Dr. Kieling hob die Schultern. »Ein indischer Spruch heißt: Eine liebende Frau ist wie eine Tigerin, ein liebender Mann wie ein Esel! Bei euch ist es genau umgekehrt ...«

Mit dem mütterlichen Erbe wurden die dringendsten Rechnungen bezahlt. Die Lieferanten, die Versicherungen, einige Handwerker. Die Ärzte verzichteten bis zur Klärung der Situation auf ihr Gehalt, die Schwestern, Köchinnen und Pfleger erhielten die Hälfte ihres Lohnes. Wottke lehnte jeden Pfennig ab. Er hatte gespart, und Lisbeth begann wieder zu nähen. Kleider und Kostüme für die Plöner Frauen. Der Garten ernährte die Familie . . . aus Wottke wurde ein Landwirt, der pflügte, säte, eggte und düngte und der Kohl, Getreide, Gemüse, Kräuter und Beerenobst anbaute.

»Damit fahr ick auf 'n Markt!« sagte er zu seiner Frau. »Der Chef soll staunen, wenn er wiederkommt!«

Im Untersuchungsgefängnis saß Dr. Barthels in der Zelle Dr. Hansen gegenüber.

»Die Ermittlungen der Staatsanwaltschaft sind so weit vorgeschritten, daß eine Verdunkelungsgefahr nicht mehr besteht«, sagte Barthels amtlich. »Wir können deshalb die Kaution für eine Entlassung bis zum Prozeß von einer Million, die wir ursprünglich fordern mußten, auf 200 000 Mark herabsetzen.«

Hansen lächelte bitter. »Bleiben Sie ruhig bei einer Million. Sie ist genauso unaufbringbar wie 200 000 Mark!«

»Sie haben doch reiche Freunde . . .«

Hansen sah Dr. Barthels stumm mit geneigtem Kopf an. Der Oberstaatsanwalt verstand diesen wortlosen Blick und erhob sich.

»Möglich ist es ja«, sagte er heiser. »Wenn Sie entlassen werden, müssen Sie eine Erklärung unterschreiben, daß Sie bis zum Prozeßbeginn und dessen Ausgang keinerlei ärztliche Tätigkeit mehr ausüben werden. Ich kann Sie dazu nicht zwingen, denn es besteht ja kein Berufsverbot für Sie . . . aber für das Gericht ist es besser, wenn Sie sich von allen Behandlungen zurückhalten.«

»Als stiller Büßer, nicht wahr?«

»Ich sagte Ihnen, es ist besser! Schließlich kenne ich die Akten . . .«

Die schwere Zellentür fiel hinter Dr. Barthels ins Schloß. Verwundert saß Hansen auf seinem Bett. Er fand keine Erklärung für die letzten Worte des Oberstaatsanwaltes.

Nach siebzehn Wochen Haft wurde Dr. Hansen freigelassen. An einem sonnigen Septembertag. Er begriff es nicht, als sein Anwalt die Nachricht überbrachte.

Die Kaution von 200 000 Mark war eingezahlt worden.

Es war das gesamte Vermögen der Familie Kieling. Schwager Hugo hatte es zur Staatsanwaltschaft getragen. Karin wußte nichts davon . . . sie fiel in einen Weinkrampf, als ihre Schwester anrief und sagte: »Morgen kommt Jens nach Hause . . .«

Was Rechtsanwalt Dr. Kieling bewogen hatte, sein ganzes Vermögen für den Außenseiterschwager als Bürge zu geben, wird nie geklärt werden können. Man wußte nur eines: Am Tage zuvor hatte Kieling eine Todesanzeige erhalten. In Heidelberg war Martha Bonnhoff, geborene Kieling, gestorben. Die jüngste Schwester, von allen Geschwistern geliebt. Sie war an einem Magenkarzinom gestorben, das niemand mehr operieren oder behandeln konnte.

»Wer hat die Kaution hinterlegt? Hugo Kieling?« Dr. Hansen packte seine wenigen Dinge, die er in die Untersuchungshaft mitgenommen hatte, zusammen. Vor allem war es ein Stapel eng beschriebenen Papiers. Die Wochen der Ruhe hatte er ausgenutzt und ein umfangreiches Werk über die interne Krebstherapie zu schreiben begonnen. Aus den Jahren interner Krebsbehandlung war ein Erfahrungsbericht entstanden, der eine neue Sicht auf das gesamte Karzinomproblem aufstieß.

»Kennen Sie Hugo Kieling?« fragte Hansen seinen Anwalt, der ihn abholte.

»Nein.«

»Eben! Darum verstehen Sie meine tiefe Verwunderung nicht. Für meinen Schwager bin ich ein idealistischer Idiot. Der Einsatz von 200 000 Mark ist zwar kein Risiko, denn ich laufe ja nicht weg ... aber daß er es überhaupt getan hat, ist eines jener Rätsel, die man nie begreifen wird.«

Nach den Formalitäten der Entlassung fuhr der Anwalt nicht zur Ausfallstraße nach Plön, sondern in westlicher Richtung. Dr. Hansen blickte verwundert aus dem Fenster.

»Wo geht denn die Reise hin?«

»Dachten Sie, nach Plön?«

»Allerdings ...«

»Die ›See-Klinik‹ steht leer. Wir fahren in Ihr altes Haus ...«

»In die Heide ...« Hansen lehnte sich weit im Sitz zurück und schloß die Augen. Birkenwälder, Wacholder, die violette Heide, die lautlos wie in den Himmel hineinziehende Schnuckenherde, die an die Erde geduckten Katen mit ihren breiten Dächern, das Schweigen der Weite ... »Weiß meine Frau, daß ich heute entlassen werde?« fragte er leise.

»Natürlich.«

»Auch die Stunde?«

»N ... ein ...« sagte der Anwalt zögernd. Er ahnte, was nach diesem Nein kommen würde. Hansen legte die Hand auf den Arm des Anwaltes. »Machen wir einen Bogen, ja? Es sind nur drei Stunden Unterschied. Fahren wir über Plön ...«

»Ist es nicht besser, Herr Hansen, wenn wir ...«

»Nein. Können Sie das nicht verstehen?«

Der Anwalt nickte. Am nächsten Seitenweg bog er ab, durchfuhr einige einsame Dörfer und kam dann auf die Chaussee nach Plön. Mit großer Geschwindigkeit rasten sie dem See entgegen. Hansen starrte aus dem Fenster in die sonnenüberflutete Landschaft. Nur vier Monate habe ich in einer Zelle gesessen, dachte er. Und doch ist es mir, als sähe die Welt ganz anders aus. Ich habe gar nicht gewußt, wie schön sie ist ...

Als die weißen Gebäude der »See-Klinik« aufleuchteten, fuhr der Anwalt langsamer. Ab und zu warf er einen Blick auf Dr. Hansen.

Vor der Terrasse stiegen sie aus. Hansen sah an dem Bettenhaus empor. Die Balkontüren waren geschlossen, die Läden davorgeklappt. Der Eingang war verriegelt. Auch an dem Ärztehaus waren alle Jalousien heruntergelassen.

Hundert schlafende Augen. Oder hundert gestorbene Augen?

Langsam ging Dr. Hansen die große Freitreppe hinauf. Von hier aus hatte Oberst Boncours seine Gymnastikübungen geleitet. Dort auf dem Rasen hatte man Golf gespielt und Korbball. Auf den Terrassen hatten sie gelegen, in Liegestühlen, mit kleinen Tischen daneben, über sich die bunten Sonnenschirme. Tagaus, tagein ... 75 Schwerstkranke, die von ihrem unerbittlichen Schicksal wußten und doch glücklich waren.

An der Eingangstür suchte Hansen in seinen Taschen nach dem Schlüssel. Dann schloß er auf und betrat die halbdunkle, ungelüftete Eingangshalle. Die Treppenläufer waren eingerollt. Die Klubgarnituren standen übereinander, mit Decken gegen Staub geschützt.

Der Anwalt blieb in der Halle stehen, als Dr. Hansen sich dem langen Flur zuwandte. Er spürte, daß Hansen jetzt allein sein wollte.

Die Hände in den Taschen seines Rockes, ging Hansen durch das große, stille, verlassene Haus. Vor dem Röntgenzimmer blieb er stehen, vor dem Archiv, vor dem Klinikbüro. Die Karteikästen und Tische waren plombiert und versiegelt. Im Chefzimmer lagen noch die Fettstifte in der Schreibschale. Mit diesen Stiften hatte er auf den Röntgenbildern die Tumore und Metastasen eingekreist. Der Kalender war aufgeschlagen. Er zeigte das Datum seines Verhaftungstages.

Mit dem Aufzug fuhr Hansen von Stockwerk zu Stockwerk. Von Station zu Station. Allein, den Kopf nach vorn gebeugt, machte er noch einmal seine Visite durch alle Zimmer ... stand vor den leeren, abgezogenen Betten, nahm die Fiebertabellen in die Hand und sah auf ihnen die roten und blauen Kurven.

In Zimmer 53 holte ihn Franz Wottke ein.

»Chef!« stammelte er. »Der Chef ist wieder da! Der Chef!« Dann heulte er, die dicken Tränen rollten über seine von der Sonne gegerbten Wangen ... er streckte beide Arme aus und lehnte sich kraftlos an den Türrahmen.

»Chef ...« schluchzte er.

Hansen mußte ein paarmal tief atmen, ehe er sprechen konnte. »Wottke ... im Haus ist eine schlechte Luft! Sie sollten mehr lüften! Und die Matratzen nehmen wir aus den Betten und stapeln sie im Keller. Dann verstauben sie weniger.«

»Ja ... ja ... Chef!« stammelte Wottke.

»Wie geht es Lisbeth?«

»Gut ... gut ...«

»Das freut mich.« Hansen trat an Wottke heran und legte ihm den Arm um die Schulter. »Paß gut auf das Haus auf, Wottke.«

»Ick werde es pflegen, als ob es voll belegt wäre ...«

»Hier werden nie mehr Kranke liegen, Wottke. Nie mehr.

Das ist das einzige, was ich sicher weiß ...« Hansen trat hinaus auf den Flur.

»Soll ... soll Lisbeth was zu essen machen, Chef?« stotterte Wottke hinter ihm.

»Nein, danke, Wottke. Ich fahre wieder ...«

»Aber Sie müssen mitkommen. Dem Heinrich läuft die Nase ...«

»Dann putz sie ihm ...«

»Und die Irene hat Fieber. Und der Walter hat 'nen vereiterten Finger ... und ...«

»Warum machen wir es uns so schwer, Wottke?« Hansen ging den Flur hinab zum Aufzug. »Wir sehen uns bald wieder. Aber nicht hier.« Er klopfte ihm auf die Schulter, stieg in den Aufzug und fuhr hinab in die Eingangshalle.

Oben, im dritten Stockwerk, lehnte Wottke den Kopf gegen die Glastür des Aufzugschachtes.

»Chef!« schrie er in die Tiefe hinunter. »Ich lasse mir zerreißen, wenn's hilft ...«

Karin stand im Vorgarten, als der Wagen endlich über die Landstraße rauschte, aus dem Birkenwäldchen heraus.

Seit zwei Stunden stand sie dort zwischen den Hollunderbüschen und dem Goldregen, den Rosenbeeten und Dahlienstauden. Sie riß beide Arme empor, als der Wagen aus der grünen Wand herausschoß, und winkte mit ihrem Kopftuch.

»Jens!« schrie sie. »Jens! Jens!« Dann rannte sie auf die Straße, dem Wagen entgegen, mit ausgebreiteten Armen, als wolle sie alles, was ihr entgegenkam, an ihr Herz drücken.

Kurz vor ihr bremste der Anwalt. Hansen riß die Tür auf. Er rannte die wenigen Schritte auf Karin zu, umarmte sie und schloß die Augen. Sie küßte ihn, immer und immer wieder, sie stammelte Worte, die Hansen und sie selbst nicht verstand, sie umklammerte ihn, als sollte er ihr wieder entrissen werden, und weinte und lachte und fragte und gab Antwort, alles in einem Atem. Dann zog sie ihn mit sich zum Haus, als entführe sie ihn.

Still und unbemerkt stieg der Anwalt wieder in seinen Wagen. Er wendete und fuhr zurück. Es war später immer noch Zeit, über alles zu sprechen. Es kam auf einen Tag nicht mehr an.

»Jens ... jetzt bist du endlich wieder zu Hause«, sagte Karin. Sie standen im Wohnzimmer. Auf dem Tisch brannten Kerzen. Er war für zwei Personen gedeckt.

»Zu Hause ...« Dr. Hansen legte den Kopf auf Karins Schulter. »Ja ... jetzt bin ich wieder zu Hause ...«

Zu Hause widmete sich Dr. Hansen zunächst einmal ausgiebig dem Müßiggang. Es war, als wolle er sich dadurch von allem lösen, was hinter ihm lag. Wenn er etwas las, so war es gewiß nichts Medizinisches. Und die Briefe, die täglich in großen Mengen eintrafen, weitergeleitet von Wottke, der jeden Freitag einen genauen Bericht schrieb, öffnete Karin und beantwortete sie auch allein. Meist waren es Anfragen von Krebskranken, die erst durch die Verhaftung von Hansen gehört hatten und nun um schriftliche Ratschläge baten. Auch Anträge von Zeitungen und Illustrierten kamen ins Haus, Angebote, die Lebensgeschichte exklusiv zu verkaufen, Bilder zur Verfügung zu stellen, Interviews zu geben, eine Besichtigung der geschlossenen Klinik zu erlauben ... Karin lehnte alles ab.

»Mein Mann möchte Ruhe ...« schrieb sie an die Zeitungen. »Mein Mann kann aus den bekannten Gründen zur Zeit keinerlei ärztliche Ratschläge geben oder Untersuchungen vornehmen ...« schrieb sie an die hilfesuchenden Kranken.

Aber sie tat eins: Sie sammelte alle Anfragen der Krebskranken, heftete sie in Schnellheftern ab und brachte sie — vier Stück, prall gefüllt — nach einigen Wochen zu Oberstaatsanwalt Dr. Barthels. Hansen wußte nichts davon, er hätte es ihr auch verboten.

Dr. Barthels blätterte die Briefe durch, die sie ihm auf den Schreibtisch legte. »Vierhundertdreiundsechzig ...« sagte sie.

»Alles Krebskranke? Unheilbare?«

»Ja.«

»Es ist furchtbar.« Dr. Barthels klappte die Schnellhefter zu.

»Wissen Sie, daß von diesen 463 Kranken, die hier anfragen, vielleicht zehn oder noch mehr gerettet werden können? Vielleicht — das schränke ich ein — vielleicht gerettet werden können! Aber sie haben eine Chance! Statt dessen werden alle 463 sterben! Durch Staatsgewalt!«

»Durch den Krebs!« rief Dr. Barthels.

»Der Staat, vertreten durch Sie, verhindert die Wahrnehmung einer Chance bei diesen Hoffnungsuchenden. Gibt es dafür auch einen juristischen Begriff? Bei meinem Mann fanden Sie ›fahrlässige Tötung‹, weil Unheilbare starben.«

Oberstaatsanwalt Dr. Barthels ging erregt im Zimmer auf und ab. »Sprechen wir nicht über solch völlig absurde Dinge, gnädige Frau. Ich handle im Allgemeininteresse.«

»So ist es Allgemeininteresse, daß diese 463 ...«

»Hören Sie doch bitte mit diesen Zahlen auf! Ebensogut könnte man sagen: Ich darf einen Fabrikanten, der zwei Millionen unterschlagen hat, nicht einsperren, weil durch seine Verurteilung 500 Fabrikarbeiter mit ihren Familien arbeitslos werden und Hunger leiden. Das ist doch keine Gesetzesmoral!«

»Ich verstehe.« Karin Hansen verabschiedete sich. »Ich lasse Ihnen die Briefe hier. Ich habe sie alle beantwortet und geschrieben: Wenden Sie sich an Oberstaatsanwalt Dr. Barthels ...«

Am Tag nach Karins Besuch erschien der Fabrikant Barthels bei seinem Bruder, dem Oberstaatsanwalt. Er stellte seinen Schirm, draußen regnete sich der Herbst ein, in einen Schirmständer, knöpfte den Mantel auf und entnahm der Innentasche ein dickes Kuvert. Er warf es auf den Tisch und legte die Hand darauf, als Dr. Barthels es an sich nehmen wollte.

»Lieber Bruder«, sagte der Oberstaatsanwalt. Der Fabrikant sah ihn groß an, als habe ein fremder Mensch ihn frech geduzt.

»Ich möchte der Staatsanwaltschaft eine Klage übergeben.«

»Bitte.« Dr. Barthels kannte das manchmal exaltierte Wesen seines Bruders. »Die Staatsanwaltschaft ist ganz Ohr.«

»Es handelt sich um eine Anzeige wegen schwerer Körperverletzung mit wahrscheinlicher Todesfolge ...«

»Hast du mit deinem Wagen einen umgefahren? Hat man dir eine Blutprobe abgenommen?« fragte Dr. Barthels besorgt. Der Fabrikant schob das Schreiben seinem Bruder zu.

»Es handelt sich um einen Dr. Barthels, zur Zeit Oberstaatsanwalt!«

»Bist du verrückt? Laß den Blödsinn.«

»Dieser Oberstaatsanwalt hat im Frühjahr den Krebsarzt Dr. Hansen unter fadenscheinigen Gründen verhaftet und die Krebsklinik schließen lassen. Meine Frau war Patientin in dieser Klinik; sie war auf dem Wege der Besserung. Durch den abrupten Abbruch der Behandlung auf Staatsbefehl hat sie nicht nur einen Schock erlitten, sondern ihr Zustand hat sich verschlechtert ...«

»Elfriede ...« Dr. Barthels setzte sich schwer. Seine Hände zitterten. »Was ist mit Elfriede?«

»Sie liegt wieder. Die Lähmungen treten wieder auf ...«

»Aber Elfriede ist doch herumgelaufen. Sie kam mir doch selbst entgegen. Sie hat gesegelt, Wanderungen gemacht, sie sah blendend aus ...«

»Bei Dr. Hansen, den der Oberstaatsanwalt Dr. Barthels verhaften ließ! Ich habe bei Hansen angefragt. Er lehnt eine Behandlung meiner Frau ab. Er darf nicht!«

»Ich habe nie verboten ...« stotterte Dr. Barthels.

»Du hast ihn einen Schein unterschreiben lassen, daß er bis nach dem Prozeß nicht praktizieren darf!« brüllte der Fabrikant. »Das bedeutet den Tod für Elfriede! Weißt du, was du bist? Ein Mörder! Jawohl! Ein Mörder! Und ich werde es hinausschreien in alle Welt und keine Ruhe lassen, bis du auf der Anklagebank sitzt! Du hast Elfriede auf dem Gewissen! Du allein!« Der Fabrikant beugte sich weit zu seinem leichenblassen Bruder hinüber. »Gib Elfriede das Leben wieder! Sie kann nur leben, wenn Hansen sie wieder in Behandlung nehmen darf. Und so steht es mit hundert anderen Kranken. Das ist meine Anzeige, die du an den Generalstaatsanwalt weiterreichen wirst ...«

»Bruder ...«

»Ich habe keinen Bruder mehr!«

Fabrikant Barthels drehte sich schroff herum und verließ das Zimmer. Oberstaatsanwalt Dr. Barthels legte den Kopf in beide Hände und schloß die Augen. Durch seinen Körper lief ein Zukken.

Über eine halbe Stunde saß er so, bis er die vier Schnellhefter, die ihm Karin gegeben hatte, das Tagebuch Marianne Pechls, die Anzeige seines Bruder und die dicke Akte »Hansen« in seine überdimensionale Mappe schob und sich beim Generalstaatsanwalt melden ließ.

Er wollte zweierlei tun: Beantragen, die Ermittlungen gegen

Hansen einzustellen, und bitten, ihn, Barthels, bis auf weiteres zu beurlauben, bis er das Pensionsgesuch wegen Krankheit einreichen könne ...

Durch die Gänge der »See-Klinik« gingen einige lässig gekleidete Herren. Sie hatten bunte Schlipse um, behielten bei der Begrüßung den Hut auf dem Kopf, waren mit Riesenschiffen von Autos gekommen, sprachen ein nuscheliges, breites, gequetschtes Deutsch und behandelten Franz Wottke wie einen Balljungen.

»Hallo, boy!« sagten sie. »Morning! Nun zeig uns mal den Kasten!«

Wottke starrte hinüber zu Dr. Hansen. Wäre er nicht zusammen mit den merkwürdigen Herren aufgekreuzt, würde er ihnen schon einiges gesagt haben von wegen »Hallo, boy« ...

Hansen nickte ihm lächelnd zu.

»Die Herren kommen aus Miami. Es sind die Manager einer großen Hotelgesellschaft. Weiß der Teufel, woher sie von uns wissen. Sie wollen unsere Klinik mieten oder pachten oder gar kaufen ...«

»Kaufen? Nie!« In Wottke regte sich der Mitbesitzer mit 30 000 Mark Einlage. »Nur verpachten!« Er musterte die Amerikaner, die vor der Fassade der Klinik standen, zu den vielen kleinen Balkonen emporstarrten, die Hände in den Hosentaschen und ab und zu »Very nice!« zueinander sagten. Dann sahen sie hinaus auf den Plöner See, holten einen Kompaß aus der Tasche, stellten fest, daß die Klinik in Südlage gebaut war, fotografierten den Bau von allen Seiten und winkten dann Wottke wieder zu.

»Aufschließen, boy!«

»Ich heiße Wottke!«

»Okeh, Wottke-boy!«

Wottke hob die Schultern. Gegen die war anscheinend nichts zu machen. Er ging voraus und schloß das große Eingangstor auf. Dann ließ er die Rolläden hoch ... Sonne flutete in die Eingangshalle und über den blanken Gummiboden.

Die amerikanischen Manager sahen sich bedeutungsvoll an. Großer Park, eigener Strand, der See, ein Bootshafen, 70 Zimmer, zwei große Speisesäle, eine Halle, genug Nebengebäude, das Ärzte- und Schwesternhaus als Dependance ... Very well ... das gäbe ein feudales Seehotel mit Segelsport! Ein paar Umbauten im Stile von Disney-Land, ein bißchen Schwung wie in Miami ...

Der Mann mit dem Südseemädchen auf der Krawatte wandte sich zu Dr. Hansen um. Er lächelte breit und freundschaftlich.

»Okeh, Doc!« sagte er. »Der Preis ...?«

»Ich verkaufe nicht.«

»Verstehe!« Der Amerikaner grinste verständnisvoll. »Ein bißchen handeln. Zwei Millionen ... letztes Wort.«

Wottke riß die Augen auf. Er zupfte Hansen hinten an der Jacke. Zwei Millionen, dachte er. Dann kriege ich meine 30 000 zurück und komme vielleicht wieder zu einem eigenen Häuschen ... aber dann sah er an der Fensterfront der Klinik empor, dachte an den großen Traum Hansens, der hier erfüllt worden war und der nun durch Mißgunst zusammenzubrechen drohte, und kam sich plötzlich schäbig vor mit seinen Gedanken und wie ein Verräter, der für dreißig Silberlinge seinen Herrn verkauft.

»Ich bin bereit, das Haus zu verpachten«, hörte er Dr. Hansen sagen. »Über den Pachtzins und alle anderen Einzelheiten müßten wir uns noch unterhalten.«

»Wir werden umbauen müssen ...«

»Soweit Sie nicht das ganze Gesicht des Hauses verändern, gut!«

»Und die Pacht auf mindestens zwanzig Jahre ...«

Hansen schwieg. Zwanzig Jahre, dachte er. Damit gebe ich alles auf, was ich einmal als mein Lebensziel ansah. Es wird nie mehr eine interne Krebsklinik geben, keine Hansen-Therapie mehr ... in zwanzig Jahren werde ich ein alter, müder Mann sein, der zwar sorglos von den Zinsen leben kann, aber der nicht nur sich selbst verraten hat, sondern auch alle die Unheilbaren, die in diesen zwanzig Jahren an seine Tür klopfen würden ...

»Ich muß es mir überlegen, meine Herren«, sagte er langsam.

»Ich denke, Sie brauchen Geld? Wer Geld braucht, überlegt nicht lange.« Der Amerikaner mit dem Südseemädchen-Schlips klopfte an seine Brusttasche. »Wir geben Ihnen nach Vertragsabschluß eine Jahresrate sofort im voraus. Wir sind sogar bereit, einige Jahresraten im voraus als zinslosen Kredit zu geben! Na, Doc? Noch immer nachdenklich?«

»Es geht hier nicht allein um Geld, meine Herren. Ich hatte mit dem Bau dieser Klinik eine Verpflichtung übernommen. Das Geld zum Bau wurde von dem Stifter gegeben, um den Krebskranken zu helfen, nicht um ein Segelhotel daraus zu machen.«

»Okeh!« Der Amerikaner lächelte zustimmend. »Nehmen wir im Vertrag auf: Auch Krebskranke können bei uns segeln ...«

Hansen gab es auf. Zwei grundverschiedene Welten standen sich gegenüber, und sie redeten aneinander vorbei. »Lassen Sie mir drei Tage Bedenkzeit«, sagte er, nachdem sie wieder zu den Straßenkreuzern zurückgekehrt waren. »Zwanzig Jahre ist wie ein endgültiges Weggeben ...«

»Aber das Haus bleibt Ihren Kindern. Ein gutes Geschäft für die boys, Doc!«

»Ich habe keine Kinder ...«

»Dazu ist man nie zu alt!« Der Amerikaner lachte laut. »Und Mrs. Hansen ist ja noch jung ...«

Franz Wottke stand auf der Terrasse und stützte sich auf die Brüstung, als die schweren Wagen wieder abfuhren. Lisbeth sah aus dem Fenster des Schlafzimmers und klopfte die Betten.

»Verkauft er?« fragte sie.

»Nein!«

»Verpachten?«

»Ich weiß nicht.«

»Er sollte es, Franz. Ich habe Angst, so allein in dem Riesenhaus. Überall die leeren Zimmer... die leeren Betten... mir ist manchmal, als seien sie alle gestorben und wir sitzen in einem Leichenhaus.«

»Wir sitzen auf dem trockenen!« Wottke stützte den Kopf in beide Hände. »Und der Chef will nich mehr! Det is das Schlimmste, Lisbeth... ick glaube, der hat keinen Mumm mehr. Den haben se fertiggemacht...«

Hansen saß im Wintergarten und las in den Lebenserinnerungen eines Schauspielers, als Karin einen Besucher ins Zimmer führte. Erst als sich der Gast räusperte, sah Hansen verwundert auf und legte dann schnell das Buch zur Seite.

»Herr Oberstaatsanwalt?«

»Es ist das letztemal, daß Sie meinen Anblick ertragen müssen, Herr Hansen.« Dr. Barthels sah schlecht aus. Dicke Tränensäcke unter den Augen, eine gelbliche Haut wie bei einem Gallenkranken.

»Sie sind mir immer willkommen — als Privatmann!« antwortete Hansen.

»Für zehn Minuten bitte ich, mich dienstlich zu betrachten. Sie werden das, was ich Ihnen sage, noch schriftlich bekommen. Aber ich hielt es für meine Pflicht als Mensch, Ihnen vorher davon Mitteilung zu machen.«

»Sie werden Anklage erheben?« fragte Hansen. »Wann findet der Prozeß statt?«

Dr. Barthels sah durch das Fenster hinaus in den Garten, als er weitersprach.

»Mit Billigung des Herrn Generalstaatsanwaltes hat sich die Staatsanwaltschaft nach genauem Aktenstudium entschlossen, die Ermittlungen einzustellen und keine Anklage zu erheben...«

Karin sank auf einen Stuhl, schlug die Hände vor das Gesicht und begann zu weinen. Hansen starrte den Oberstaatsanwalt an.

»Sie werden nicht...«

»Nein! Das Tagebuch Dr. Pechls, die Aussagen der Mehrzahl der Patienten und Hinterbliebenen, vor allem aber das Problem einer internen Krebstherapie auf biologischer Basis, das niemals in einem Gerichtssaal zu lösen ist, haben uns bewogen, von einer Anklage abzusehen. Vertraulich kann ich Ihnen sagen, daß dabei auch maßgebend war, daß Professor Runkel sich als Gutachter zurückzog und distanzierte...«

»Runkel...?«

»... und daß Professor Dr. Färber ebenfalls die Sinnlosigkeit eines Prozesses bestätigte.«

»Professor Färber... er hat es also geschafft!« Das Gefühl einer großen Erleichterung, das ihn überkommen sollte, nun, da sich alles doch noch so glücklich zu fügen schien, überkam ihn nicht. Im Gegenteil, eine Leere war in ihm.

»Wie kommt gerade Runkel dazu...«

»Ich weiß es nicht.«

»Und ich kann wieder praktizieren?«

»Natürlich! Die 200 000 Mark Kaution werden in den nächsten Tagen an Ihren Herrn Schwager zurückgezahlt.«

»Ich kann wieder in meine ›See-Klinik‹ einziehen?«

»Ja. Nur ... Darüber wollte ich mit Ihnen offen sprechen. Außerdienstlich.«

»Ich verstehe.« Hansen drehte sich um. Er sah Karins große, bettelnde Augen, er sah Barthels ernste Miene, er sah plötzlich Wottke vor sich, der ihm 30 000 Mark, sein ganzes Erspartes gab und dafür nur Sorge und Aufregung als Zinsen erhalten hatte.

»Wenn ich in die Klinik zurückkehre, geht es wieder von vorne los, nicht wahr?«

»Genau das!« sagte Barthels. »Ihre Feinde sind zahlreich und berühmt. Was ihnen jetzt beim ersten Gang nicht gelungen ist, wird ihnen früher oder später beim zweiten Anlauf gelingen. Sie werden nicht lockerlassen, und sie haben den längeren Arm als Sie, Herr Hansen, die besseren Verbindungen und vor allem ihre international anerkannten Namen und Methoden. Noch nie ist eine Mauer eingestürzt, wenn jemand mit dem blanken Kopf gegen sie anrannte.«

»Sie raten mir also, meine Klinik aufzugeben!«

»Ich möchte Sie fast darum anflehen. Was haben Sie davon, wenn Sie jedes Jahr verhaftet werden und Ihre Klinik auf- und zugemacht wird? Man wird Sie zerreiben, und eines Tages wird man einen Anlaß finden, um Ihnen jede ärztliche Tätigkeit zu untersagen!«

Hansen blickte auf Karin. Ihr schmales Gesicht war bleich.

»Jens ...« sagte sie leise.

»Sollen die anderen stärker sein?« schrie Hansen plötzlich. Es brach aus ihm heraus wie aus einem Vulkan.

»Seien Sie klüger ... das ist alles. Vielleicht arbeitet die Zeit für Sie ...«

»Die Zeit! Meine Unheilbaren haben keine Zeit mehr!«

Dr. Barthels sah auf seine Hände.

»Die Krebskranken ...« sagte er leise. »Meine Schwägerin ist tot ...«

Als der erste Schnee fiel, der Plöner See grau unter den tief hängenden Wolken lag und Wottke die Blumenbeete noch einmal mit dicken Tannenreisern abdeckte gegen den kommenden Frost, montierten zwei Arbeiter das Schild an der großen Einfahrt ab: »See-Klinik, Chefarzt Dr. J. Hansen.«

Es gab sie nicht mehr.

Statt dessen verkündete über dem Eingang ein großer Lichtbogen Tag und Nacht:

»See-Palasthotel.«

Eröffnung im Frühjahr. 40 eigene Segelboote. Regatten! Seerennen! Golf! Reiten! Berühmte Schauorchester! Schönheitskonkurrenzen wie noch nie!

Eröffnung im Frühjahr.

Manager Jim Cowling, Miami.

»See-Palasthotel.«

Bei Schneesturm zog die Familie Wottke aus.

»So, und nun wird gearbeitet, boys!« rief Jim Cowling dem kleinen Arbeiterheer zu, das im Speisesaal stand. »Wollen mal zeigen, was wir aus dem Kasten machen können! Hoffentlich haben die im Keller keine Leiche vergessen!«

Er lachte schallend, und das Südseemädchen auf seiner Krawatte tanzte ...

In der Heide sprach es sich schnell herum: Unser Doktor ist wieder da. Mit dem jungen Kollegen, der nach Hansens Weggang gekommen war, hatten die Bauern nicht warm werden können. Daß sie, beeinflußt durch eine niederträchtige Stimmungsmache gegen Hansen, Hansen einmal gemieden hatten, war längst vergessen. Kaum hing das Emaille-Schild mit der Aufschrift Dr. med. Hansen, prakt. Arzt, wieder an der Gartenpforte, kamen sie. Am ersten Tag schon waren es 57. Und in der Küche lagen mindestens acht Schinken und zwanzig Dauerwürste.

Hansen lächelte schwach, als ihm Karin berichtete, wer alles im Wartezimmer saß. Er zog seinen weißen Arztkittel an und steckte das Membranstethoskop in die untere Tasche.

»Der Medizinmann ist wieder da!« sagte er bitter. Karin schüttelte heftig den Kopf.

»Nein — ihr Helfer!« Sie umarmte und küßte ihn. »Mir ist«, flüsterte sie, »als hätten wir wirklich die Zeit zurückgedreht, als hätte es nie diese zweieinhalb Jahre gegeben. Es ist alles wie früher ...«

Dr. Hansen nickte. Er ging hinüber in seine Praxis.

Wie sehr er sich seiner Kapitulation in den letzten Wochen geschämt hatte, davon hatte er sich selbst gegenüber Karin nichts anmerken lassen ...

Der neue Chefarzt des Johanniter-Krankenhauses, Professor Dr. Hubert Färber, sprang verwundert von seinem Schreibtischsessel auf, als unangemeldet sein alter Lehrer Professor Runkel bei ihm eintrat.

Runkel winkte ab, als ihm Färber behilflich sein wollte, und legte seinen Mantel über eine Stuhllehne. Seine Augen waren müde und trüb geworden. Er war um seine Emeritierung eingekommen. Er fühlte sich zu alt und verbraucht, um weiter das Ordinariat der Chirurgie zu leiten.

»Ich sehe, Sie wundern sich, Herr Kollege«, sagte er mit der gewohnten hellen, spöttischen Stimme. »Glauben Sie mir, mir ist dieser Gang nicht leichtgefallen. Ich habe mit Ihnen zu sprechen ... privat ... und es wird eine schmerzliche Unterhaltung sein ...«

XX

Ein wenig benommen schob Färber seinem alten Lehrer einen Sessel hin und suchte dann in seinem Schreibtisch nach Zigarren. Er fand nur zwei Kistchen mit einer Sorte, die Runkel nie rauchen würde. Bedauernd hob er die Arme.

»Nicht einmal eine Zigarre kann ich Ihnen anbieten, Herr Professor«, sagte er. »Aber einen guten Rotwein ...«

»Lassen Sie, lieber Färber. Lassen Sie.« Runkel winkte ab und setzte sich langsam. »Der Wein wird uns sauer werden.«

»Sie machen mir Angst, Herr Professor.«

»Ihre Klinik nimmt Sie ganz in Anspruch, was?« Runkel hob die Hand, als Färber antworten wollte. »Natürlich, wen frage ich das? Ich bin selbst lange genug Klinikchef ... und wenn zu Hause jemand krank war, mußte man mich erst extra darauf aufmerksam machen. Ich hatte auch immer nur meine Patienten in der Klinik im Kopf ...«

Färber setzte sich Runkel gegenüber auf die Kante eines Stuhles. Er hatte ein merkwürdiges Gefühl in der Brust, einen Druck, den er nicht abschütteln konnte. Daß Runkel nicht gekommen war, um einige Banalitäten zum besten zu geben, war sicher. Sichtlich suchte er nach einem Übergang. Mehrmals strich er sich mit der Hand über den Kopf, setzte zum Sprechen an, ließ es aber wieder.

»Fühlen Sie sich unwohl, Herr Professor?« fragte Färber, um das Gespräch nur irgendwohin zu steuern.

»Ich? Nein!« Runkel sah auf seine Hände. »Obwohl man wahrhaftig krank werden könnte. Ihr Nachfolger als Erster Oberarzt ist eine Flasche! Das im Vertrauen, lieber Professor ...« Es klang seltsam, wenn Runkel seinen Schüler mit Professor anredete. Färber schüttelte den Kopf.

»Sagen Sie bitte wie früher einfach Färber ...«

»Also gut, Färber ...« Runkel sah den neuen Professor durch seine Brille ernst an. »Sie haben als Chirurg und Wissenschaftler eine Karriere gemacht ... aber Sie haben geschlafen! Wenn Sie aus der Klinik kamen, haben Sie wohl immer gleich geschlafen, wie? Vielleicht tun wir das alle eben, weil wir draußen alles andere, nur keine Krankheit sehen wollen.«

In Färbers Brust zog sich etwas zusammen. Er spürte sein Blut wie einen Eisstrom durch Herz und Adern rinnen.

»Ich verstehe Sie nicht«, sagte er leise. »Habe ich etwas falsch gemacht, versäumt? Ich lebe mit meiner Frau wieder in glücklichster Gemeinschaft und ...«

»Mein Gott, Sie machen es einem immer schwerer!« Runkel hob die Hand.

Über Färbers Gesicht zuckte es.

»Ganz grob, Färber, ganz ohne Umschweife: Ihre Gattin war gestern bei mir. Zu einer Privatkonsultation.«

»Herta ...« stotterte Färber.

»Ich habe sie genau untersucht! Darum sagte ich eben: Sie haben geschlafen, Färber! Ihre Frau hat...« Runkel sah zur Seite, weil der Blick Färbers fast flehend an ihm haftete. »... Sie hat ein Mammakarzinom...«

»N... nein!« schrie Färber. Er hielt sich am Tisch fest.

»Rechts. Die Diagnose ist kaum anzuzweifeln.«

»Ich fahre sofort nach Hause! Ich will es selbst feststellen! Und wenn es so ist... wir operieren noch morgen!«

»Das habe ich auch gesagt! Aber...«

»Aber?« stöhnte Färber. Er begriff plötzlich und wehrte sich dagegen.

»Ihre Frau will nicht!«

»Sie will nicht...«

»Sie verweigert die Operation! Ich habe ihr alles erklärt, ich habe versucht, ihr klarzumachen, was es heißt, die sichere Rettung auszuschlagen, ich habe so grob wie nie in meinem Leben gesprochen. Ihre Antwort: Was ein Brustkrebs ist, habe ich ein Jahr an der Stelle studiert, wo es keine Hoffnung mehr gab! Und an diese Stelle will ich zurück!«

»Das... das hat sie gesagt?«

Runkel nickte und sah auf seine Schuhspitzen. Färber tat ihm leid.

»Ich habe alles mitgebracht, Färber... den Untersuchungsbericht, Röntgenbilder und die unterschriebene Erklärung Ihrer Frau, daß sie es ablehnt, sich operieren zu lassen.« Er legte alles auf den Tisch, eine dünne Mappe, aus der die Negative mit der Thoraxaufnahme herausragten.

Es war, als sähe Färber sie gar nicht. Er starrte vor sich hin, bleich und mit zerfurchtem Gesicht. Runkel stand auf, er klopfte ihm auf die Schulter und ging wortlos hinaus.

Scheußlich, dachte er, während er das Johanniter-Krankenhaus verließ. Erst haben wir die Hansen-Klinik zugemacht... und jetzt trifft es ihn selbst. Und man kann ihm nicht helfen...

Der Klinikchauffeur wunderte sich, daß Runkel ihn offenbar vergessen hatte. Der Professor hatte sich in den Sitz fallen lassen und saß zurückgelehnt mit geschlossenen Augen da. Erst als der Fahrer laut fragte: »Wohin, Herr Professor?« schien Runkel wieder zu erwachen.

»Zurück zur Klinik!« rief er.

Der Motor war gerade angesprungen, da schoß ein heller Wagen aus dem Krankenhaushof an ihnen vorbei und jagte schleudernd auf die Straße. Der Bruchteil einer Sekunde, in dem Runkel erschrocken nach links blickte, genügte, um das starre Gesicht Professor Färbers zu erkennen.

»Dem Wagen nach«, rief Runkel. Der Fahrer drückte auf das Gaspedal. Nach hundert Metern schüttelte er den Kopf.

»Der ist weg, Herr Professor!«

»Ihm nach, Sie Trottel!« schrie Runkel. »Da ist er doch! Ich sehe ihn ja noch!«

»Um die nächste Kurve ist er weg... der hat mindestens 120 drauf!«

»Dann fahren Sie eben 150!« Runkel schlug auf die Lehne der Vordersitze. »Wir dürfen ihn nicht aus den Augen lassen.«

Wenn Färber bloß keine Dummheit macht, dachte Runkel immerfort, während sie ihn aus den Augen verloren. Wenn der bloß keine Dummheiten macht ...

Als es abends auf neun ging, wurde Herta Färber unruhig. Sie rief im Johanniter-Krankenhaus an. Sie hatte sich vorgenommen, mit Hubert zu sprechen. Zuerst war sie verzweifelt. Sie hatte Professor Runkel zwar in der alten stolzen, unnahbaren Haltung verlassen, in jener gespielten Kälte, die ihr schon so viel Bewunderung und Haß eingetragen hatte, aber zu Hause war sie zusammengebrochen, hatte sich auf das Bett geworfen und in die Kissen geschrien.

»Ich will leben! leben! leben!« hatte sie geschrien und mit den Fäusten um sich geschlagen. Dann war sie ruhiger geworden, hatte sich auf den Rücken gelegt und gezwungen, ganz nüchtern zu denken. So nüchtern, wie sie es ein Jahr lang in der »See-Klinik« gelernt hatte. Dort war der Krebs kein Schrecken mehr gewesen, sondern einfach der erbarmungslose Feind, den man ebenso unbarmherzig bekämpfen wollte.

Von der Vermittlung des Krankenhauses erfuhr Herta, daß ihr Mann nicht mehr in der Klinik war. Niemand wußte, wo er sein konnte. Er hatte nichts hinterlassen. Nur der Portier und die Pfortenschwester hatten gesehen, wie er in scheinbar großer Aufregung weggefahren war. Vorher hatte er Besuch gehabt. Daß es Professor Runkel war, hatte niemand bemerkt.

Herta gab sich mit den Auskünften zufrieden. Sicherlich ein kritischer Fall. Von irgendwoher würde Hubert dann anrufen, wie so oft, und sagen: »Liebes — es kann spät werden.« Und sie würde, wie so oft, antworten: »Ich warte auf dich ...« Aber dieses Mal würde es eine tiefe, schicksalhafte Bedeutung haben, dieses Warten im dunklen Zimmer. Es war kein Warten mehr auf einige Stunden, sondern ein Warten, in dem die kurze Frist des Lebens verrann ...

Färber raste durch den Abend, planlos, ohne Ziel. Nur fahren, den Fahrtwind spüren, den Motor heulen hören, die Reifen singen lassen, die Geschwindigkeit im Blut und im Hirn spüren! Flüchten vor der Wahrheit, wegrennen vor dem Grauen und doch nicht entfliehen können vor der Entscheidung ... Färber beugte sich vor und starrte auf die Straße, die unter ihm wegglitt. Ein Flimmern war vor seinen Augen. Schleudernd heulte der Wagen in die Kurven. Den entgegenkommenden Fahrern sträubten sich die Haare, wenn sie den hellen Wagen wie ein Geschoß auf sich zufliegen sahen.

Vor einem kleinen Gasthaus am Eingang eines Dorfes hielt er mit kreischenden Bremsen. Die Wirtsleute stürzten auf die Straße, weil sie an einen Unfall glaubten. Statt dessen stand ein großer, schlanker, bleicher Mann vor der Tür und strich sich die weißen Haare aus der Stirn.

Geistesabwesend starrte er die Wirtsleute an, die sich weder getrauten, ihn hineinzubitten, noch nach seinen Wünschen zu fragen. Stumm machte er plötzlich kehrt, ging zu seinem Wagen zurück und war wieder verschwunden.

Abseits der Chaussee, in einem Waldseitenweg, parkte er schließlich. Es war stockdunkel, und er war todmüde. Sein Kopf sank vornüber. Mit der Stirn lag er dann auf der Nabe des Lenkrades und schlief, bis die Nachtkälte ihn weckte. Er fand sich nicht gleich zurecht, aber als ihm alles wieder einfiel, der Besuch Runkels, dessen Eröffnung, da spürte er das Gefühl der Vernichtung um so furchtbarer. Hastig startete er und stieß auf die Chaussee zurück, schaltete die Scheinwerfer ein und fuhr einem Ziel entgegen, dem er nicht mehr ausweichen konnte.

Nach der Verpachtung der »See-Klinik« und dem durch Presse und Fernsehen bekanntgewordenen Beginn des Umbaus zu einem exklusiven See-Palasthotel, nach dem Zusammenbruch der letzten Zufluchtsstätte der Unheilbaren war es still um Hansen geworden. Das »Sorgenkind der deutschen Medizin«, wie man Hansen im vertrauten Kreise genannt hatte, war in die Landpraxis zurückgekehrt. Dort würden ihm die Kollegen selbst nachsehen, wenn er unter Ausschluß der Öffentlichkeit einige Krebskranke behandelte. Es tat keinem weh und erzeugte vor allem keinerlei Heilpanik.

So gingen für Hansen die Tage kaum anders dahin als vor dem Abenteuer Krebs: Morgenpraxis, Herunterschlingen des Mittagessens, stundenlanges Herumfahren durch die Heide und Hausbesuche, bis spät in den Abend hinein. Viermal in der Woche nächtliches Klingeln des Telefons. Ein Herzanfall, eine Geburt, ein Gehirnschlag, ein Unfall ...

Hansen stürzte sich wieder in diese Arbeit, weil er sah, wie glücklich Karin darüber war. Nur nachts, wenn er von einem dringenden Besuch zurückkam und sie schon schlief, saß er oft unter der kleinen Schreibtischlampe und dachte an das große weiße Haus mit den vielen kleinen Balkonen zum Plöner See. Er sah das kleine Heer der Unheilbaren, das durch die Flure gegangen war, das in den Betten gelegen hatte, auf den Terrassen sich gesonnt hatte oder im Klinikgarten um die Blumenbeete wandelte ...

In dieser Nacht ging es auf zwei Uhr, als es an der Haustür klingelte. Hansen schob seine Papiere beiseite, erhob sich und zog hastig die Jacke an.

Erneut klingelte es. Länger, alarmierend.

In der Diele stand schon Karin in ihrem großgeblumten Morgenmantel.

»Ein Wagen. Ich habe ihn bremsen hören ...« sagte sie. Hansen legte den Arm um ihre schmale Schulter. »Leg dich hin, Karin. Schlaf. Ich komme sofort ins Bett, wenn ich zurück bin.«

Er öffnete die Haustür und knipste das Licht über dem Eingang an. Ein Mann mit hochgeschlagenem Mantelkragen stand draußen in der kalten Dunkelheit.

»Bitte, wie kann ich Ihnen helfen?« fragte Hansen mechanisch. Er war in Gedanken noch bei seinem Manuskript.

Der große, dunkle Mann auf der Treppe nahm den Hut, in dessen Schatten sein Gesicht lag, ab. Weiße Haare quollen zerwühlt über die Stirn. Er hielt sich am Geländer der Treppe fest, so sehr schwankte er.

»Herr Hansen ...« stotterte er.

»Das ist doch nicht möglich! Professor Färber? Und jetzt, um diese Zeit?«

»Herr Hansen ...«

»Kommen Sie, kommen Sie herein, Sie können sich ja kaum auf den Beinen halten ...« Er zog Färber in die Diele.

Karin kam aus dem Schlafzimmer. Als sie Färber erkannte, war sie über sein verändertes Aussehen so erschüttert, daß sie kein Wort herausbringen konnte. Mit zitternden Händen half sie Hansen, Färber ins Zimmer zu geleiten. Etwas Entsetzliches mußte in ihm vorgehen, wenn er in diesem Zustand tiefster Verzweiflung keine andere Zuflucht mehr wußte als Hansen, den er einst so abgrundtief gehaßt hatte. Färber legte den Kopf auf die Lehne des Sessels, in den sie ihn gesetzt hatten, blieb so eine Minute bewegungslos, warf dann den Kopf nach hinten, schlug beide Hände vor die Augen und begann, schrecklich zu weinen.

Karin war in die Küche gelaufen und kochte einen starken Kaffee, während Hansen behutsam begann, Färber aus seiner Einsamkeit herauszuhelfen.

»Was ist ... ist etwas geschehen, Herr Färber ... ich bitte Sie von Herzen, dann sagen Sie es mir ...«

»Sie können mich nicht zwingen, mich Ihnen anzuvertrauen ... gerade Sie am allerwenigsten«, sagte Färber, in dem der alte Haß wieder aufflackerte.

»Wie Sie wollen. Aber überlegen Sie es sich noch einmal. Oder soll ich Ihre Frau anrufen, damit sie Sie hier abholt? Ich zweifle, ob Sie in diesem Zustand allein noch bis nach Hause kommen ...«

Professor Färber sprang auf. Mit beiden Händen hielt er sich an der Sessellehne fest, »Das werden Sie nicht, Hansen!« schrie er. »Erst hören Sie mich an!«

»Man soll nicht immer in der Vergangenheit wühlen, Färber ...«

»Sie deuten meinen Besuch ganz falsch«, stöhnte Färber. »Ich komme wegen der Zukunft, Hansen! Ich ... ich ...« Er starrte Karin entgegen, die mit einem Tablett hereinkam. »Lieben Sie Ihre Frau, Hansen?«

Hansen vermied es, Karin anzusehen.

»Sie gehören ins Bett, Färber. Sie trinken keinen Kaffee mehr, ich gebe Ihnen eine Beruhigungsinjektion, und inzwischen wird Karin das Gastzimmer für Sie hergerichtet haben.«

»Sie lieben Ihre Frau!« schrie Färber. Und nach einem kleinen Zögern: »Und ich liebe meine Herta! Ja, ich liebe sie, trotz allem! Ich ... ich ... bete sie an. Können Sie das verstehen, Hansen? Sie, gerade Sie müssen das verstehen ...« Er starrte wieder auf Karin. Das Tablett zitterte in ihren Händen. »Ich bin gekommen als Bettler, Hansen. Ja, als Bettler! Ich flehe Sie an ... inbrünstig flehe ich Sie an: Nehmen Sie Herta zu sich ...«

Karin hatte das Tablett hastig abgestellt. Hansen legte ihr die Hand begütigend auf den Arm. Färber senkte den Kopf ...

»Wir wissen nicht mehr weiter, Hansen ... Runkel nicht, ich nicht ... Herta will sich nicht operieren lassen ...«

»Herta ... operieren?« Hansen spürte, wie Karin nach seiner Hand tastete. »Was hat denn Herta, um Gottes willen?«

»Krebs!«

Hansen umklammerte die Finger Karins. Sein Gesicht war leichenblaß. »Ich kann nicht mehr helfen, Färber«, sagte er leise. »Ihr ... ihr alle habt mir ja die Klinik zugemacht ... nun ist es zu spät ... auch für Herta ...«

Färber sah aus, als wollte er Hansen an die Kehle. »Wenn Sie noch einmal ›zu spät‹ sagen, bringe ich Sie um, Hansen! Sie können helfen, wenn Sie wollen! Sie *müssen* helfen!«

»Mit meinen nackten Händen? Wie stellen Sie sich das vor?«

»Hansen!« Färber brach zusamen. Er sank in den Sessel zurück und stützte den Kopf in die Hände. »Ich bin gekommen, um Sie in höchster Not anzuflehen! Nicht, um von Ihnen eine bittere Abrechnung zu hören. Herta will sich nicht operieren lassen. Sie weigert sich verbissen! Runkel hat alles versucht. Dabei hat sie bis jetzt noch ausgezeichnete Chancen ... Aber sie weigert sich. Sie will zu Ihnen!«

»Das ist doch Wahnsinn! Sie muß sich zuerst operieren lassen!«

»Sagen Sie ihr das, Hansen!« Färbers Kopf sank wieder auf die Sessellehne. »Es ist schrecklich für mich ... aber wenn Sie es sagen, tut sie es. Retten Sie Herta, bitte, bitte ... ich liebe sie doch ...«

»Wer soll operieren?«

»Runkel. Ich kann es bei Herta nicht.«

»Wenn ich dabeisein darf ...«

»Sie werden alles dürfen! Nur bewegen Sie Herta dazu, sich operieren zu lassen.«

Hansen zögerte. Er spürte den Druck von Karins Fingern in seiner Hand. Ihr Kopf lehnte leicht an seiner Schulter.

»Bitte ...« flüsterte sie. »Tu es, Jens.«

»Sie wird bei uns wohnen müssen, nach der Operation. Du weißt, die biologische Therapie zieht sich vielleicht über Monate hin ...«

»Sie wird eine Patientin sein wie jede andere.«

»Ich wollte nie mehr einen Krebs behandeln, Karin! Ich hatte es mir geschworen!«

Sie schüttelte den Kopf an seiner Schulter. »Du mußt Herta aufnehmen ...«

Kaum hatte Hansen seinen nächtlichen Gast zu Bett gebracht, ging das Telefon.

Eine Frauenstimme. Hansen brauchte nicht zu fragen, wer es

war. Auch Karin, die die Stimme hinter ihm mithörte, fragte nicht.

»Herta ...« sagte Hansen langsam. »Es ist gut, daß du anrufst. Hubert ist verschwunden, sagst du? Ich kann dich beruhigen ... er ist bei mir ... Ja, bei mir! Komm auch heraus, wenn es geht, sofort. Wir erwarten dich. Ja ... auch Karin ...«

Er gab den Hörer nach hinten zu seiner Frau. Karin zögerte keine Sekunde.

»Ich erwarte Sie, Frau Färber«, sagte sie laut. »Ich freue mich, daß Sie zu uns kommen. Jens hat einiges mit Ihnen zu sprechen ...«

Sie nickte Hansen zu, während sie den Hörer zurücklegte.

»Sie fährt sofort ab ...«

Hansen zog sie an sich. »Du bist eine fabelhafte Frau, Karin. Wie konnte das alles zwischen uns nur geschehen? Waren wir denn blind oder verirrt?«

»Beides, Jens.« Sie küßte ihn und zog ihn aus dem Zimmer. »Und nun legst du dich hin. Herta wird vor dem Morgengrauen nicht hier sein können ... Und morgen beginnt wieder ein Tag mit fünfzig Patienten und dreißig Hausbesuchen ... du mußt jetzt schlafen ...«

Die Welt ist doch verrückt, dachte er, während er sich auszog. Warum haben sie mich eigentlich zu Boden geworfen und sind auf mir herumgetrampelt? Warum haben sie mein Lebenswerk vernichtet? Das ist alles so unsinnig, daß es wahrhaftig nicht zu begreifen ist ...

Er legte sich ins Bett und starrte an die dunkle Decke. Er konnte nicht einschlafen. Es war ihm, als habe er drei Jahre seines Lebens nur im Traum erlebt und stehe jetzt genau an der gleichen Stelle wie damals.

Aufnahme eines Krebskranken. Belegung seiner kleinen privaten »Vier-Betten-Klinik« hinten im Garten.

Begann alles wieder von vorn?

»Nein!« sagte er laut, um sich selbst zu zwingen, diese Gedanken aufzugeben. »Nein! Sie werden mich wieder vernichten!«

Karin drehte sich herum. »Was sagst du, Jens?« murmelte sie im Schlaf.

»Nichts, Liebstes, nichts ...«

Und so lag er die ganze Nacht schlaflos, bis durch das Morgengrauen das Heulen eines Motors drang.

Herta Färber ...

Professor Runkel hatte operiert.

Blendend wie immer, mit einer Schnelligkeit und Virtuosität, die seine verblüffende Operationstechnik demonstrierten.

Er hatte vorsichtshalber die rechte Brust Hertas amputiert und bis zu den Lymphbahnen ausgeräumt. Er hatte alles getan, was ein Chirurg tun konnte ... mit dem Elektromesser war er tief ins Gesunde gedrungen, um jede vielleicht dort noch versteckte Krebszelle auszuschalten. Nach menschlichem Ermessen mußte Herta damit geheilt sein. Sie war rechtzeitig gekommen, ein

Vorteil, den Hunderttausende Krebskranke versäumen, weil bei ihnen die Erkrankung zu spät erkannt wird.

Runkel zog seine Handschuhe aus und warf sie in einen Eimer, den die jüngste OP-Schwester dem Chef hinhielt. Dann nahm er Kappe und Mundschutz ab. Der neue Erste Oberarzt machte die Schichtnähte.

»So«, sagte Runkel zu Hansen, der neben ihm stand und der Operation zugesehen hatte. »Jetzt können Sie Frau Färber wieder ganz auf die Beine bringen. Mit Ihrem Müsli und so ...«

Es klang nicht spöttisch oder angriffslustig, sondern eher wie ein befreiender Scherz. Hansen spürte es und lachte.

»Auch Sie sollten einmal bei mir Müsli essen, Herr Professor«, sagte er. »Sie haben bestimmt 230 Blutdruck!«

»Ach, gegen Blutdruck hilft das auch? Krebs, Blutdruck, Schilddrüse ... sagen Sie mal ... Sie haben gegen alles etwas ...«

»Nein, gegen die Chirurgie nicht ...«

Professor Runkel lachte schallend. »Sie sind ein gar nicht so übler Kerl, Hansen!«

»Danke, Herr Professor.«

Runkel legte die Hand auf Hansens Schulter. »Warum haben Sie eigentlich Frau Färber zur Operation überredet? Man erzählte sich doch in Kollegenkreisen, Sie würden alles ablehnen, was mit dem Skalpell gegen den Krebs vorgeht!«

»Nie, Herr Professor! Solange ein Krebs operabel ist, gehört er in die Chirurgie! Das habe ich bei jeder Gelegenheit betont! Erst der inoperable Krebs, bei dem alles versagt, ist ...«

»Ich glaube, man hat Sie falsch verstanden!« sagte Runkel ernst. »Ich habe immer gedacht, Sie hätten ernstlich etwas gegen uns Chirurgen und Sie wollten der alleinseligmachende Wunderknabe sein ...«

»Wir hätten eher miteinander sprechen sollen, Herr Professor ...«

»Hätten wir! Aber es ist nachzuholen!« Runkel ließ sich den OP-Kittel ausziehen. »Ich komme Frau Färber bei Ihnen besuchen ... da können wir uns einmal in Ruhe aussprechen. Nur in einem Punkt werden wir nie zusammenkommen ... daß der Krebs nicht eine Lokalerkrankung sein soll! Sie werden mir nie das Gegenteil beweisen können!«

Mit großen Schritten verließ Professor Runkel den OP. Zwei junge Assistenten rissen die Tür auf. Hansen sah ihm nach, wie er im Vorraum vom Zweiten Oberarzt eine Liste überreicht bekam. Der Operationsplan des Vormittags.

Er will kommen, dachte Hansen. Jetzt, wo es bei mir zu spät ist ...

Im Warteraum saß Professor Färber. Er saß dort wie alle Ehemänner, die auf ein Ergebnis warten. Nervös, rauchend, blaß, obgleich er jeden Handgriff kannte, der im OP an Herta getan wurde. Eine Operation, die er selbst einige hundert Male ausgeführt hatte.

Durch die Scheibe zum Flur sah er Runkel aus dem OP-Trakt kommen. Wie vor Jahren der kleine Werkmeister Franz Wottke, preßte auch Färber das Gesicht gegen das Glas und musterte Runkels Miene. Sie war gelöst und freudig. Aufatmend ließ sich Färber zurückfallen in den knarrenden Korbsessel.

Natürlich, dachte er. Bei Herta war die Operation gar kein Problem. Aber wenn der Krebs wirklich keine Lokalerkrankung ist, wenn sich irgendwo Metastasen bilden oder schon gebildet haben ... wenn Hansen wirklich recht hat, daß der ganze Körper krank ist? Dann hat Runkel nur eine Manifestation weggeschnitten, und der schleichende Tod sitzt noch in Hertas Körper.

Die Angst griff wieder nach ihm. Er sprang auf, rannte hinaus und stieß die Milchglastür auf, durch die er jahrelang als I. Oberarzt gegangen war, begleitet von einem Schwall Assistenten und Famuli, denen er im Gehen die kommende Operation erklärte. Im OP-Flur stieß er auf Hansen, der gerade aus dem Vorbereitungsraum kam.

»Sie nähen noch«, sagte er, bevor Färber etwas sagen konnte. »Es ist alles in Ordnung ...«

»Nehmen Sie Herta zu sich?« stieß Färber heiser hervor.

»Ich habe es Ihnen doch versprochen. Wir haben gar keinen Grund zur Sorge.«

»Auch wenn es ... wenn es ... eine chronische Allgemeinerkrankung ist ...?«

»Aber Herr Professor! Gerade jetzt darüber zu sprechen ...« Hansen sah Färber groß an.

Färber wischte sich über das bleiche Gesicht. Er sah durch die Pendeltür in den Vorraum. Zu gerne wäre er eingetreten, um zu sehen, wie der neue I. Oberarzt, sein Nachfolger, die Nähte setzte. Aber er war nicht steril, und er hatte auch nichts mehr in dem vertrauten OP zu suchen. Er war Angehöriger einer Patientin, weiter nichts.

»Man sollte in der Medizin nicht so egoistisch sein!« sagte Färber.

Hansen hob die Hand. »Sagen Sie das nicht so laut, Herr Professor ... man würde Sie anspucken, wenn es bekannt wird!«

»Alles braucht seine Zeit, Hansen. Auch eine kombinierte Krebstherapie. Die Trägheit des menschlichen Gehirns ist schrecklich!«

»In diesem Falle ist sie hunderttausendfach tödlich!«

Professor Färber schwieg. Er legte nach einem kurzen, kaum merkbaren Zögern den Arm um Hansens Schulter, wie einem guten Freund.

»Kommen Sie«, sagte er, im tiefsten bewegt. »Es ist nicht unsere Schuld ...«

Am Tage, an dem Herta in die Vier-Betten-Klinik gebracht wurde, war Hansen unterwegs. Aber er machte keinen Hausbesuch ... er war an das Ende der kleinen Stadt gefahren und dann auf den Friedhof gegangen.

Von der Bank, die vor einem Grab stand, fegte er den verharschten Schnee und setzte sich. Dann faltete er die Hände und sah auf den langen, grauen Stein mit den goldenen Buchstaben.

Berta Hansen ... Seine erste Patientin damals, als er die Vier-Betten-Klinik eröffnet hatte. Er hatte Berta Hansen acht Monate länger Leben geben können.

Hansen schloß die Augen und senkte den Kopf.

Mutter, dachte er. Soll jetzt alles wieder von vorn beginnen? Noch einmal und noch einmal und noch einmal?

Ich werde jetzt nicht mehr ganz allein sein. Aber auch die, die an meiner Seite sind, wird man genauso wegfegen wie mich einst.

Warum ist das so? Warum ist der Mensch sein eigener, größter und erbarmungslosester Feind?

Muß man ihm nicht immer und immer wieder die Worte des Paracelsus zurufen: »Der höchste Grund der Arznei ist die Liebe!«

Man müßte es tun, Mutter, ich weiß es. Aber ich kann nicht mehr. Einer gegen die Welt, das war zuviel. Und zehn und zwanzig gegen die Welt, das sind auch noch zu wenig ...

Laß mich hier bleiben, Mutter, in deiner Nähe, und in der Stille wirken. So weit meine Kraft reicht. Solange Karin bei mir ist ...

Da ist Herta, der ich helfen muß, da werden nach ihr andere kommen, denen geholfen werden muß. Da bringt jeder Tag einen neuen Anfang, da gehen viele Tage unwiderruflich zu Ende ... es gibt keine Siege ohne Niederlagen. Aber soviel ich nicht kann, Mutter, eines schwöre ich dir, werde ich immer können: der Verzweiflung verwehren, daß sie einmal das letzte Wort hat ...